职业院校及社区教育特色教材

（供中高职护理专业老年护理方向、社区大学、老年大学用）

老年人
常见疾病营养
与康护

张 芬　马嫦英　王冬梅　主编

化学工业出版社

·北京·

内容简介

《老年人常见疾病营养与康护》以老年人营养与康护为核心，重点介绍了中国人口老龄化现状与挑战、老年人生理与心理特点、健康老年人膳食保健，以及老年高血压、老年糖尿病等老年人常见疾病的概况、防治要点、康复护理。内容通俗易懂，编排图文并茂，表达直观，具有很强的实用性和适用性，以积极应对人口老龄化现状，发展养老事业和养老产业，落实党的二十大报告精神。

本书将社区教育和养老护理专业教育兼收并蓄，不仅可以作为中高职护理专业养老护理方向的特色教材，也可作为终身教育、社区教育、老年教育的特色教材，供各级护理人员学习使用。

图书在版编目（CIP）数据

老年人常见疾病营养与康护 / 张芬，马嫦英，王冬梅主编. —北京：化学工业出版社，2023.5
ISBN 978-7-122-43512-5

Ⅰ.①老… Ⅱ.①张… ②马… ③王… Ⅲ.①老年人–常见病–食物疗法②老年人–常见病–康复医学 Ⅳ.①R592

中国国家版本馆CIP数据核字（2023）第087632号

责任编辑：章梦婕　李植峰　迟　蕾　　文字编辑：邵慧敏　陈小滔
责任校对：宋　玮　　　　　　　　　　装帧设计：王晓宇

出版发行：化学工业出版社（北京市东城区青年湖南街13号　邮政编码100011）
印　　装：大厂聚鑫印刷有限责任公司
787mm×1092mm　1/16　印张14½　字数362千字　2023年5月北京第1版第1次印刷

购书咨询：010-64518888　　　售后服务：010-64518899
网　　址：http://www.cip.com.cn
凡购买本书，如有缺损质量问题，本社销售中心负责调换。

定　　价：45.00元　　　　　　　　　　　　　　　版权所有　违者必究

《老年人常见疾病营养与康护》编审人员

主　编　张　芬　　马嫦英　　王冬梅

副主编　陈　莉　　罗小艳　　唐杰梅　　万建国

编　者　（以姓氏笔画为序）
　　　　万建国　（衡阳开放大学）
　　　　马　瑶　（南华大学附属南华医院）
　　　　马嫦英　（核工业卫生学校）
　　　　王凤朝　（南华大学附属南华医院）
　　　　王冬梅　（核工业卫生学校）
　　　　邓凤英　（南华大学附属南华医院）
　　　　刘　惠　（南华大学附属南华医院）
　　　　阳　蔚　（南华大学附属南华医院）
　　　　李　颖　（南华大学附属南华医院）
　　　　李天伦　（衡阳市医卫职业学校）
　　　　肖　波　（南华大学附属南华医院）
　　　　吴　庆　（南华大学附属南华医院）
　　　　吴令波　（南华大学附属南华医院）
　　　　邹娇丽　（南华大学附属南华医院）
　　　　应建华　（南华大学附属南华医院）
　　　　宋小晶　（南华大学附属南华医院）
　　　　张　芬　（南华大学附属南华医院）
　　　　张丹丹　（南华大学附属南华医院）
　　　　陈　莉　（南华大学附属南华医院）
　　　　欧　娜　（南华大学附属南华医院）
　　　　罗小艳　（核工业卫生学校）
　　　　周桂容　（南华大学附属南华医院）
　　　　周辉辉　（南华大学附属南华医院）
　　　　赵碧霞　（南华大学附属南华医院）
　　　　唐杰梅　（南华大学附属南华医院）
　　　　唐新衡　（南华大学附属南华医院）
　　　　谢　芳　（衡阳市营养与健康管理学会）

主　审　汤永红　（南华大学附属南华医院）
　　　　廖红伍　（核工业卫生学校）

前　言

　　《老年人常见疾病营养与康护》作为可供全国中高职护理专业及社区教育的特色教材，深入贯彻党的二十大报告精神，积极应对人口老龄化现状，以适应当今社会对养老护理人才需要为宗旨，以促进老年健康为目标，以营养知识与康护专业技能有机结合为特色，以教育部关于开展社区教育特色课程要求为着力点，着眼于我国人口老龄化社会的发展需求编写而成。

　　本教材的特点：一是强化了医教协同，编写团队为临床一线护理专家，吸收了护理专业发展的新知识、新技术、新方法以及"产教融合"新成果。二是体现了卫生健康及职业教育与新技术交叉学科融合的时代特征，包括了信息技术、人工智能以及护理学在内的多个学科深度交叉融合。三是易学易懂，特别适合护理专业学生学习、培训。

　　本教材在编写中紧扣我国人口老龄化特点，坚持体现三基（基本理论、基本知识、基本技能）、五性（思想性、科学性、先进性、启发性和适用性）、三特定（特定对象、特定要求、特定病种）的原则，根据老年人常见疾病及所需营养与康复护理知识和技能的特点，就当前老年营养与健康、老年护理教育涉及的营养与康护领域，梳理出公认较为重要的知识体系进行编写。

　　本教材共分为两篇十一章，涵盖了中国人口老龄化现状与挑战、康养与保健、老年人生理与心理特点、健康老年人膳食保健，以及老年高血压、老年糖尿病等关于老年人常见疾病的营养与康护内容，易学易懂。本书将社区教育和养老护理专业教育兼收并蓄，不仅是养老护理教育的特色教材，也是终身教育、社区教育、老年教育的特色教材，可供各级护理人员学习之用。

　　本教材是湖南省社会科学成果评审委员会课题XSP22YBC012研究成果之一，是全体参编人员和课题组成员共同努力的结果。此外，在编写过程中，参考和借鉴了老年护理、营养康复等方面的大量书籍和文献，特向原作者表示诚挚的谢意！

　　由于编者水平有限，书中难免有疏漏之处，恳请广大读者不吝指正。

张　芬　马嫦英　王冬梅

目　录

第一篇

老年人营养与康护概述

绪　论

一、我国人口老龄化现状与挑战

（一）我国人口老龄化进一步加剧

2021 年 5 月公布的第七次人口普查公报中，60 岁及以上人口的比重与第六次人口普查相比上升 5.44%，已占总人口数量的 18.70%；65 岁及以上人口的比重上升 4.63%，已达 1.9 亿人之多，占总人口数量的 13.50%。世界卫生组织（简称 WHO）定义：65 岁以上的人口达到 7%，即为老龄化社会。我国已进入老龄化社会，2021～2050 年是加速老龄化阶段，老年人口将达到高峰。社区养老问题已受到党和国家的高度重视。

（二）居民营养与慢性病状况堪忧

目前我国居民营养与慢性病状况堪忧。《中国居民营养与慢性病状况报告（2020 年）》中显示，我国 18 岁及以上居民高血压患病率为 27.5%，糖尿病患病率为 11.9%，高胆固醇血症患病率为 8.2%；40 岁及以上居民慢性阻塞性肺疾病患病率为 13.6%，与 2015 年发布结果相比均有所上升。居民癌症发病率为 293.9/10 万，仍呈上升趋势，肺癌和乳腺癌分别位居男、女性发病首位。

（三）面临的挑战

随着我国经济社会发展和卫生健康服务水平的不断提高，居民人均预期寿命不断增长，慢性病患者生存期不断延长，加之人口老龄化、城镇化、工业化进程加快和行为危险因素流行对慢性病发病的影响，我国慢性病患者基数仍将不断扩大。同时，因慢性病死亡的比例持续增加，2019 年我国因慢性病导致的死亡人数占总死亡人数的 88.5%，其中心脑血管病、癌症、慢性呼吸系统疾病死亡率高达 80.7%，防控工作面临巨大挑战。挑战主要体现在以下两个方面。

一是居民不健康生活方式仍然普遍存在。二是居民超重肥胖问题不断凸显，"慢性病患病/发病"仍呈上升趋势。城乡各年龄组居民超重肥胖率持续上升，有超过一半的成年居民超重或肥胖。高血压、糖尿病、高胆固醇血症、慢性阻塞性肺疾病的患病率和癌症发病率较 2015 年有所上升。

二、积极应对人口老龄化

面对当前仍然严峻的慢性病防控形势，党中央、国务院高度重视，将实施慢性病综合防控战略纳入《"健康中国2030"规划纲要》，将合理膳食和重大慢性疾病防治纳入健康中国行动，进一步聚焦当前国民面临的主要营养和慢性病问题，从政府、社会、个人（家庭）三个层面协同推进，通过普及健康知识、参与健康行动、提供健康服务等措施，积极有效应对当前挑战，推进实现全民健康，让老年人老有所养、老有所依、老有所乐、老有所安。

第一章
老年人健康与保健

第一节
康养与保健

一、康养概述

1. 对康与养的理解

一直以来，提到康养，经常会有一个误区，认为"康养=健康+养老"。实际上，康养是健康和养生的集合。康是方向，养是过程。

2. 康养与健康

现代康养主要体现为"七大健康主题"，即文化体验、生活方式的体验、营养保健、康复理疗、修身养性、强身健体、延年益寿；"三大有益健康环境"的营造，即淡然的人文环境、恬静的生活环境、生态的自然环境。有些人虽然做不到拥有森林植被、温泉矿物、滨海湖泊、乡村田园的康养环境，却可以拥有健康的生活方式以及早防早治的康护条件，这两大方面是人们健康生活的重要基石。科学的营养、有氧运动以及良好的心理状态是人们保持健康的三驾"马车"。从图1-1可以看出，随着年龄的增长人体血管所发生的变化。良好的生活方式可以使这种变化来得更晚一些。

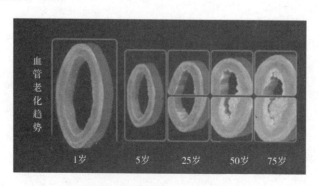

图1-1　人体血管随年龄增长变化情况示意图

二、保健要素

1. 营养对机体的重要性

病理学家告诉人们：一个器官有病，并不是这个器官的整个组织不好，而是部分组织有病。病变组织需要修复，必须依赖营养物质的补充，而组织的营养来源于血液供应，只有供血充足，营养丰富，病变组织才能迅速修复，故患者应注意营养保健。

2. 适当运动的必要性

生理学家告诉人们：缺乏运动会导致机体血液循环不畅，代谢产物排泄减慢而积聚体内，久而久之，对机体产生不良的作用，致使病变组织病损程度加重，患病器官日趋衰弱，病情加重。所以，适度的运动可以加速血液循环，促进新陈代谢，有助于加速病变组织的恢复。

3. 保持良好心态的必要性

脑组织过于活跃，需要消耗大量的葡萄糖、氨基酸、氧气、卵磷脂等能量物质，但由于老年患者活动较少、食欲欠佳、营养供应不足，长此以往，会引起大脑功能减退、记忆力下降，从而导致大脑早衰。再加上老年人思想负担和精神压力较大，总担心疾病难以治愈，整天忧心忡忡，也不利于疾病的早期康复。适当参加一些有益的社会活动，正确地对待疾病，树立战胜疾病的信心，积极地配合治疗，才能有助于疾病的康复。

同时，要做好三级预防。一级，养成良好的生活方式，让自己不生病；二级，一旦患病就要早防早治，不拖延；三级，患病要重视康复及护理，防止并发症的产生，其中最重要的就是要坚持每年体检，做到早发现、早防治。

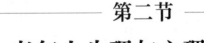

第二节
老年人生理与心理特点

一、生理特点

1. 外形渐进性改变

老年人身高、体重普遍性发生变化。由于肌肉脂肪组织的减少，80～90岁的老年人体重会明显减轻，但女性身体有发胖的趋势。皮肤发生改变，老年色素斑、老年疣、老年性白斑常见，卧床老年人易发生皮肤破损，常见的有骨凸、皮肤黏膜皱褶处压疮、溃烂。

2. 体质渐进性衰退

生命体征变化表现为：体温有变化，老年人基础体温较成年人低，70岁以上的老年人患感染性疾病时常无明显发热的表现，如果午后体温比清晨体温高1℃以上，医学上就视为发热；

脉率接近正常成年人，无明显变化；老年人呼吸＞25 次/min，可能是下呼吸道感染或其他病变的信号；高血压和直立性低血压在老年人中较常见。由于造血功能的下降，可能出现贫血。

3. 抵抗力渐进性下降

容易患上各种疾病，疾病累积性增多，如糖尿病、高血压、冠心病等疾病集于一身，有的老人甚至患十几种疾病。

4. 日常生活能力逐渐降低

主观能动性和社会角色功能渐渐减少，独居生活能力减弱，最基本的自理能力丧失等。

5. 感知觉能力逐渐减退

感觉迟钝，视力、听力减退，如白内障、老年性耳聋；动作灵活性、协调性降低，反应迟缓，行动笨拙；精神衰老、性功能下降、更年期功能紊乱。基于以上因素，老年人容易出现安全问题，如跌倒、烫伤等意外情况。

二、心理特点

1. 认知能力下降

智力和记忆力有逐渐减退的趋势，表现为思维能力、语言能力、定向力三个方面的变化。可采用简易智能量表（MMSE）进行评估（见表 1-1）。

表 1-1 简易智能量表（MMSE）

项目	内容		得分	
（1）时间定向力	今年是哪一年？		1	0
	现在是什么季节？		1	0
	现在是几月份？		1	0
	今天是星期几？		1	0
	今天是几号？		1	0
（2）地点定向力	现在在哪个城市？		1	0
	哪个区？		1	0
	什么街？		1	0
	什么地方？		1	0
	这里是第几层楼？		1	0
（3）记忆力	告诉老人 3 件东西的名称，说完之后请老人重复一遍这 3 件东西是什么	被子	1	0
		枕头	1	0
		床	1	0

续表

项目	内 容		得分	
（4）注意与计算力	请老人算一算100-7，然后将所得的数目再减去7，连续5次（若一次错了，但下一个答案是对的，那么只记一次错误）	100-7	1	0
		93-7	1	0
		86-7	1	0
		79-7	1	0
		72-7	1	0
（5）回忆力	请老人说出刚才让老人记住的那3件东西（每说出一种记1分）	被子	1	0
		枕头	1	0
		床	1	0
（6）命名	（出示手表）请问这是什么？		1	0
	（出示铅笔）请问这是什么？		1	0
（7）语言表达	请老人跟着说"四十四只狮子"（只许说一遍。正确、咬字清楚记1分）		1	0
（8）理解阅读	给老人一张卡片（上面写着"请举起右手"），请老人念一念这一句话，并按上面的意思去做		1	0
（9）执行连续命令	给老人一张纸，请老人按照要求去做	现在用右手拿着这张纸	1	0
		两只手把它对折起来	1	0
		放在左腿上	1	0
（10）诵读句子	请老人写或说出一个完整的句子（句子必须有主语、动词且有意义）		1	0
（11）构图能力	按样画图。出示图案，请老人照着这个图画下来		1	0

注：每次回答或操作正确记1分，错误或者不知道记0分，拒绝回答或不理解按0分计算。简易智能量表（MMSE）的满分为30分，总分范围为0～30分。分界值与受教育程度有关，未受教育文盲组17分，教育年限≤6年组20分，教育年限＞6年组24分。若测量结果低于分界值，可认为被测量者有认知功能缺损。

2. 孤独和依赖

孤独心理最易产生忧郁感、焦虑不安；老年人做事信心不足，事事依赖他人，行动依靠别人决定。

3. 易怒和恐惧

情感不稳定，易伤感，易激怒，发火以后又常常感觉到懊悔。老年人常有害怕、受惊的感觉，当恐惧感严重时，还会出现血压升高、心悸、呼吸加快、尿频、厌食等症状。

4. 抑郁和焦虑

抑郁症状表现为情绪低落、压抑、沮丧、悲观、厌世等；长期存在焦虑心理会使老年人变得心胸狭窄、吝啬、固执、急躁，久则会引起神经内分泌失调，促使疾病发生。

5. 睡眠障碍

老年人常有睡眠时间减少、睡眠浅、多梦、早醒等障碍。

老年人这些身心特点很容易罹患某些精神障碍性疾病，如抑郁症、焦虑症等。因此，老年人应该保持心态平衡，适当进行体育运动，参与社会活动，促进身心健康。

第三节
健康老年人膳食保健

一、营养需求

合理营养是减少疾病发生和保证老年人健康长寿的重要物质基础。进入老年期后，人体的消化和吸收功能逐渐衰退，内分泌代谢功能也相应降低，再加上一些老年人缺乏正确的饮食保健知识和方法，更易患营养相关疾病。因此，学会老年饮食保健方法，对于促进健康预防和辅助治疗老年疾病十分重要。人体需要的营养成分主要包括糖类（又称碳水化合物）、蛋白质、脂类、水、维生素、矿物质和膳食纤维。

随着年龄的不断增长，老年人的活动量逐渐减少，能量的消耗降低，代谢过程明显减慢，老年人的热量供应以能维持标准体重为宜：

老年男性标准体重（kg）=[身高（cm）-100]×0.9

老年女性标准体重（kg）=[身高（cm）-105]×0.92

老年人体重应保持在标准体重的±5%范围内。

二、营养不均衡的危害

营养不均衡表现为营养不良及营养过剩两个方面。目前，在我国营养不良与营养过剩同时存在。我国是全世界营养不良的人口最多的国家之一，每年因此带来损失3000亿～5000亿元。

营养过剩同样会带来危害，因为营养过剩，全国有1.6亿成年人血脂异常，有超过一半的成年居民超重或肥胖。在大城市中，每100个成年人中就有30个人超重。

营养不良容易导致抵抗力的下降，尤其是优质蛋白质、维生素的欠缺，使众多免疫物质的合成受到阻碍导致抵抗能力降低，容易患病；容易导致肌力下降，因为营养不均衡使肌肉合成的原料减少，进而容易发生肌肉减少症而使体力下降；容易导致心理障碍，因为许多营养素，尤其是微量营养素参与神经系统代谢调节，如果长期存在营养不均衡，容易导致心理障碍性疾病。

老年高血压、糖尿病、肥胖症等慢性病的发生与"不会吃饭"有密切关系。日常膳食结构不合理、营养不均衡是罪魁祸首。

三、营养与抗衰老

（一）衰老概述

衰老是指生物体自成熟期开始，随年龄增长发生全身的形态结构与生理功能不可逆的退行性变化。其特点是不可逆转，但受多种因素影响、制约，可出现加速或减缓等倾向性。导致衰老的因素有遗传、环境、饮食、运动、心理。

主要表现在两个方面，即身体形态和成分改变，生理功能降低。

1. 身体形态改变

皮肤弹性下降、皱纹增加、汗腺数目减少、皮肤干燥、易患特有的皮肤病、毛发变白、脱发、身高下降、肥胖等。

2. 身体成分改变

水分减少、脏器萎缩、脂肪组织增加、牙齿脱落、骨密度降低、骨质疏松等。

3. 生理功能降低

新陈代谢下降，包括基础代谢率降低、蛋白质合成速度减慢、脂肪蓄积、血脂增加、糖耐量降低；各系统、器官功能均呈下降趋势。

衰老的主要原因可分为两类，即生理性衰老和病理性衰老，两者同时存在，相互影响和促进，从而加速了衰老的进程。

（二）营养素与衰老

1. 热量与衰老

早在20世纪30年代，有专家提出限制热量延缓衰老的学说，在医学界和营养学界引起广泛重视。该学说的基本点是：在满足机体对各种营养素需要量的前提下，适当限制热量的摄入，能明显延缓衰老的速度，延长实验动物的寿命。当人从壮年步入老年后，基础代谢率降低，体力活动减少，每天消耗的热量也相应减少。因此，如果这个阶段的人从食物中摄取过多的热量，很容易转变为脂肪贮存于体内，使身体发胖。而身体发胖后又容易诱发动脉粥样硬化、高血压、冠心病和糖尿病等疾病，从而损害人体健康，加速衰老的进程。

2. 糖类与衰老

糖类即碳水化合物，最常见的是大米、面粉中的淀粉和食糖。碳水化合物是重要的供能物质，起到节约蛋白质的作用，若供给不足，机体会分解蛋白质获取能量。因而减肥的人，供给碳水化合物不可太少，以免影响机体的代谢更新，加速衰老。老年人因糖耐量降低、胰岛素分泌减少，易发生血糖升高，因此，食物中不宜添加蔗糖（白砂糖、黄砂糖、冰糖）。果糖对老年人较为适宜，可以适当食用含果糖较高的水果和蜂蜜。

如果血液中的糖过多，它就会被运送到肝，转化成糖原并储存起来。储存如果过多，剩余的就会被转换成脂肪而储存起来。糖原能被还原成葡萄糖以迅速补充能量，但是脂肪则要通过糖异生才能还原成葡萄糖。因此糖摄入过多,不仅会增加热量的摄入,造成肥胖,还可能造成代谢性疾病,加速人体的衰老进程。老年人每日约需碳水化合物300g。

3. 脂类与衰老

脂类包括脂肪和类脂。脂肪是由甘油和脂肪酸组成的三酰甘油(又称甘油三酯或中性脂肪),类脂包括磷脂、糖脂、固醇类、脂蛋白等。脂肪多堆积在皮下组织及腹腔(网膜和肠系膜),且脂肪比例会随年龄增加、饮食过量及运动量下降而增长。由于脂肪是人类热量的主要来源之一,同时还携带脂溶性维生素及人体必需脂肪酸,所以不能完全不摄入脂肪。摄入一定量的优质脂肪不仅不会加速衰老的进程,还可以延缓衰老等。胆固醇诱发老年人冠状动脉疾病的危险性较小,每天摄入小于30%的热量及250mg以下胆固醇的脂肪,有益老年人健康。老年人摄入脂类量过多会导致高脂血症与动脉粥样硬化;摄入过少,会导致脂溶性维生素吸收障碍及某些生物活性物质合成减少,进而引起组织器官代谢、功能紊乱。老年人从每天食物中所摄入的脂肪总量不多于50g,包括食物含有的脂肪与烹调用油,其中烹调用油不多于25g。营养学家建议老年人吃调和油,由于不同植物油中脂肪酸含量、种类均不相同,有利于营养互补;每周最好吃1~2次深海鱼,内含丰富的必需脂肪酸,适量补充必需脂肪酸有利于预防和延缓动脉粥样硬化。

4. 蛋白质与衰老

蛋白质是人体组织细胞的重要组成成分,不可或缺。蛋白质主要由氨基酸合成,人体内有20种氨基酸可以合成多种蛋白质,其中8种氨基酸必须从食物中摄取才能满足机体的需要,称之为必需氨基酸;另12种氨基酸在体内可以合成,称为非必需氨基酸。只有提高必需氨基酸与非必需氨基酸的比值才能维持血浆蛋白的正常水平,满足人体生理功能的需要。必需氨基酸含量高的食物对衰老有着延缓的作用。

老年人消化功能退化,蛋白质的吸收率降低。虽然老年人体内蛋白质的需要有所下降,但食物供给量不能减少也不可过多摄入,每天男性75g、女性65g。蛋白质摄入来源谷类食物20~30g,其他应从肉、蛋、奶、大豆中摄取。肉、蛋、奶、大豆含优质蛋白质,其氨基酸构成比例与人体蛋白质接近,能被机体充分利用,故营养价值相对较高。大豆制品优质蛋白质含量很高、较容易消化吸收,且含有卵磷脂、植物固醇、大豆异黄酮等,对老年人,尤其是女性老年人很有利,建议多摄入。

5. 维生素与衰老

维生素是一类维持人体正常生理功能所必需的低分子有机物。当机体中的某种维生素缺乏或不足时,就会引起代谢紊乱以及出现相应的病理症状,称为维生素缺乏症。

(1)维生素A(类胡萝卜素) 维生素A的来源有动物肝脏、蛋黄、全脂奶等。植物性食物含有的β-胡萝卜素进入小肠后可以转变成维生素A,含量较高的有胡萝卜、柑橘、红薯。进食蔬菜较少的老年人,体内易出现维生素A不足,每周可摄入少量的动物肝脏以补充。维生素A缺乏会加速皮肤老化,另外,维生素A还有抗呼吸系统感染的作用,它有助于使免疫系统功能正常,有降低肺癌发生率的作用。能保持组织或器官表层的健康,有助于消除老年斑。

(2)维生素E 维生素E的来源有植物油、麦胚、豆类、坚果等,具有强抗氧化能力,消除衰老的组织细胞中的脂质过氧化物，改善皮肤弹性，有利于美容，推迟性腺萎缩，有利生育；还可用于防治更年期综合征等。近些年还发现，维生素 E 可延缓晶状体老化。

（3）维生素 C 维生素 C 的来源有新鲜的蔬菜与水果，绿色蔬菜尤其是叶菜维生素 C 含量很高，水果中含量较高的有枣、山楂、猕猴桃等，属水溶性抗氧化剂。其可增强免疫力，保护血管的完整性。另外，维生素 C 还具有解毒、预防癌症和清除自由基等作用，故能抗衰老。

（4）维生素 D 维生素 D 的来源有两个途径：①从动物肝脏、蛋黄中摄入；②皮肤中的7-脱氢胆固醇经紫外线照射转化而来。上述维生素 D 吸收后需分别在肝、肾羟化后才有活性。老年人户外活动减少，易出现维生素 D 不足，影响钙磷吸收，导致骨质疏松。因此，接受光照少的老年人补充钙时，一定要补充一定量的维生素 D。维生素 D 可预防老年人骨质疏松（具体见第九章）。

（5）其他维生素 维生素 B_1 在豆谷类食物中含量丰富，而维生素 B_2 主要来源于动物食品。B 族维生素充足有利于维持老年人正常的代谢和良好的食欲。维生素 B_{12}、叶酸、维生素 B_6 既能预防老年人贫血，也能降低患动脉硬化的风险，所以需补充足量。

6. 矿物质与衰老

矿物质虽然不是供能的材料，但在正常生命活动中却具有重要的意义。人体的新陈代谢，每天都需要一定数量的矿物质通过各种途径排出体外。因此，矿物质与人体健康和老化进程也有着密切关系。

（1）钙 钙是维护心血管功能、防止骨质疏松症和抗衰老的重要元素。它能激活免疫细胞，促进血液中的免疫球蛋白合成，增强人体免疫力。同时钙对维持皮肤细胞膜的完整性也发挥着不可忽视的作用。另外，钙与脂肪代谢还有潜在关系，具有抑制储存脂肪激素的作用。奶、大豆尤其黑豆是钙的良好来源，其次是深绿色蔬菜、海带、虾皮等。50 岁以上的老年人钙的供给需高于青年人，但也不能补充过多，过多会干扰其他微量元素的摄入，增加肾结石的危险。

（2）硒 硒是人体必需的微量元素。国内外大量临床实验证明，人体缺硒会引起某些重要器官的功能失调，导致许多严重疾病发生。研究表明，适量补硒能提高机体免疫能力，维护心、肝、肺、胃等重要器官正常功能，预防老年心、脑血管疾病的发生。硒可保护动脉血管壁上细胞膜的完整，阻止动脉粥样硬化，起到减少血栓形成、预防心肌梗死的作用。硒依靠其强大的抗氧化功能，可调节体内胆固醇及甘油三酯，降低血液黏度，预防心血管病的发生。在与肿瘤的对抗中，硒具有举足轻重的作用。硒能抑制肿瘤血管形成，预防肿瘤生长、转移，可有效提高患者机体免疫功能，增强机体防癌和抗癌能力。硒被认为是肝病的天敌、抗肝坏死保护因子。硒的主要食物来源有：动物的内脏，如猪肝、鸡肝和牛肝；海鲜，如鲍鱼、牡蛎和扇贝，也能为身体提供丰富的硒；动物的瘦肉，如猪瘦肉、牛瘦肉、羊瘦肉等；谷物中的粗粮，如大麦、燕麦、高粱、荞麦等食物中也含有丰富的硒。

（3）钠 钠的来源有食盐腌制食品、味精（谷氨酸钠）、小苏打（碳酸氢钠）、酱油等。为预防和控制高血压，老年人应严格控制钠的摄入量，除了食物中的钠之外，建议一天食盐量不宜超过 5g。对于高血压患者，每日摄入盐量控制在 2~3g，是降低血压行之有效的措施。

（4）其他矿物质 每日还要摄入一定量的铁、钾、碘等。碘是合成甲状腺激素的原料，缺碘会影响甲状腺激素的合成，导致地方性甲状腺肿。

蘑菇、花生、核桃、芝麻、葵花籽含有其他必需微量元素，如锌、硒、镁、铜等，宜适量摄入。

7. 纤维素与衰老

纤维素虽然不能被人体消化、吸收和利用，却具有降低血浆胆固醇、改善血糖生成反应、改善大肠功能等作用。由于老年人的胃肠功能减弱，膳食纤维（以根、茎、叶类蔬菜为主）可以促进肠蠕动，降低餐后血糖，防止热量摄入过多，促进胆固醇代谢等，从而控制肥胖、防止便秘、预防癌症、预防心血管疾病等。纤维素对人体的健康和延缓衰老有着多方面的积极作用，因此，老年人应摄入足够的膳食纤维。

8. 水与衰老

水在人体内最大的用途是为血液成分的运输提供介质，溶解营养成分并使之从血液进入细胞，为细胞内反应提供介质，以及将代谢产物转移至血液进行再分配或经尿液排出体外。水在机体组织器官之间起着运输营养和废物的作用，因此也是抗衰老的一种重要营养素。

(三) 衰老的延缓

影响衰老的因素很多，包括遗传因素、社会因素、疾病因素、文化素质、体力活动因素、营养因素、气候条件、生活条件、公共卫生及医疗保健等诸多因素。预防早衰、延迟衰老，已经成为现代医学科学面临的重要课题之一。现代医学认为，增加体内抗氧化酶类活性，降低体内自由基水平，减少脂质过氧化的产生和积累；增强免疫功能，提高抵抗力，从而间接起到延缓衰老的目的；增强脑功能，对由疾病所致脑高级神经功能紊乱及老年性脑功能衰退有一定恢复作用。

1. 加强营养

摄入均衡食物营养是人体保健很重要的一个方面。注意每日三餐营养的搭配，品种在25种以上，保证饮食中的蛋白质、氨基酸等营养素充足。注意保持良好的饮食习惯，让身体充分摄取营养成分，保持机体细胞活力，延缓身体衰老。同时注意摄入具有延缓衰老作用的营养物质。

（1）清除自由基的物质

① 超氧化物歧化酶（SOD）：是自由基清除剂，广泛分布于细菌、真菌、藻类、高等植物（菠菜、银杏、番茄等）、昆虫、鱼类、哺乳动物中。

② 谷胱甘肽（GSH）：可保护细胞膜，广泛存在于动植物中，面包酵母、小麦胚芽、动物肝脏等食物中含量较丰富。

③ 维生素 E：主要分布于植物的叶子和其他绿色部分，麦胚、坚果、玉米、大豆中含量较丰富。

④ 维生素 C：一切新鲜蔬菜和水果中含量均丰富，绿叶蔬菜高于其他颜色蔬菜和根茎类蔬菜，有酸味的有色水果高于其他水果。

⑤ β-胡萝卜素：抑制氧自由基的活性，可以抗衰老，还可预防动脉粥样硬化等多种老年性疾病。预防肿瘤，对肺癌、消化道肿瘤、前列腺肿瘤、宫颈癌、乳腺癌有预防作用。预防老

年眼病，降低白内障和黄斑退化发生的可能性。深色蔬菜和水果中含量丰富，颜色越深含量越高。

⑥ 微量元素：许多微量元素是生物酶重要的组成部分，如硒、锌等有直接或间接的抗氧化作用。海产品、肝、肾、肉类中含量均较高。

⑦ 牛磺酸：抗氧化，增强机体对自由基的清除能力。海产品含量很高（如牡蛎），其次是哺乳动物、坚果和豆类。

（2）大脑功能促进剂　这类物质能增强大脑高级神经活动，对老年性脑功能衰退有一定的改善作用。胆碱、卵磷脂能促进智力改善，胆碱是卵磷脂的组成成分，卵磷脂广泛存在于动植物中，动物的肝、脑、肾、心以及蛋黄、豆类、花生是丰富的胆碱来源。山楂、刺玫果、金针菇、沙棘、香菇等都含有单胺氧化酶抑制剂，对大脑功能有促进作用。

（3）合理膳食

① 适当限制热量的摄入：在满足机体对各种营养素需要量的前提下，适当限制热量的摄入，主要限制碳水化合物和脂肪的摄入，限制的时机越早越好。a.有利于降低血清总胆固醇和甘油三酯。b.有利于减少体内脂质过氧化等自由基的产生。c.有利于降低血液中的葡萄糖，升高组织细胞对胰岛素的敏感性，改善机体的能量代谢，预防心脑血管疾病和糖尿病的发生。d.有利于调节甲状腺素和性激素，减缓体内的代谢速率。同时，限制热量能升高雌二醇含量，防止骨钙丢失，改善组织器官供血和细胞新陈代谢，减少体内自由基的产生。e.增强免疫功能，减少自身抗体的生成和减少与增龄相关疾病的发生。

② 严格控制单糖和双糖的摄入：非酶糖基化过程中会使 DNA 和细胞受到损伤，直接导致组织细胞的衰老。许多抗氧化酶被糖基化后则失去抗氧化活性。非酶糖基化的高级糖基化终末产物会导致基因突变。

③ 足够的优质蛋白质摄入，特别是大豆蛋白质。

④ 足够的维生素、微量元素摄入。

⑤ 增加膳食纤维有利于延长寿命。

⑥ 限制饮酒：老年人器官功能逐渐衰退，尽量不喝酒，如饮酒应限量。我国建议成年男女一天饮酒分别不超过 25g、15g 酒精量，相当于 50 度白酒 50g、30g；38 度白酒 65g、40g；葡萄酒 200g、120g；啤酒 625g、375g。以上饮酒量是老年人饮酒的最高限量。

⑦ 居民膳食指南：2022 年 4 月 26 日，中国营养学会发布的《中国居民膳食指南（2022）》（膳食宝塔见图 1-2），其核心信息中强调 8 条"膳食准则"，即：

食物多样，合理搭配；吃动平衡，健康体重；

多吃蔬果、奶类、全谷、大豆；适量吃鱼、禽、蛋、瘦肉；

少盐少油，控糖限酒；规律进餐，足量饮水；

会烹会选，会看标签；公筷分餐，杜绝浪费。

2. 坚持运动

运动是保持健康、预防衰老最有效的方法。多参加户外运动，使身体各部位得到舒展锻炼。经常、有效地锻炼有利于改善运动系统功能、心血管系统功能以及呼吸系统功能等。

3. 保持良好心态

人的烦恼来源于对现在无法协调事情的压力和对未来不确定因素的忧虑，欲望的需求和自身实现能力的反差，导致心理状态的失落。人的心理发展情况对身体健康有很大影响，长期处于精神萎靡状态的人最容易衰老。精神健康和身体健康不可分割。保持知足常乐的心态是对健康生活的保证。老年人还应勤奋多思，勤于用脑有益于健康。

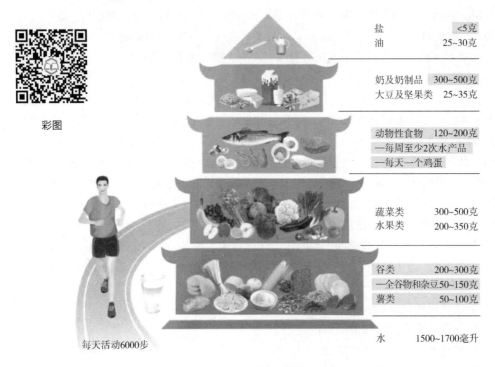

彩图

图 1-2　中国居民平衡膳食宝塔（2022）

4. 养成良好生活习惯，讲究生活规律

生活有规律可以使人体各个系统功能保持较为正常的运转，有利于营养的消化吸收。熬夜加速衰老，要杜绝熬夜现象，晚上 10 点左右睡眠最佳。早餐提倡在起床后 1h 内吃完，这样有利于控制血糖。

5. 保证充足睡眠

按时起床，定时睡觉，养成良好睡眠习惯。中午打盹小睡 30～40min，不但能提高人的精力和警觉性，还能降低人体紧张度，效果就像度过一个小型假期。

第四节
健康老年人运动保健

生命在于运动。老年人长期坚持体育锻炼和体力劳动，对改善人体新陈代谢、各器官的功能活动，推迟和延缓躯体衰老均具有重要作用。

一、运动保健的原则

1. 项目适宜

老年人应依据自己的年龄、体质和环境选择运动强度相对适中的项目。

2. 循序渐进

通过锻炼，机体的各项功能可以得到逐步提高，但运动时不可急于求成，应逐渐加大运动量（一般有 6 周左右的适应阶段），每次进行运动时应包括准备（热身 5～15min）、运动、整理三个阶段。准备阶段通常可选择运动强度较小的有氧运动，如步行或是伸展性的体操，时间为 10～15min。运动阶段先进行运动量较小、动作相对简单的锻炼，再逐渐过渡到运动量较大、动作较为复杂的锻炼；运动结束后进入整理阶段，通常要进行 3～5min 舒缓运动，如各肌肉群伸展练习、呼吸体操、放松慢跑等，以利改善肌肉血液循环、减轻肌肉酸痛和僵硬，消除局部疲劳，恢复体力，防止大脑供血不足引起晕厥或重力性休克的发生。

3. 贵在坚持

长期坚持适当的运动，可以起到增强老年人的体质、防治疾病等作用。因此，绝不可半途而废，需坚持数周、数月乃至数年方可见成效。

4. 频次、时间合适

老年人应每天运动 1～2 次，每次运动时间为半小时左右，每天合计总的运动时间应不超过 2h。老年人不宜在早晨运动，老年人最佳运动时间是下午黄昏前后，此时绝大多数人的体力、反应、适应能力等都处于最佳状态，体内的糖增至最高峰，锻炼不会产生能量代谢紊乱和器官功能运转的超负荷现象。推荐最适宜时间是 9：00-10：00 或 16：00-18：00。

5. 场地宜人

由于老年人反应较慢，无论是室内或室外，老年人在选择运动的场地时，都应该选择安静整洁、空气新鲜、光线柔和、平坦的环境。室外运动时还应注意室内外温差变化，注意防寒保暖，而且尽量不要让老年人独自到陌生的运动场地进行锻炼。

二、运动中自我监护

老年人运动时需要把握好运动量，尤其是患有心血管疾病、呼吸系统疾病等慢性疾病的老年人，运动效果的自我监护显得尤为重要。运动时可以通过监测最高心率来掌握运动量。

1. 运动心率监测

运动量及运动强度发生变化时，会使人体能量代谢率发生显著变化。若以机体安静状态下的能量代谢率作为标准"1"，那么从事轻中或剧烈体力劳动和运动时，可使机体能量代谢率升高，甚至升高几倍。运动过程中可通过监测心率来把控能量代谢率。老年人合适的运动强度应以最适宜心率衡量。最适宜心率（次/min）=170（或180）-年龄。身体健康的人用180作被减数。运动时，应测10s心率，然后数值乘以6，而不可直接测量1min。

2.运动量监测

观察和判断运动量是否适当的方法有以下几种。

① 运动后心率达到最适宜心率。

② 运动结束，心率在3min内恢复至运动前水平，说明运动量过小；3~5min内恢复至运动之前的水平，说明运动量较为适宜；10min及以上才能逐渐恢复者，说明运动量过大，需要减少运动量。

③ 自我感觉综合评价。若运动后没有感觉到轻松愉快，而是有疲劳、困乏感，甚至出现头晕气促心悸等症状，说明运动方式或运动量不合适。运动中随时注意危险信号，如感觉胸痛、胸闷、头昏眼花、气促、心律失常等症状出现，则需立即停止运动，以防意外，休息后若不缓解应立即就医。

运动的强度、方式、时间应依据身体具体情况制定。

第二篇

常见疾病营养与康护

第二章
循环系统常见疾病营养与康复

第一节
老年高血压

高血压是危害老年群体健康的主要慢性疾病之一，它的并发症多且严重，控制不好可危及老年人的生命。60 岁以上人群原发性高血压患病率高达 38.2%，国家卫生健康委员会非常重视高血压的防治，2019 年出台了《中国高血压健康管理规范（2019）》，2020 年颁发了《国家基层高血压防治管理指南（2020）》。2022 年 10 月 8 日是第 25 个全国高血压日，宣传主题是"血压要知晓，降压要达标"。高血压是危害人类健康的最主要慢性病，预防高血压，从每一天做起。因此，老年人应该主动关注自身血压，并做好自我管理。

一、疾病概况

（一）老年高血压概述

老年高血压是指患者年龄在 65 岁及以上，在未使用抗高血压药物的情况下，持续或非同日 3 次以上出现收缩压（SBP）≥140mmHg❶ 和/或舒张压（DBP）≥90mmHg 的情况。其中收缩压≥140mmHg、舒张压<90mmHg 定义为单纯收缩期高血压（ISH）。老年高血压患者中单纯收缩期高血压者超过半数。

老年高血压常伴随心、脑、肾等脏器的损害，是一种排除假性或继发性高血压的全身性疾病，也是导致老年人心血管疾病、脑卒中、肾衰竭和主动脉瘤等疾病的重要发病原因或诱发因素。老年高血压患病率很高，并随着年龄的增长患病率还会不断提高。我国采用的高血压诊断标准见表 2-1。

表 2-1　高血压的诊断标准

分类	收缩压（"高压"）/mmHg	舒张压（"低压"）/mmHg
正常血压	<120	<80
正常高值	120～139	80～89

---

❶ 注：1mmHg≈133.3Pa。

续表

分类	收缩压（"高压"）/mmHg	舒张压（"低压"）/mmHg
高血压	≥140	≥90
1 级高血压	140～159	90～99
2 级高血压	160～179	100～109
3 级高血压	≥180	≥110
单纯收缩期高血压	≥140	<90

出现以下情况之一都可以诊断为高血压。

① 非同日三次诊室血压（在医院看病时测量的血压）≥140/90mmHg。

② 既往有高血压史，正在使用降压药物，即使血压正常，也诊断为高血压。

③ 家庭自测血压（在家自己监测血压或家人帮助监测血压）≥135/85mmHg。

④ 24h 动态血压平均值≥130/80mmHg；白天血压平均值≥135/85mmHg；夜间血压平均值≥120/70mmHg。

老年高血压患者的并发症表现形式多样，可涉及心、脑、肾、血管等多个系统，表现为心肌梗死、高血压脑病、脑出血、高血压肾病、主动脉夹层等，都危及生命，因此应积极治疗，控制血压。

（二）临床表现

老年原发性高血压起病隐匿，进展缓慢，早期临床症状不明显，或无任何症状。主要表现为单纯收缩期血压升高、血压波动大、易发生直立性低血压。随着病情的进展逐渐出现头昏、头痛、烦躁、失眠、耳鸣、心悸等症状；晚期因长期、广泛的动脉粥样硬化，容易出现因心、脑、肾等重要器官损害后的相关症状，如胸痛、头晕、眼皮肿、脚肿等。

二、防治要点

（一）预防要点

预防高血压，从改变生活方式开始，做到"限盐减重多运动、戒烟戒酒平心态"。

1. 限制钠盐摄入

钠盐摄入过多，患高血压的风险增加，长期限盐可延缓血压随年龄增长而上升的速度。我国平均食盐摄入量超过 9g/d，世界卫生组织推荐每人食盐摄入量不超过 5g/d。

2. 减轻体重

超重和肥胖会促使血压上升，增加老年人患高血压的风险。腹型肥胖（指因腹部脂肪的堆积，造成腰臀比增大，男性腰臀比超过 0.9、女性超过 0.8）可能与高血压有较强的相关性。建议超重和肥胖者减轻体重，保持体重指数 BMI<24kg/m²。

正常体重标准计算公式是：体重指数＝体重（kg）÷身高的平方（m²）

3. 适量运动

运动可缓解紧张情绪、减轻体重，降低高血压发生风险。建议根据自身条件选择适合自己的有氧运动，运动适量不过度，每次运动以不出现症状为原则，以自我感觉有点累、微微出汗为宜。适当进行肌肉力量练习和柔韧性练习，如俯卧撑、哑铃、瑜伽等。

4. 戒烟

吸烟会使血管收缩，增加患心脑血管病的风险，建议戒烟。

5. 戒酒

大量饮酒使血压升高，不饮酒对健康最有益。推荐高血压患者不饮酒。

6. 保持心理平衡

长期精神紧张或焦虑、抑郁状态会增加高血压的患病风险。应保持积极乐观的心态，避免负面情绪。必要时积极接受心理干预。

（二）治疗要点

1. 治疗原则

当高血压得以确诊时，医生会根据个人的整体情况、风险等级决定是否立即采取药物治疗，但即使是风险等级低的个人，当单纯的非药物治疗（生活方式干预）6～12 个月效果不佳时仍需要采取药物治疗，所以遵医嘱很重要！

2. 监测血压

长期坚持良好的生活方式，遵医嘱服用降压药，学会自我监测血压的方法并坚持自我监测。监测血压过程中注意以下事项。

① 血压计的选择：选择经过验证的上臂式全自动或半自动电子血压计。

② 体位准备：测血压前应至少保持坐位安静休息 5min，30min 内禁止吸烟或饮咖啡，排空膀胱。取坐位，最好坐靠背椅，裸露上臂，上臂与心脏处在同一水平，身体保持不动，不说话。特殊情况下可以取卧位或站立位。由于老年人的自身特点，容易发生直立性低血压，故应加测站立位血压，根据站立位血压来评估降压药物的降压效果。站立位血压应在卧位改为站立位后 1min 和 5min 时测量。

③ 具体操作：接通电源，启动血压计前将袖带紧贴缚于上臂，袖带的下缘应在肘弯上 2.5cm，松紧合适，以可插入 1～2 指为宜，袖带上中间的箭头指向肘窝肱动脉搏动处。按开始键启动仪器开始测量。家庭血压值一般低于诊室血压值，高血压的诊断标准为≥135/85mmHg，与诊室的 140/90mmHg 相对应。

④ 测压次数：一般情况下建议每天早晨和晚上测量血压，每次测 2～3 遍，取平均值；

血压控制平稳者，可每周测量血压 1 次。对初诊高血压或血压不稳定的高血压患者，建议连续家庭测量血压 7 天（至少 3 天），每天早晚各 1 次，每次测量 2～3 遍，取后 6 天血压平均值作为参考值。

⑤ 做好记录：最好能够详细记录每次测量血压的日期、时间以及所有血压读数，而不是只记录平均值。复诊时应尽可能向医师提供完整的血压记录。

3. 平稳降压，长期达标

现在使用的各种类型抗高血压药，都是通过不同方式来降低血管的阻力、心脏排出的血容量，从而发挥降压作用的。

一般高血压患者，血压降至 140/90mmHg 以下即可；合并糖尿病、冠心病、心力衰竭或慢性肾脏疾病伴有蛋白尿的患者，如能耐受，应降至 130/80mmHg 以下；年龄在 65～79 岁的患者血压降至 150/90mmHg 以下，如能耐受，可进一步降至 140/90mmHg 以下；80 岁及以上患者降至 150/90mmHg 以下。

三、康复护理

（一）一般康护

1. 体位与休息

① 体位：老年高血压患者适应能力逐渐降低，体位改变时应注意控制好速度，宜动作缓慢，以免体位突然改变导致血压大幅度波动或发生直立性低血压，也应避免长时间站立。

② 休息：充分的休息有利于老年高血压患者血压的控制，但身体活动不足或者静坐时间过长是高血压发生、发展的重要危险因素。因此，日常生活中应注意少静多动，减少久坐不动的时间，一般情况下不限制一般的体力活动，但应避免重体力活动。

2. 饮食与搭配

① 食物多样，谷物为主，粗细搭配：多食新鲜蔬菜水果、杂粮和薯类；每天吃奶类、大豆及相关制品；常吃适量的鱼、蛋和瘦肉。

② 坚持低盐、低脂饮食：高盐饮食不利于血压的控制，过多的脂肪摄入会增加并发症的发生概率。应减少烹调油的应用，少吃肥肉和动物内脏。纠正过咸口味，可以使用醋、柠檬汁、香料、姜等调味品，提高菜肴鲜味。减少味精、酱油等含钠盐的调味品的用量，使用低钠盐、低钠酱油或限盐酱油，少放味精，少吃零食、咸菜、腐乳、酱菜等。

③ 食不过量，七八分饱，三餐分配适当。

④ 饮水宜均衡：睡前半小时、半夜醒来、清晨起床后均应适量饮用温白开水，但注意一次不宜喝水太多。

3. 清洁与排泄

老年人应保持皮肤清洁，常洗澡，尽可能不在清晨洗澡。洗澡时水温适宜，时间不宜过长，注意保暖，避免受凉；早晚温水刷牙、温水洗脸；睡前温水泡脚，保持大小便通畅，避免用力排便。

4. 活动与环境

注意活动安全，活动强度、时间、频率、活动量等应量力而行，逐渐达标。活动过程中出现头晕、眼花、耳鸣等症状时，应卧床休息。上厕所或外出时最好有人陪伴；活动时选择舒适的服装与鞋袜，环境应安全、通风良好、光线柔和充足，温度适宜。活动场所应去除障碍物、地面防滑、清洁干燥、避免光线暗淡。厕所需装扶手。

（二）特殊康护

1. 安全用药

（1）用药原则　老年高血压患者应遵循在医生的指导下用药的原则。勿擅自用药，勿自行更改药物种类、频率和剂量。坚持终身治疗，勿自行停药，不要一看到血压恢复正常就停止吃降压药。

（2）药物常见不良反应　降压药物品种繁多，不良反应各异。如硝苯地平控释片、缓释片，其不良反应主要有头晕头疼、恶心乏力、面部潮红等；盐酸贝那普利、卡托普利等以干咳为主；缬沙坦除了有头疼头晕、咳嗽外，还可能出现腹痛、乏力。服用美托洛尔会出现心率降低、血压降低等不良反应。在安静清醒状态下心率低于 50 次/min 就应该停药并联系医生或到医院就诊。

（3）用药护理　常用的抗高血压药物有五类，每种类型的降压原理不同。第一类是利尿剂，如氢氯噻嗪，降压原理是减少血容量；第二类是钙离子拮抗剂，如硝苯地平缓释片，有扩血管的作用；第三类是血管紧张素转换酶抑制剂，如卡托普利，可扩张外周血管，减轻血管阻力，并可以减少醛固酮分泌而减轻水钠潴留从而避免血容量的增加；第四类是血管紧张素Ⅱ受体拮抗剂，如沙坦类，作用机制同普利类；第五类是β受体阻滞剂，如美托洛尔，可以降低心率。不同人群、不同血压程度、不同原因引起的高血压，用药也有所不同。所以，请注意用药一定要遵医嘱，并注意以下事项。

① 把握好服药时间：大多数老年患者血压表现为勺型血压，即早上血压高、晚上血压低。建议老年患者把服用降压药安排为早上起床后的第一件事，不要在晚上服用降压药，以维持血压稳定，避免过度波动。

② 不要过度担心损伤肝功能，遵医嘱用药则较为安全，患者不要自己随意服用护肝药。

③ 做好血压监测：治疗过程中必须进行血压监测，血压不稳定者每天监测 2 次或数次；血压稳定者每周 1 次，出现不适时要随时测量。

④ 养成用药前阅读说明书的习惯，熟悉所服药物的不良反应，并在使用过程中严格按医嘱服药，出现不适应及时就医。

2. 营养康护

① 戒烟限酒：吸烟是导致心血管事件发生的主要危险因素，被动吸烟也会显著增加患心血管疾病风险。同时，不提倡高血压患者饮酒，如饮酒则应少量。白酒、葡萄酒（或米酒）与啤酒的量分别少于 50ml、100ml、300ml。

② 食物选择：老年高血压患者适宜食用营养成分均衡、口味清淡，具有降压、补血、清

热功效的食物，如梨、苹果、佛手瓜、香菇、芹菜、枸杞子、香蕉、葡萄、西瓜、荸荠、海带、米醋泡生花生、糖醋大蒜等。

③ 饮食禁忌：忌辛辣、高胆固醇、含盐量多及温补的食物，如鸭蛋（尤其是鸭蛋黄）、白酒、人参、鸡肉（尤其忌吃公鸡的头、翅、爪），以及各种动物脑、肝、肾、肥肉等，腌制的辣椒、咸菜等。

3. 功能康护

（1）控制体重　高血压患者应控制体重，避免超重和肥胖。高血压与肥胖密切相关，减轻体重可以改善降压药物的效果及降低心血管事件的风险。最有效的减重措施是控制能量摄入和增加体力活动。衡量超重和肥胖最简便和常用的生理测量指标是体重指数（BMI）和腰围，其中 $18.5kg/m^2 \leq BMI < 24.0kg/m^2$ 为正常，$24.0kg/m^2 \leq BMI < 28.0kg/m^2$ 为超重，$BMI \geq 28.0kg/m^2$ 为肥胖。

腰围主要反映中心型肥胖的程度，成年人正常腰围<90cm/85cm（男/女），腰围≥90cm/85cm（男/女）需控制体重，腰围≥95cm/90cm（男/女）需要减重。

（2）适量运动　定期的体育锻炼可增加能量消耗、降低血压、改善糖代谢等。根据患者年龄和血压水平及个人兴趣选择适宜的运动方式，合理安排运动量。建议每周进行 3～5 次、每次 30min 的有氧运动，如步行、慢跑、骑车、游泳和跳舞等。运动强度建议中等强度，会更有效、更安全。可选用以下方法确定中等强度。

① 主观感觉：运动中心跳加快、微微出汗、自我感觉有点累。

② 客观表现：运动中呼吸频率加快、微微喘，可以与人交谈，但是不能唱歌。

③ 步行速度：大约 120 步/min。

④ 运动中的心率=170–年龄。

⑤ 在休息后约 10min 内，锻炼所引起的呼吸频率增加应明显缓解，心率也恢复到正常或接近正常。

4. 心理康护

现代医学研究表明，通过心理保健疗法的各种方式，可以使高血压患者情绪安定、心境平和、心情舒畅，对降低舒张压和收缩压有明显的疗效。下面介绍几种心理保健疗法。

① 静坐：端坐在椅子上，双手放在膝盖上，尽量让全身肌肉放松，闭上眼睛，自然呼吸，不宜刻意改变和控制呼吸频率。

② 释放：如果心中有不愉快的事，应找亲朋好友倾诉，尽量排解心中的愁云、怨气、怒气。

③ 转移：无论何时何地遇怒气上涌时，都有意识地转移话题、思路，或看电视、听音乐、烹饪、养花弄草、外出活动等，以此分散对引起怒气事件的注意力，平复紧张的情绪。

④ 自我疏泄：疏泄就是把积聚、抑郁在心中的不良情绪排泄出去，以尽快恢复心理平衡。

⑤ 学会制怒：高血压最忌怒气勃发，平时可以在床头或房间醒目的地方写上"制怒""息怒"等警言，时刻提醒自己平息心境，避免心肌梗死、脑出血等不良后果的发生。

5. 并发症预防

老年高血压要有效预防并发症，就要做到早发现、早诊断、早治疗，具体方法如下。

① 控制各种心血管高危因素：糖尿病、肥胖、高尿酸血症。

② 坚持监测血压，动态观察血压变化。避免诱发因素，坚持生活方式的干预。

③ 在医生的指导下使用活血化瘀、补气养阴、平抑肝阳的中草药，同时可以艾灸足三里、内关、悬钟、曲池等穴。

6. 就医提醒

遵医嘱，定期门诊随访。若出现头昏、头痛、烦躁、失眠、耳鸣、心悸等症状，或血压不稳定、波动大于既往值时，应及时就医。

高血压有原发性高血压与继发性高血压之分，本节内容主要针对原发性高血压。原发性高血压属于慢性疾病，需要综合治疗、终身治疗。老年高血压危险因素多，病情复杂，变化快。老年患者应高度重视，加强自我管理，有效控制高血压疾病进程，预防高血压急症、亚急症等重症发生，为提高自身生活质量而努力。

第二节
血脂异常

一、疾病概况

(一) 血脂异常概述

血脂是人体血浆内所含脂质的总称，其中包括胆固醇、甘油三酯、磷脂、类固醇等。血脂异常通常指血液中的胆固醇（TC）、甘油三酯（TG）、低密度脂蛋白胆固醇（LDL-C）水平升高，高密度脂蛋白胆固醇（HDL-C）水平降低。长期血脂异常会导致冠心病等动脉粥样硬化性心血管疾病，还会诱发急性胰腺炎、阿尔茨海默病等。血脂异常的防治对降低心血管病患病率、提高生活质量具有重要意义。

血脂异常通常分为四类：高胆固醇血症、高甘油三酯血症、混合型高脂血症、低高密度脂蛋白胆固醇血症。

(二) 临床表现

血脂异常可发生于不同年龄、性别的人群，明显血脂异常者常有家族史。大多数血脂异常者在早期没有任何症状，多通过抽血检查发现。临床表现为：

① 一般表现为头晕、乏力、失眠健忘等。

② 黄色瘤、早发性角膜环和眼底改变。黄色瘤表现为异常的局限性皮肤隆起，多呈结节或丘疹形状，质地一般柔软，颜色可为黄色、橘黄色或棕红色，最常见于眼睑周围扁平黄色瘤（图2-1）。严重的高甘油三酯血症可出现高脂血症眼底改变。

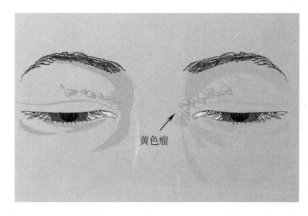

彩图

图 2-1　眼睑周围扁平黄色瘤

③ 动脉粥样硬化或早发冠心病。脂质在血管内皮下沉积引起动脉粥样硬化，导致早发性和进展迅速的心脑血管病变，严重的高胆固醇血症可出现游走性关节炎，严重的高甘油三酯血症可引起急性胰腺炎。

二、防治要点

（一）预防要点

① 定期体检检测血脂，做到早发现、早诊断、早治疗。根据《中国成人血脂异常防治指南》，提供以下建议：40 岁以上男性和绝经期后女性每年检查一次，心脑血管病患者及高危人群应每 3～6 个月检查一次。

② 生活方式干预：应做到合理膳食、均衡饮食、规律运动、控制体重、戒烟、限盐、限制饮酒、禁烈性酒、保持良好心态、保证充足睡眠等。

（二）治疗要点

1. 生活方式干预

控制饮食与改善生活方式是防治血脂异常的基本措施。

2. 药物治疗

药物治疗仍是目前高脂血症最主要的治疗方式，降血脂药种类繁多，目前临床上常用的有如下几类：①他汀类；②贝特类；③新型调脂药物，目前依洛尤单抗注射液（商品名为瑞百安）已获批在中国上市，主要用于治疗成人或 12 岁以上青少年家族性高胆固醇血症和成人动脉粥样硬化性心血管疾病；④高纯度鱼油制剂；⑤中药，如血脂康、脂必泰胶囊等。

3. 其他治疗措施

脂蛋白血浆置换、基因治疗和手术治疗。

三、康复护理

(一) 一般康护

1. 体位与休息

舒适体位，避免劳累，如感觉不适时注意休息。

2. 饮食与搭配

合理膳食、均衡饮食，应遵循五个原则：低热量、低胆固醇、低脂肪、低糖、高纤维饮食。应戒烟限酒，禁烈性酒。

3. 清洁与排泄

保持皮肤清洁干燥，观察皮肤有无黄色、橘黄色、棕红色异常隆起或结节。保持大便通畅，避免用力排便，服药期间观察有无便秘、腹泻等症状。

4. 活动与环境

一般活动不受限制，多采用有氧运动：打太极、广场舞、慢跑等。活动时注意运动场所安全，穿着宽松、舒适、透气的衣服和运动鞋，出汗时及时更换衣物。

(二) 特殊康护

1. 安全用药

（1）用药原则　应在专业医生的指导下合理用药，不擅自购买市面上中草药代替降血脂药。药物的选择必须根据血脂异常的分类、血脂水平、药物安全性及作用机制、是否有合并症和患者依从性等多方面综合考虑，尽可能用较少种类的药物、较小的剂量，达到最好的效果、不良反应最少。同时注意饮食、其他药物与降脂药的相互作用。

（2）药物常见不良反应

① 他汀类药物：目前临床上应用最广泛的降血脂药。适用于高胆固醇血症、以胆固醇升高为主的混合型高脂血症。目前常用的有辛伐他汀、阿托伐他汀、瑞舒伐他汀等。大多数患者对他汀类耐受性良好，少数长期或大剂量服用患者可出现肝功能损害，出现转氨酶和血清肌酸激酶升高、肌肉不适或肌痛、肌无力，极少数发生横纹肌溶解致急性肾损伤。

② 贝特类药物：主要用于高甘油三酯血症、以甘油三酯升高为主的混合型高脂血症、低高密度脂蛋白胆固醇血症的治疗。目前常用的有苯扎贝特和非诺贝特。主要不良反应表现为恶心、腹胀、腹泻等消化道反应，少数出现一过性转氨酶升高。

③ 其他降脂药：少数服用鱼油制剂可出现恶心、呕吐、腹泻等胃肠道反应，血脂康常见不良反应为胃肠不适。

（3）用药护理

① 正确服用调节血脂药物，注意观察药物不良反应、用药时间及药物之间相互作用。他

汀类一般在睡前服用，长期服用他汀类药物可能会增加新发糖尿病风险，与贝特类联合使用可能增加肝脏损害，合用时需谨慎。如需同时服用，建议贝特类早上服用，他汀类晚上服用，以减少不良反应发生。

②　坚持长期规律服药，不可擅自停药或自行调整剂量。

③　做好服药过程中的血脂水平及其他相关指标的监测：首次服用降血脂药物者，应在用药6周内复查血脂、转氨酶和肌酸激酶，如血脂已达到目标值，且无药物不良反应，逐步减为每6～12个月复查1次。如血脂未达到目标值且无不良反应，应每3个月复查1次；如治疗3～6个月后，血脂仍未达到目标值，应在医生指导下调整降血脂药的剂量或种类，或者联合应用进行治疗。

2. 营养康护

（1）营养要素与食物选择　随着生活水平的提高，患高脂血症的人越来越多。无论是否进行药物调脂治疗，饮食疗法是治疗血脂异常的基础措施，在满足每日必需营养供给基础上控制总热量，合理选择各营养要素的构成比例。应遵循五个原则：低热量、低胆固醇、低脂肪、低糖、高纤维饮食。胆固醇每天摄入低于300mg，忌食或少食脂肪含量高的肉类，尤其肥肉，以及带皮禽肉、动物内脏、鱼子、猪油等，脂肪供能不超过总能量的30%，炒菜应少放油，尽量以蒸煮、凉拌为主，少吃煎炸食品，总碳水化合物供能占总能量的50%～60%，膳食纤维每天不少于30g。多食粗粮、干豆类、蔬菜、水果等富含食物纤维的食物，应戒烟限酒，禁烈性酒。

另特别提醒的是虽然蛋黄中含有的脂肪含量高于蛋白，但鸡蛋含有卵磷脂，能使人体血液中胆固醇和脂肪保持悬浮状态而不在血管壁沉积，从而有效降低血脂水平。患有高脂血症、高胆固醇血症的人也可以吃蛋黄，每天半个，但必须遵循中国营养学会制定的"中国居民平衡膳食宝塔"中建议的健康平衡饮食模式，这样既充分利用鸡蛋的营养，又不用担心胆固醇超标的问题。

推荐10种具有辅助降脂作用的食物。

①　燕麦：含有丰富的亚油酸，占全部不饱和脂肪酸的35%～52%，而且还含有维生素E、皂苷，均有降低血清胆固醇的作用。

②　海藻：含有丰富的胶体纤维，能显著降低血清胆固醇，还可使动脉脂质沉着减少。

③　黄瓜：含有细纤维，可促进肠道腐败物质排泄和降低胆固醇。同时，黄瓜中含有较多的丙醇二酸，抑制糖类物质转化为脂肪，从而有着明显的降血脂作用。尤其适用于心血管病患者。

④　胡萝卜：富含果胶酸钙，并与胆汁酸结合后从大便中排出，身体产生胆汁酸会动用血液中的胆固醇，从而促使血液中胆固醇的水平降低。

⑤　菜花：脂肪含量低，膳食纤维含量高，还含有多种微量营养素，非常适合高血脂人群食用。

⑥　苹果：含有丰富的果胶，能与胆汁酸结合，像海绵一样吸收多余的胆固醇和甘油三酯，并帮助其排出体外。另外还含有黄酮类化合物，黄酮类化合物是一种天然抗氧化剂，通过抑制低密度脂蛋白氧化而发挥抗动脉粥样硬化的作用。

⑦　大豆：含丰富的不饱和脂肪酸、人体必需的八种氨基酸、多种维生素及多种微量元素，可降低血液中的胆固醇。

⑧ 三文鱼：含有丰富的不饱和脂肪酸，能降低血液中甘油三酯水平，并能升高高密度脂蛋白胆固醇，增强血管弹性。在淡水鱼中，鲤鱼是非常值得推荐的降脂食材。

⑨ 玉米：含有丰富的钙、镁、硒等物质以及亚油酸、维生素 E，均有降低血液中胆固醇的作用。

⑩ 牛奶：含有羟基、甲基戊二酸，能抑制人体内胆固醇合成酶的活性，从而抑制胆固醇的合成，降低血中胆固醇的含量。此外，牛奶中含有较多的钙，也可降低人体对胆固醇的吸收。

（2）营养食谱举例

① 海带木耳汤：将海带、黑木耳、瘦肉各取适量，切丝一同加水煮汤，出锅时加入各种调味料就可以食用了，海带、木耳都有降脂的作用。

② 山楂粥：取山楂、粳米、砂糖各适量，先把山楂煎取浓汁后去渣，再与洗净的粳米一同煮，快熟时加入砂糖，稍煮沸即可当点心服用，有降压通便、降血脂作用。

③ 黑豆粥：取黑豆、粳米各适量，先把黑豆与粳米淘洗干净后一起入锅，加适量的清水，大火烧开后再改小火煮到黑豆烂熟即可，最好不放油盐等调料，可早晚当主食食用。

④ 冬瓜海带汤：取冬瓜、海带各适量，先把冬瓜洗干净带皮一起切成块，海带洗净先蒸半小时，清水中泡 2h 后切成丝，再把冬瓜块和海带煮成汤，煮好后根据各自喜好加少许调味品即可。此菜谱有降血脂和减肥作用，尤其可以降甘油三酯，适用于高甘油三酯血症或合并肥胖者。

3. 功能康护

① 训练目的：血脂异常者通过长期规律运动，尤其是适宜的有氧运动和适当的抗阻运动，能够消耗体内大量的能量，既可以降低血液中胆固醇和甘油三酯的含量，还可以控制体重。

② 训练方法：根据患者的健康状况、体力、生活习惯、体重、运动喜好等进行科学合理规律的运动，提倡中低强度的有氧运动方式，如步行、快走、慢跑、骑自行车、游泳、爬楼梯、太极拳、广场舞等，抗阻运动如仰卧蹬腿、举哑铃或杠铃、握力器等。应遵循"357 锻炼原则"，每次运动持续 30min，或累计 30min，每周运动不少于 5 天，运动时最大心率数值不大于"170 减自身年龄"。

4. 心理康护

患者学会向家人诉说心理顾虑，寻求帮助；学会自己控制不良情绪，梳理心情，缓解紧张焦虑情绪；多学习自身疾病知识，做到不盲目；建议培养自己的各种爱好，比如欣赏音乐、练习绘画书法、种花草等来陶冶情操，保持良好的心态。一般轻度血脂异常者若坚持长期综合治疗，预后良好；严重血脂异常、出现并发症者要积极治疗相应疾病。

5. 并发症预防

① 高血压：正常人血管内膜是光滑流畅的，血脂升高会在血管内膜下逐渐沉积呈黄色粥样斑块，造成血管硬化，血管壁弹性降低致使血压升高。同时，血脂增高时血液黏滞度增高，使血流阻力增加，从而血压升高。

② 冠心病：人体由于长期高脂血症形成动脉粥样硬化，大量脂蛋白在血浆中沉积移动，降低血液流速，使冠状动脉内血流量变小、血管腔变窄，心肌供血量减少，造成心肌缺血，导致心绞痛，形成冠心病。

③ 急性胰腺炎：特别是高甘油三酯血症患者，严重的产生乳糜血，就像血液中有猪油一

样，导致血液黏度增高，易于形成血栓、动脉粥样硬化，使血管内皮细胞损伤，导致胰腺血液循环障碍，令游离脂肪酸对胰腺内的细胞造成直接损伤等。主要症状为突然剧烈腹痛、腹胀伴恶心呕吐等。

④ 脑梗死：高脂血症引起脑动脉硬化，导致脑动脉出现栓塞，这样就会严重影响脑组织的供血，从而造成脑细胞缺血缺氧坏死致脑梗死。如果处理不及时，很有可能对生命安全造成威胁，或导致非常严重的后遗症，严重影响患者以后的生活，所以要及早就医。

高脂血症还可引起脂肪肝、肝硬化、胆石症、糖耐量异常等。

6. 就医提醒

① 抽血检查血脂前注意三天内避免高脂饮食，前一天不饮酒，空腹10～12h。

② 服药期间，应注意定期随访，如出现肌肉酸痛、乏力、食欲下降、恶心、呕吐等症状，应及时就医。

③ 服药期间如检测血脂及其他相关指标异常者应及时就医，医生会根据具体情况对治疗方案进行调整。

第三节

冠心病

一、疾病概况

（一）冠心病概述

冠心病是冠状动脉粥样硬化性心脏病的简称。该病是因冠状动脉粥样硬化造成心脏供血动脉狭窄，供血不足而引起的心肌功能障碍和器质性改变的疾病（图2-2），是老年人所患最常见的心脏病。冠心病的发病率和死亡率均随年龄增加而明显增加。

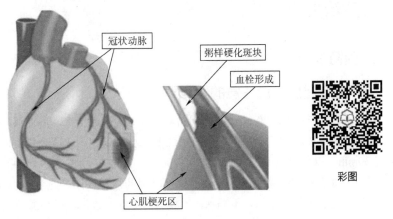

彩图

图2-2 冠状动脉病变

（二）临床表现

老年冠心病患者的临床特点表现:①病史长，病变累及多支血管，常有陈旧性心肌梗死。②感受性低，多无典型症状，可表现为慢性稳定型心绞痛，也可以急性冠状动脉综合征（ACS）为首发症状。③常伴有高血压、糖尿病、慢性阻塞性肺疾病（简称"慢阻肺"）等慢性疾病。④多存在器官功能退行性病变，如心脏瓣膜退行性病变、心功能减退等。因此，老年冠心病患者发生急性冠状动脉综合征的危险性相对较大。

冠心病发病前兆表现见图 2-3。

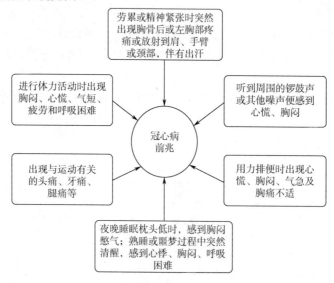

图 2-3　冠心病发病前兆表现

冠心病引发心绞痛主要临床表现：心绞痛发作表现因人而异，多数人表现为"胸部压迫感""闷胀感""憋闷感"，部分患者感觉胸痛从心脏向双侧肩部、背部、颈部、咽喉部放射，休息或者含服硝酸甘油可缓解。如若不能缓解，则有可能进展为心肌梗死，应尽快拨打 120，同时保持镇静，不要惊慌，并含化硝酸甘油或速效救心丸，安静休息等待救援。

二、防治要点

（一）预防要点

1. 患者起居时应注意的要点

① 不要猛然起床，夜间排尿或门铃响要慢慢地起身，以防突然起来诱发心绞痛。

② 洗头、洗澡时，水温不宜过高或过低，水温以 37～39℃为宜，时间不宜过长，每次不超过 30min，以免加重心脏负担。

③ 上厕所时应选用坐式，便秘时要及时用药，不要用力过猛，以防诱发心绞痛。

④ 睡觉前不宜吃东西，少喝水，不要服药后立即睡觉，睡前避免饮茶、咖啡、烈性酒等。

⑤ 被褥应宽松舒适、松软，枕头不可太硬或太高。

⑥ 看电视时，情绪不要过于激动，以免情绪波动；不要长时间坐立及用脑，易致精神紧张而诱发心绞痛。

⑦ 饮食以清淡、含脂肪较少、富含维生素 C 的食品为宜，例如蔬菜、豆腐、鱼类、苹果等。

2. 患者户外活动时应注意的要点

① 出门时要随身携带好治疗心绞痛的急救药物，如硝酸甘油或速效救心丸，放在外套口袋内，不可贴身放置。

② 骑自行车时应注意速度适中，走平坦路面，不逆风硬骑，雨雪天不骑车。

③ 坚持晨起散步，坚持体育锻炼，但是应适量，不做剧烈运动，在冬天应尽量减少在早晨及夜间的活动时间，避免寒冷刺激。

④ 上街购物，不要过于劳累，天气不好时尽量避免外出。感觉疲惫时停下来休息，同时服用硝酸甘油。

（二）治疗要点

1. 发作期治疗

心绞痛发作时，应立即休息，一般患者停止活动后症状会得到缓解或消失，注意保持室内安静，减少探视，减少不良刺激，解除焦虑，严密监护患者病情，吸氧。较重的发作，可舌下含服硝酸甘油，如果服用硝酸甘油还无法缓解，则怀疑发生心肌梗死，应立即拨打 120，停止活动。在急诊经过评估后，立即行再灌注治疗，对于心肌梗死，"时间就是心肌，心肌就是生命"，及早发现、及早住院、及早溶栓或介入治疗，恢复心肌的血液灌注，减少并发症，改善预后。

2. 缓解期的治疗

缓解期一般不需卧床休息。应尽量避免各种明确的诱因。药物治疗以减轻症状、改善缺血及预后的药物为主。非药物治疗包括运动锻炼疗法、血管重建治疗、增强型体外反搏等。

3. 药物治疗

由于个体差异，根据医生评估患者后给予药物治疗，如抗血小板药物、抗心肌缺血药物、他汀类药物等。

4. 手术治疗

包括经皮冠状动脉介入治疗、冠状动脉旁路移植术、药物球囊扩张术等。

三、康复护理

（一）一般康护

1. 体位与休息

冠心病患者睡眠时宜采用右侧卧位双腿稍屈曲，使心脏不受压，还可使全身肌肉松弛，呼吸通畅，能确保全身在睡眠状态下所需氧气的供给，利于大脑得到充分休息。养成午睡的习惯。

2. 饮食与搭配

冠心病患者应低盐、低脂饮食，给予清淡、易消化、富含维生素的食物，少吃油炸食品、动物内脏等高胆固醇食物，可少食多餐，避免过饱，戒烟限酒，不喝浓茶及咖啡。限制腌制食物等的摄入，每人的食盐摄入量以 5g/d 为宜。

3. 清洁与排泄

冠心病患者尤其注意保持口腔清洁，防治牙病。提倡用冷水洗脸、温水擦澡，以提高皮肤的抗寒能力并保持皮肤干燥。睡前少喝水，备便器在床旁。可多食粗纤维食物防止便秘，如有便秘勿用力解大便，晨起可喝一杯蜂蜜水，可做腹部按摩及缩肛训练。

4. 活动与环境

建议不要骤然离开温暖的房间，进入寒冷的露天空间。如要离开最好先在楼门内、楼梯口或门厅等处停留片刻，以适应冷暖的转换，避免温差太大。上厕所时尽量有人陪护以避免跌伤，厕所应安装扶手，使用坐便器，门不要反锁，做好安全防范。

（二）特殊康护

1. 安全用药

（1）用药原则

① 切忌骤然停药。

② 伴有其他病的患者慎用药，如伴有低血压、心动过缓、肺心病、慢性支气管炎、心功能不全、哮喘的冠心病患者，忌用或禁用普萘洛尔（又称心得安）；伴有心动过速者忌用心宝丸；伴有心动过缓者忌服活心丸等。

③ 心绞痛发作时舌下含 1 片硝酸甘油，含药时不要站立，以免头晕致摔倒，应坐靠在宽大的椅子上。

④ 切忌随意加减药量。

（2）冠心病的药物及不良反应

① 抗血小板聚集的药物：代表药有阿司匹林或者氯吡格雷，比较常见的不良反应就是胃肠道症状，如烧心、反酸、恶心、腹痛、食欲下降，甚至有可能引起消化性溃疡，导致消化道出血。

② 他汀类调血脂，稳定斑块的药物，有可能出现的不良反应有胃肠道症状、食欲下降、恶心，有可能会导致肝功能异常，引起谷丙转氨酶升高、谷草转氨酶升高，严重的有可能会引起黄疸性肝炎，甚至有肌溶解的可能。

③ 扩张血管的药物：硝酸异山梨酯、单硝酸异山梨酯等，有可能会引起头痛、血压低。

④ 控制心率、降低心肌耗氧量的代表药：主要有酒石酸美托洛尔、比索洛尔，在应用过程中有可能会引起心动过缓，也有可能会导致患者出现低血压的情况。

（3）用药护理　治疗冠心病的药物，应遵从医嘱服用，不随意改变用药的时间和方法，一旦出现不良反应，先停药，停药后症状如仍不缓解，应立即去医院诊治。如服用抗血小板药物，要注意观察出血倾向，如大便颜色为柏油样、小便颜色为淡红色、皮肤黏膜出现瘀斑等症状请及时就医。服用他汀类药物要复查肝功能，使用控制心率药物要学会自测脉搏的方法等。

2. 营养康护

（1）营养要素与食物选择　冠心病患者饮食需注意以下几点。

① 提倡多食新鲜蔬菜和水果，食用豆制品，忌吃油炸、油煎食物，如油条、炸鸡等，炒菜宜用植物油。

② 尽量少吃富含饱和脂肪酸或胆固醇过多的肥肉、动物油、高脂奶品及蛋黄、部分动物内脏等食品。

③ 多食含镁丰富的食品，如小米、玉米、豆类等，利于抑制凝血或对血小板起稳定作用，防止血小板凝聚。

④ 多食含铬丰富的食品，如酵母、牛肉、全谷类、红糖等，可以预防动脉粥样硬化的形成，降低胆固醇。

（2）推荐 8 种适合冠心病患者的食物

① 燕麦：含蛋白质 15%、脂肪 9%，且富含亚油酸、燕麦胶和可溶性纤维，常食可降低胆固醇、降低血糖。

② 玉米：具有抗血管硬化、降低血清胆固醇、利于血管舒张、维持心脏健康的功能。

③ 茶叶：经常饮茶能够加强毛细血管韧性、促进甲状腺功能、降低血清胆固醇浓度、调整胆固醇与磷脂比值等，能够防治动脉硬化，增强心脏收缩，提高心率，改善心肌功能。

④ 大豆和花生：大豆及豆制品含有皂草碱类纤维素，具有减少体内胆固醇的作用。花生含有多种氨基酸和不饱和脂肪酸，经常食用，可防止冠状动脉粥样硬化。

⑤ 洋葱：含有刺激溶解纤维蛋白的活性成分，能够扩张血管，降低外周血管和心脏冠状动脉的阻力，能够对抗体内儿茶酚胺等升压物质以及促进钠盐排泄等。

⑥ 大蒜：含有大蒜精油，精油中含有硫化合物的混合物，有降脂、消炎解毒、预防癌症的功能。

⑦ 芹菜：主要含有挥发油、甘露醇等，具有降压、镇静、健胃、利尿等作用。

⑧ 胡萝卜：含有丰富的胡萝卜素和多种营养素，具有降血压、强心等作用。

（3）营养食谱举例

① 韭白粥。韭白 30g、粳米 100g，韭白洗净、粳米淘净后放入锅内，加清水适量，用大火烧沸后，转用小火煮至米烂成粥。每日两次，早、晚餐食用。

② 木耳烧豆腐。取 15g 黑木耳及 60g 豆腐，并且将两者清洗干净。将食用油倒入锅中进行加热，油热后先加入豆腐，待豆腐煎制十几分钟之后再加入木耳，最后加入一些所需要的调味料进行调味即可。

③ 醋渍豆子。备米醋 1000g、黄豆（黑豆也可以）500g，将陶瓷或玻璃器皿洗净、消毒、晾干水分，将黄豆洗净，晾干水分装入容器，倒入米醋盖好口，浸半年之久，即可食用。每日三次，每次 15~20 粒，以空腹嚼食为佳。常食醋豆有助消化、增食欲、降血压、降血脂、降低胆固醇、预防心脑血管病和糖尿病等功效。

3. 功能康护

冠心病的康复运动锻炼，有助于促进侧支循环的建立，提高体力活动的耐受量而改善病情。目前认为康复运动是冠心病治疗中的一个重要的组成部分，目标是使患者的活动水平恢复至与其心脏功能相称的最高水平；提高生活质量，控制危险因素，减少复发，降低发病率和死亡率。根据病情分三期进行康复。

Ⅰ期康复：自理能力康复期。根据患者的自我感觉，病情无加重、生命体征稳定、无并发症即可进行，尽量进行可以耐受的日常生活，争取尽早生活自理及出院。其方法如下。

① 床上活动。一般在床上做四肢各关节的主、被动活动，从远端肢体的小关节活动开始。活动时呼吸自然平稳，若没有任何症状，逐渐增加活动量。自己进食，垂腿于床边，吃饭、洗脸、刷牙、穿衣等日常生活活动可于早期进行，或可做体外反搏1～2个疗程，改善心肌缺血，缓解心绞痛。

② 坐位训练。该训练是重要的康复起始点，开始坐时可有依托。如被子、枕头放在背后，将床头抬高。在依托坐位适应之后，可逐步过渡到无依托坐位。

③ 步行训练。从床边站立开始，在站立无问题后开始床边步行，病房内行走，再到走廊里。早期步行训练可在运动平板上进行，如出现疲惫不适立即停止行走。

④ 上楼活动必须保证速度缓慢，一般上一台阶可稍休息片刻，以保证不出现任何不良表现。

Ⅱ期康复：日常活动康复期。康复目标是逐渐恢复日常生活活动能力，保持并进一步提高心功能水平。这一阶段一般需要6～12周，无明显异常表现的患者要进行6～8周。其方法是迈步行走，室内外散步，逐渐增加其耐力，每天进行，活动强度控制在最大心率的40%～50%，一般无须医护监测。应循序渐进，安全提高运动负荷。每周门诊随访一次，出现任何不适均应暂停运动，及时就诊。

Ⅲ期康复：社会活动康复期。康复目标是改善并提高体力、活动能力、心血管功能，恢复发病前的生活和工作。完成这期康复计划大约需12周，为了保持改善的身体状况，更进一步提高耐力，改善心血管功能，应继续保证锻炼。其方法如下。

① 运动的方式有步行、登山、游泳、骑车、慢跑、太极拳等。

② 训练方式可分为间断性运动和连续性运动。

③ 运动量要达到运动时稍稍出汗，轻度呼吸加快的程度，早晨起床时感觉舒适，无持续的疲劳和其他不适感。

④ 运动强度一般是热身运动5～10min达到靶心率，如患者为70岁的老人，有氧心率一般控制在（170-70）次/min或（180-70）次/min，即100～110次/min。中等强度在15～20min，再进行5～10min的整理运动，每周训练的次数不少于5天。

冠心病的三期康复可能需要持续6～12个月，要帮助和鼓励患者坚持按运动处方的要求进行，持之以恒，维持康复效果。

4. 心理康护

冠心病老人一定要养成良好的生活方式，家中环境尽量舒适整洁，多休息，适度锻炼，多外出与人交流，还要保持心境平和，注意自我缓解压力，也可以进行兴趣的培养，充实自己的业余生活，避免出现不良的情绪从而加重心脏的耗氧及负担。尽量避免疾病诱因，如寒冷刺激、吃刺激性食物、用力解大便等，学会预防措施，延缓疾病进展。同时应争取家属的配合支持，多陪伴老人，使其感到家庭的温暖，增强战胜疾病的信心。

5. 并发症预防

① 心律失常：冠心病患者时常都会伴有心律失常发生，在受到局部栓塞的影响后，心脏跳动频率就会明显改变。主要表现在患者的心电不稳，或心跳过缓，所以在发现心律失常的

时候，要保持心情的平稳，避免过于激动。

② 血栓：冠心病患者常见并发症。需要按医嘱长期吃药，预防控制血栓疾病，如果引起相应的脏器动脉栓塞问题，可能导致比较严重的并发症发生。

③ 休克：冠心病患者的病情变化可发生血压降低，出现意识模糊、身体无力的表现，严重可发生休克，称之为心源性休克，所以冠心病患者需要在生活中长期维持正常血压，避免危及生命。

④ 心脏破裂：发生概率非常小，但是危险性最大。患者在发病的时候会出现剧烈疼痛，血压迅速降低，有的患者会发生眼球上翻以及意识丧失等反应。因为病情凶险，故有前兆时一定立即拨打 120 急救电话。

6. 就医提醒

出现胸闷、心区疼痛、唇色发紫以及心跳过快或过慢这 4 个细节，同时伴有低血压、冒冷汗、身体乏力、抽搐、昏厥等症状，一定要及时就医。这是心脏在发出警告，需要及时接受治疗，请尽快到医院就诊，以防发生意外。

第三章
神经系统常见疾病与康护

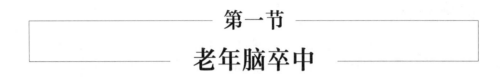

第一节
老年脑卒中

一、疾病概况

（一）脑卒中概述

脑卒中又称脑血管意外，是各种原因导致脑血管阻塞或破裂引起的脑血流循环障碍和脑组织功能或结构损害的疾病，具有发病率高、病死率高、致残率高、复发率高以及并发症多的特点，根据病理性质分为缺血性脑卒中和出血性脑卒中。缺血性脑卒中包括脑血栓形成和脑栓塞，统称脑梗死；出血性脑卒中包括脑实质出血、蛛网膜下腔出血。缺血性脑卒中的发病率高于出血性脑卒中，占脑卒中发病总数的60%～70%。男性脑卒中发病率和死亡率明显高于女性。

（二）临床表现

1. 缺血性脑卒中

急性发病前可能会出现短暂性的肢体无力，也可能在没有症状的前提下突然发生脑梗死，然后出现一系列症状，如单侧肢体无力或麻木、单侧面部麻木或口角歪斜、言语不清、视物模糊、恶心呕吐、意识障碍或抽搐等。

2. 出血性脑卒中

症状突发，多在活动中起病，常表现为头痛、恶心、呕吐、不同程度的意识障碍（神志不清）及肢体瘫痪等。

二、防治要点

（一）预防要点

脑卒中的预防分为三级，一级预防为发病前的预防，即对有卒中倾向、尚无卒中病史的个体进行预防，如在社区人群中首先筛选可干预的危险因素，找出高危人群，提倡合理饮食、适当运动，积极治疗相关疾病（如高血压、心脏病、糖尿病、高脂血症等）和护理干预；二级预防是针对发生过卒中或有短暂性脑缺血发作病史个体进行的预防，纠正所有可干预的危险因素，预防脑卒中复发；三级预防是脑卒中发生后进行的预防，主要是积极治疗，防治并发症，减少致残，从而提高脑卒中患者的生活质量。

1. 定期健康体检

定期体检，早期发现脑卒中危险因素（如高血压、糖尿病、心脏疾病、血脂代谢紊乱、吸烟酗酒、肥胖等），并到医院进行早期干预。

2. 合理膳食

多吃蔬菜、水果，适量进食谷类、牛奶、豆类和肉类等。

3. 控制体重

体重指数（BMI）目标为 18.5 kg/m^2≤BMI<24.0kg/m^2，腰围男性<90cm、女性<80cm。

4. 戒烟限酒

吸烟者应戒烟，不吸烟者也应避免被动吸烟，饮酒者应适度，不要酗酒。

5. 适量运动

每周至少进行 3 次适度的体育锻炼，如快走、慢跑或其他有氧代谢运动等，平均每天活动的时间不少于 30min。

6. 保持心理平衡

（二）治疗要点

1. 缺血性脑卒中的治疗

急性起病，一般 6h 内可采用溶栓治疗，可以使堵塞的血管再通，使受损的脑组织重新恢复血液供应，恢复其功能。发病 6h 后可以采取动脉取栓术或一般的内科保守治疗，控制血压、血糖、血脂，必要时进行调脂治疗。抗血小板聚集药物有阿司匹林或氯吡格雷，颅内压增高的患者可给予药物降颅压。康复治疗早期介入，将患肢置于功能位，尽早进行肢体功能、语言障碍及心理的康复治疗。

2. 出血性脑卒中的治疗

（1）常规治疗　注意卧床休息，保持呼吸道通畅，预防呼吸道、尿道感染及压疮，加强护理，给予脱水降颅压治疗，减轻脑水肿，调控血压。

（2）手术治疗　主要是清除血肿，降低颅内压，从而降低致残率。

（3）康复治疗　早期将患肢置于功能位，尽早进行肢体功能、语言障碍及心理的康复治疗。

三、康复护理

（一）一般康护

1. 体位与休息

急性期注意卧床休息，密切观察生命体征，脑出血患者需要抬高床头 15°～30°，减轻脑水肿。生命体征平稳后及早进行康复治疗，对于肢体瘫痪患者做到每隔 2h 帮助其翻身。

2. 饮食与搭配

一般给予高蛋白、高维生素、低盐、低脂、低热量清淡饮食，多食新鲜蔬菜水果、谷类、蛋类、鱼类和豆类，保持能量供需平衡，戒烟限酒。补充足够的水分（每天液体摄入量不少于 2500ml）和热量。食物温度适宜，少量多餐。对于容易发生呛咳的患者，一般让其取躯干 30° 半坐卧位，头部前屈的姿势。选择密度均匀、胶冻样、易于通过咽及食管且不易发生误咽的食物。摄食一口量，即最适于吞咽的每次入口量，然后酌情增加，培养良好的进食习惯（如定时定量）。注意口腔卫生，对于不能经口进食者应每天口腔护理 1～3 次。

3. 清洁与排泄

卧床及瘫痪患者应保持床单位整洁、干燥、无渣屑。瘫痪患者使用气垫床或按摩床，应帮其定时翻身拍背，及时清理大小便，保持外阴皮肤清洁，预防尿路感染、压疮及深静脉血栓。

4. 活动与环境

运动障碍的患者要防止跌倒和坠床，居住的环境应安静、安全。设置无障碍环境：无阶梯、无门槛、厕所地面防滑、厕所两侧设安全扶手、日常用品置于患者易拿处。活动原则由简单到复杂、循序渐进、持之以恒。

（二）特殊康护

1. 安全用药

（1）用药原则　治疗脑卒中的药和脑卒中的定性、伴有的基础疾病、并发症等因素有关，一定在医生的指导下用药。

（2）药物常见不良反应

① 缺血性脑卒中患者会用一些调脂及稳定斑块的药，如他汀类药物（辛伐他汀、阿托伐他汀、瑞舒伐他汀等），他汀类药物常见肝功能损害及肌肉痛等不良反应。

② 缺血性脑卒中患者还需服用抗栓药物（如阿司匹林、氯吡格雷），要注意观察胃肠道不良反应，如恶心、呕吐、胃部疼痛不适、皮肤和黏膜出血征象等。

③ 脑卒中患者常存在吞咽困难，药物需研磨或通过鼻饲管喂药，需注意部分药物研粉后可能影响药物吸收、增加不良反应，如阿司匹林肠溶片经研磨后可能增加胃肠道不良反应。

（3）用药护理　遵医嘱正确用药，用药期间不可随意增减药量或者停药。如降压药一般清晨起床即可服用；他汀类药物等调脂及稳定斑块、抗栓药物宜晚上睡前服用；服用降压药及降血糖药时，定期监测血压、血糖；服用抗血小板聚集药物，按时检查凝血功能、肝功能及肌酸激酶情况，如有不适立即到医院就诊。

2. 营养康护

（1）营养要素与食物选择

① 脑卒中患者每天饮食种类应多样化，使能量和营养的摄入趋于合理；采用全谷、杂豆、薯类、水果、蔬菜和奶制品以及总脂肪和饱和脂肪酸含量较低的均衡食谱。

② 建议降低钠摄入量并增加钾摄入量，有利于降低血压，从而降低脑卒中发生风险。推荐的食盐摄入量≤5g/d（建议用控盐勺，见图3-1）。

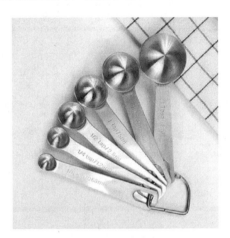

图3-1 不同规格的控盐勺

③减少饱和脂肪酸（牛油、奶油和猪油等）和反式脂肪酸（植物奶油、人造黄油等食品都含有反式脂肪酸，如蛋糕、饼干、炸薯片、爆米花、巧克力、冰淇淋等）的摄入。

（2）营养食谱举例（表3-1）

表3-1 一日饮食营养食谱

早餐	主食：燕麦牛奶、全麦面包、贝果 三选一
	荤菜：煮鸡蛋或煎鸡蛋 二选一
	蔬菜：圣女果、小黄瓜共100～150g
加餐	时令水果100g，坚果30g
午餐	主食：杂豆饭、糙米饭
	荤菜：炒鸡肉、青椒鸡蛋、蒜蓉扇贝 三选一
	蔬菜：白菜汤、西兰花 二选一
加餐	时令水果100g，酸奶200g
晚餐	主食：玉米、红薯、面条 三选一
	荤菜：白灼虾、鸡胸肉、鱼肉 三选一
	蔬菜：橄榄油拌生菜、菠菜

注：烹饪选择植物油、主食选择全谷物、蔬菜选择橄榄油凉拌、吃饭只吃七分饱。

地中海饮食是一种现代营养学所推荐的膳食模式，是 WHO 推荐为最适合人类的健康饮食习惯，它可降低心血管疾病相关风险、帕金森病和阿尔茨海默病等疾病的出现风险、癌症死亡率及改善代谢综合征（见图 3-2）。

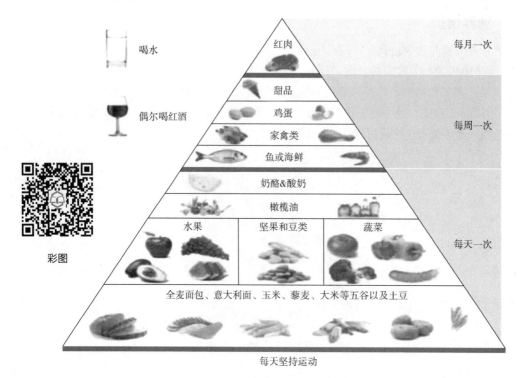

图 3-2　地中海饮食

3. 功能康护

（1）良肢位摆放　是指为防止或对抗痉挛姿势的出现，保护肩关节、防止半脱位，防止骨盆后倾和髋关节外展、外旋导致早期诱发分离运动而设计的一种治疗体位。它包括患侧卧位、健侧卧位、仰卧位、坐位。每隔 2h 更换一次卧位，其中患侧卧位可增加对患侧知觉刺激输入，并使整个患侧被拉长，从而减少痉挛，是最推荐的体位。

（2）被动运动　主要目的是为了预防关节活动受限，并有促进肢体血液循环和增强感觉输入的作用。患者病情较稳定后，对患肢所有的关节都做全范围的关节被动运动，一般从大关节到小关节，循序渐进，动作要轻柔缓慢。也可对患肢进行按摩，可促进血液、淋巴循环，防止和减轻水肿，同时又是一种运动感觉刺激，有利于运动功能恢复。按摩要轻柔、缓慢、有节律地进行，不使用强刺激性手法。

（3）主动活动　当患者肌力有所恢复时，鼓励患者做力所能及的事情，包括床上转移及翻身、利用健侧肢体带动患侧肢体活动及脑卒中偏瘫初级康复操等。

（4）坐位训练　患者开始坐起时可能发生直立性低血压，故应首先进行坐位耐力训练。取坐位时，不宜马上取直立（90°）坐位，可先取 30° 坚持 30min 后，再依次过渡到 45°、60°、90°。如已能坚持直立坐位 30min，则可进行从床边坐起训练。

（5）步行训练

① 步行前准备。先练习扶持站立位，接着进行患侧腿前后摆动、踏步、屈伸髋等活动，以及患侧腿负重、双腿交替前后迈步和进一步训练患腿平衡。

② 扶持步行。扶持者站在患者偏瘫侧，一手握住患侧手，掌心向前；另一手从患侧腋下穿出置于胸前，手背靠在胸前处，与患者一起缓慢向前步行。训练时要按照正常步行动作行走或平行杠内步行，然后扶杖步行，到徒手步行。

（6）言语功能障碍的康护　偏瘫患者中，约有80%的人有失语症，对完全失语且伴有认知障碍者，交流时应配合手势、交流卡片或实物等。尊重患者，说话时态度要亲切和蔼，语速要慢，语言要通俗、简单、易懂，不能回答的应指导患者学会用手势、点头、摇头或交流卡。多鼓励、表扬，以增强患者的自信心，使患者敢于开口讲话。

（7）吞咽功能的康护　不能经口进食患者采用鼻饲法进食。吞咽功能有一定问题，如进食呛咳、食物溢出、食物滞留口腔等，自觉吞咽困难的患者可早期进行吞咽功能评估并进行训练。吞咽障碍患者进食时一般采取坐位进食，喂食者可将食物喂向健侧舌后根处，这样食物不易漏出。选择密度均匀、黏性适当、不易松散、通过咽和食管时易变形且很少在黏膜上残留的食物。选择适合患者的一口量，正常人20ml，一般先以3～5ml开始，酌情增加。

（8）日常活动能力的康护　当患者肌力情况好转，鼓励患者自我护理，家属不再替代护理。鼓励患者从衣、食、住、行及个人卫生等基本动作进行训练，但训练过程中要注意安全保护，防止患者受伤。

4. 心理康护

由于对疾病认识不够，病后容易出现抑郁状态及情感失控，所以脑卒中患者会出现不同程度的心理和情感障碍。因此，心理和情感障碍的康复护理尤为重要。

① 鼓励患者通过各种方式倾诉内心痛苦体验，给予患者理解、支持、安慰、激励、解释与积极暗示，指导其从正面看待现实，增强心理应激能力。

② 放松技巧。根据代偿和升华心理防御机制，用符合患者心理的赞赏、鼓励和美好的语言劝导，巧妙转移患者不良心境。教会其自我行为疗法，如转移注意力、想象、重构、自我鼓励、放松训练等减压技巧，有助于减轻患者抑郁程度。

③ 音乐疗法。该法对脑卒中后抑郁患者有较好的疗效，其中感受式音乐疗法因其简便易行而常被作为首选方法。通过欣赏旋律优美、节奏舒适的轻音乐可引起患者的注意和兴趣，达到心理上的自我调整。

5. 并发症康护

（1）脑水肿和颅内压增高　避免并处理引起颅内压增高的因素，如头颈部过度扭曲、激动用力、发热、咳嗽、便秘、癫痫等。对颅内压增高、卧床的脑梗死患者采取抬高头位方式，通常抬高床头大于30°。

（2）癫痫　当发生癫痫时注意保护患者气道，将患者头偏向一侧，防止分泌物和呕吐物使其窒息，注意保护患者，防止其跌倒损伤，勿强行按压患者。

（3）肺炎 脑卒中合并肺炎的，误吸为主要原因，应早期评估和处理吞咽困难和误吸问题。

（4）排尿障碍与尿路感染 有排尿障碍应早期评估和康复治疗，尿失禁患者注意皮肤护理，饮水量每日应达 1500～2000ml。

（5）深静脉血栓形成和肺栓塞 鼓励患者尽早活动，抬高下肢，避免患侧肢体输液。

（6）压疮 做到定期翻身，保持良好皮肤卫生，保证营养充足。

6. 就医提醒

患者及家属应学会测量血压的方法和对脑卒中早期识别的方法。发现异常血压波动或无诱因的剧烈头痛、头晕、晕厥、肢体麻木、乏力、语言交流困难等症状应及时就医，可归纳总结为简单易懂的"BEFAST"图及脑卒中识别操。

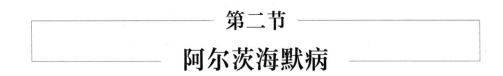

第二节
阿尔茨海默病

一、疾病概况

（一）阿尔茨海默病概述

阿尔茨海默病是一种以认知功能缺损为核心症状的获得性智能损害临床综合征。损害涉及言语、记忆力、抽象思维、定向力、视空间功能、情绪、人格、认知、计算、判断和执行能力。其损害程度足以干扰患者日常生活能力或社会职业功能。其危险因素有老龄、女性、ApoE4 基因型，这三大因素无法人为干预；还有高胆固醇血症、高同型半胱氨酸血症、糖尿病、脑外伤、心理应激、高血压以及吸烟，这些因素容易诱发阿尔茨海默病，但可以提前进行人为干预。

（二）临床表现

阿尔茨海默病主要表现为记忆功能障碍（容易忘事，特别是最近的事容易忘）；定向力障碍（分不清方向、时间）；情感障碍（情绪不稳，一会儿高兴、一会儿又没什么原因地不高兴）；行为异常；理解判断力障碍（不能系统地思考问题，对周围的事不能做出相应的判断）。

建议使用第一篇第一章"表 1-1 简易智能量表（MMSE）"进行早期评测。

二、防治要点

(一) 预防要点

1. 注意均衡饮食

保持均衡饮食，多吃新鲜蔬菜和水果，保证足够的蛋白质摄入。由于蛋白质是构成大脑细胞核维持大脑活动的重要物质，因此老年人蛋白质缺乏是引起阿尔茨海默病的危险因素。注意在均衡饮食的前提下，适当增加膳食中鱼、瘦肉、豆类的摄入，以获取充足的优质蛋白，有助于预防阿尔茨海默病。

2. 注意补充维生素 B_{12} 和维生素 E

研究发现，老年人长期缺乏维生素 B_{12} 和维生素 E 就会增加发生阿尔茨海默病的危险。因此，平时要注意补充这类维生素，对预防阿尔茨海默病有积极意义。

3. 远离铝，多补钙

研究发现阿尔茨海默病老年人脑细胞内的含铝量是一般人的 10～30 倍，而血钙水平却明显低于非阿尔茨海默病人群。因此，专家建议要预防阿尔茨海默病，平时一定要避免食用含铝食物，不吃添加明矾的食品（明矾是含铝化合物），如炸油条、粉条等，也不要使用铝质餐具。注意饮食中钙的摄取，多吃富含钙的食物。

4. 避免长期精神紧张和情绪抑郁

长期精神紧张等不良情绪会加速老年人脑细胞退化、反应迟钝，使人提前出现阿尔茨海默病。过度的精神刺激，如大怒、忧伤等对人大脑的组织功能是一大危害，应尽量避免。

5. 勤于动脑

只有不断用脑，才能减缓大脑的退化。研究发现，学习新事物可以刺激脑细胞树突的产生，树突有助于细胞之间的联系和沟通。勤于用脑的人即使患了阿尔茨海默病，也比那些不爱动脑的人症状要轻。因此，老年人要集中注意力学习新东西，经常看报、读书，以利于活化脑细胞。

6. 活跃、丰富日常生活

积极进行各种脑力及体力活动，听音乐、打太极拳有利于大脑抑郁功能的解除，提高中枢神经系统和脑细胞的活力，有助于防止阿尔茨海默病。另外，培养多种爱好和兴趣，如琴棋书画能陶冶情操，延缓大脑老化。

(二) 治疗要点

1. 治疗的目的

改善和提高躯体功能，控制症状的加重。阿尔茨海默病的治疗原则是改善认知功能和行为障碍，提高日常生活能力，延缓疾病进展。

2. 常用药物

① 主要是胆碱酯酶抑制剂用于治疗，如多奈哌齐，目前适用于轻中重的阿尔茨海默病，控制疾病进展。

② 盐酸美金刚片（美金刚），它的作用是能够改善阿尔茨海默病的认知功能障碍，对阿尔茨海默病所导致的精神症状也有一定的疗效。

目前还没有特效药可以治愈，只能是控制。如果确诊阿尔茨海默病，终身服药可以控制疾病进展。

三、康复护理

（一）一般康护

1. 体位与休息

提供安静、安全、舒适的休养环境，尽量以侧卧位睡姿为主。

2. 饮食与搭配

一般给予清淡的食物，保证低热量、低脂肪、低糖、低胆固醇，一日三餐定量、定时，尽量保持原有饮食习惯。适当增加豆制品等优质蛋白的摄入，保持能量供需平衡，食物温度适宜，少量多餐。对于有摄食困难者，一般让其取躯干30°半坐卧位，头部前屈的姿势，选择密度均匀、胶冻样、易于通过咽及食管且不易发生误咽的食物。摄食一口量，即最适于吞咽的每次入口量，然后酌情增加，培养良好的进食习惯，饮水量保持每天1000～2000ml。

3. 清洁与排泄

指导生活可自理的患者自行排便，沐浴时注意水温（以40℃为宜，防烫伤）；卧床患者应保持床单位整洁、干燥、无渣屑，及时清理大小便，保持外阴皮肤清洁，预防尿路感染、压疮及深静脉血栓。

4. 活动与安全

帮助患者熟记居住地的环境，外出时需有人陪护，可在患者口袋里放一张写有本人姓名、地址、联系电话的卡片。督促患者每日进行锻炼，鼓励其进行力所能及的体育锻炼，如散步、太极拳，保持身体和各关节的活动强度。

（二）特殊康护

1. 安全用药

（1）用药原则　严格根据医嘱给药，密切观察药物的不良反应，如服用抗精神病药、镇静催眠药、抗组胺药的老人要注意直立性低血压，发现异常立即就医。对重度患者需确保服药到位，对吞咽功能差的患者可碾碎后给药。

（2）药物常见不良反应　多奈哌齐目前适用于轻、中、重度阿尔茨海默病，常见不良反应有恶心、呕吐、腹泻、乏力、倦怠、肌肉痉挛、食欲缺乏等，症状常为一过性、轻度的反应，继续用药可缓解。长期服用注意检测肝肾功能，用药后出现无法解释的肝肾功能损害、精神系统症状，应就医，考虑减量或停药。盐酸美金刚片的作用是能够改善阿尔茨海默病患者的认知功能障碍，常见不良反应有幻觉、意识混浊、头晕、头痛和疲倦，少见的不良反应（发生率为 0.1%～1%）有焦虑、肌张力增高、呕吐、膀胱炎和性欲增加。

（3）用药护理　遵医嘱正确用药，用药期间不可随意增减药量或者停药，家属要监督老人服药，以免忘记或错服。对于服药的老人，家属一定要看着其把药吃下，确认咽下，防止老人在无人看管后将药吐掉。注意药物不良反应，及时报告医生，便于及时调整给药方案。

2. 营养康护

对于阿尔茨海默病患者，饮食可作为一种干预措施，影响其病情的发生发展和老人的生活质量。研究发现，均衡适量的营养摄入能够预防认知功能衰退，过度营养或营养不足都可能引起认知功能衰退。所以建议患者营养满足以下条件。

① 低脂肪饮食，以植物油为主，有条件的家庭可选用橄榄油。

② 蛋白质摄入以优质蛋白为主，比如鸡蛋、鱼、瘦肉。

③ 多食用植物性食物，如蔬菜、水果、豆类、全麦食品等；也可适量饮茶，可常喝绿茶，这些食物中的某些营养素及抗氧化剂可起到预防阿尔茨海默病及认知功能减退的作用。

④ 多吃核桃、松子、枸杞子、莲子、山药、海带、紫菜等。

⑤ 避免一些可能损害智力的食物，比如糖精及高糖食品，多食这类食物可导致末梢神经炎和大脑受损；含铅和含铝的食品，如爆米花、薯片、虾条等膨化食品，铅及其化合物进入人体后，可以侵害大脑，铝也会影响人的大脑细胞和神经系统；少吃油条、油饼、麻花等油炸食品；减少像粉条、粉丝、粉皮、凉皮、凉粉等高淀粉食物的摄入。

3. 功能康复

康复的目的是提高认知功能与生活质量，尽可能维持生活自理能力，维持现有的兴趣爱好。现代康复手段越来越多，包括肢体功能训练、大脑记忆功能训练、有趣的兴趣挖掘、一些经颅磁刺激和远红外线治疗康复等。但是没有经过科学证实、没有临床确切证据的康复手段一定要避免，要与主治医师进行准确沟通调整，制定最适合的康复治疗方案，这才是实现有效康复的前提与基础。

自理能力康复可以从"衣、食、住、便、寝"五个方面着手。

（1）衣　选择易穿易脱衣服，衣袖、裤脚不宜过长，纽扣不宜太多。对于轻中度阿尔茨海默病老人，鼓励其以自我照顾为主，将衣服按先后顺序放置于方便老人取用的地方。注意根据天气冷暖及时增减衣服。

（2）食　提供营养丰富的低盐、低脂、易吞咽、易消化食物，不要吃刺激性食物，戒烟酒，多吃蔬菜水果及含不饱和脂肪酸的食物，如核桃仁、花生、鸡蛋等。每日要定时定量补充水分，多吃碱性食物及富含镁的食品，如豆腐、芹菜、蘑菇、全麦制品、坚果等，以利于大脑功能维护和提高记忆力。

（3）住　阿尔茨海默病老人普遍对改变居住环境适应能力较差，由于环境的改变会使其感到陌生、恐惧和孤独，因此，阿尔茨海默病老人的住所应安全、舒适、方便、温馨。根据老人的爱好及性格合理布置，如在病房门口及老人的病床放置鲜明易识别的标志物，避开易导致伤害的危险物品（如打火机、剪刀、热水瓶、尖锐器皿等）。

（4）便　要注意老人的大小便习惯及时间规律，及早发现便秘，及时处理。鼓励其多饮水，培养良好的饮食习惯，腹部按摩有利于缓解便秘，可在每日清晨饮水 30min 后腹部按摩 30min。一旦便秘，应及时予润肠通便药或缓泻药。另外，大部分阿尔茨海默病老人都会出现大小便失禁，因此要定时提醒如厕，及时更换被大小便污染的衣物。

（5）寝　为阿尔茨海默病老人提供安静、舒适、安全的就寝环境，减少一切不良刺激。老人睡前避免大量饮水，可睡前用热水泡脚或饮小杯热牛奶、进行脚心按摩等促进入睡。

4. 心理康护

由于阿尔茨海默病患者的智能全面受损，理解力差、概括和表达能力受损，易产生急躁、焦虑、沮丧和易生气等心理反应，并且易受忧郁、悲伤、愤怒等不良情绪的影响。因此做好阿尔茨海默病老人的心理护理十分重要。

对阿尔茨海默病患者早期进行言语交谈及正确心理疏导有利于改善或保持大部分患者的智力水平。

① 家属每周与患者交流 5 次，每次要达 50～60min，4 周为 1 个言语交流单元，整个交流过程包括 3 个单元，即 3 个月的连续交流。

② 交流时要尊重老人，与其说话时语速要放慢，语调要低，用词简单、直接。在交流中可配合手势，以利于老人理解。态度要温和，切忌用刺激性的语言，要鼓励患病老人做力所能及的事、做喜欢做的事。

③ 对于有孤独感表现的老人还可通过触摸其双手，使他感受到被关怀、被重视。要帮助阿尔茨海默病老人减少烦恼、减少压力。

④ 真诚地照料最重要。

5. 并发症康护

（1）坠积性肺炎　合并肺炎的，误吸为主要原因，应早期评估和处理吞咽困难和误吸问题。

（2）压疮　做到定期翻身，保持良好皮肤卫生，保持营养充足。

（3）尿路感染　有排尿障碍的应早期评估和进行康复治疗，尿失禁患者注意皮肤护理，饮水量每日达 1500～2000ml。

（4）营养不良　做到饮食均衡，保证每日摄入充足的优质蛋白，及时进行营养状况评估。

6. 就医提醒

患者及家属应学会早期识别方法，发现有近期记忆力明显减退、思维判断能力减退时应及时就医检查，早期症状如下。

（1）记忆减退　经常忘事，而且事后并不能再回忆起来，或因记忆差而影响工作生活。如和邻居交谈后不但记不起人家的姓名，连交谈这件事本身也忘了。

（2）难以胜任日常家务　如不知道穿衣服的次序、做菜的步骤。

（3）语言问题　忘记单个词汇或找不到合适的词语来替代，使得旁人无法理解其要表达的意思，严重时甚至叫不出常用物品的名称。

（4）时间和地点定向力障碍　如在自己熟悉的路上也会迷路，不知道自己身处何处，也不知道自己是怎么到那儿的，怎样才能回到家；或根本不知道现在是什么季节，也不知道年份、月份、日期等。

（5）判断力变差或下降　完全忘记自己正在做的事，日常穿着也可能不恰当，如烈日下穿厚衣、寒冬时却只披薄衫。

（6）理解力或合理安排事务的能力下降　跟不上他人交谈时的思路，或不能按时支付各种账单。

（7）将东西放错地方　将东西放在特别不合适的地方，如把熨斗放入冰箱、把手表放在汤碗里等。

（8）情绪极不稳定　常表现为情绪毫无来由地快速起伏，也可能较以往淡漠、麻木。

（9）人格改变　可变得多疑、淡漠、焦虑或粗暴等，如忘记把钱放在哪里就怀疑是别人偷走了，性格也变得越来越暴躁、固执。

（10）主动性丧失　表现为终日消磨时日、昏昏欲睡、无所事事，在家无目的地晃来晃去，甚至对以前的爱好也觉得兴味索然。

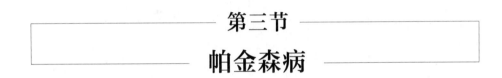

第三节
帕金森病

一、疾病概况

有些老人走路不利索，面部表情呆板，脑袋、手、腿不停地抖动，动作迟缓，人们常说这人患了帕金森病，但其实该病有严格的诊断依据。

（一）帕金森病概述

帕金森病（PD），又称震颤麻痹，是一种常见于中老年的神经系统变性疾病，临床上以静止性震颤、运动迟缓、肌强直和姿势平衡障碍为主要特征。

（二）临床表现

1. 静止性震颤

震颤是帕金森病常见的首发症状，约75%患者首先出现该症状。在放松休息时，肢体出现不由自主地颤抖，其中上肢最常见，又以手指和手腕多见。

2. 肌强直

受累骨骼肌肉在收缩后不易放松，连续收缩后症状减轻或消失，寒冷能使症状加重。

3. 行动迟缓

严重时呈现为运动不能。表现为各种动作缓慢，如系鞋带、穿衣、剃须、刷牙等动作缓慢或困难。面部表情少，眨眼减少甚至消失，称为"面具脸"（图3-3）。

4. 姿势步态障碍

起步困难，停止运动也困难，改变运动姿势困难。一旦迈开脚步，双足擦地而行，称"小步态"，越走越快。吞咽困难，咀嚼缓慢，可表现为紧张或激动，突然发生一切动作停顿，有如冻僵，称为冻结现象，短暂即过。

二、防治要点

（一）预防要点

① 患者要尽量减少接触农药及不洁水源，保持愉快的心情。

② 饮用咖啡、红茶或绿茶可一定程度上减少帕金森病的患病率。

（二）治疗要点

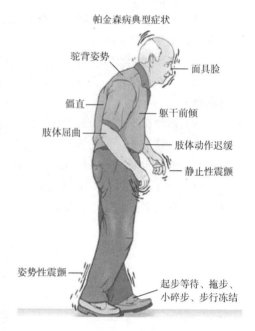

图3-3　帕金森病患者特殊体态

1. 药物治疗

早期无须药物治疗，当疾病影响日常生活和工作时，适当的药物治疗可不同程度地减轻症状，并可因减少并发症而延长生命，一定要在医生的指导下用药，不可擅自用药。

① 抗胆碱能药物。常用药物有盐酸苯海索（安坦）或东莨菪碱、甲磺酸苯甲托品等。

② 金刚烷胺。

③ 复方左旋多巴是治疗帕金森病最基本、最有效的药物。常用药物为多巴丝肼（美多巴）。

④ 多巴胺受体（DR）激动药。常用药物有普拉克索和吡贝地尔。

⑤ 儿茶酚-O-甲基转移酶（COMT）抑制药。常用药物有恩他卡朋。

⑥ 单胺氧化酶B（MAO-B）抑制药。常用药物有司来吉兰。

2. 外科治疗

手术方法有立体定向神经核损术和脑深部电刺激术（DBS）。目前正在探索干细胞移植结合基因治疗的新疗法。

三、康复护理

（一）一般康护

1. 体位与休息

鼓励患者培养和维持兴趣爱好，坚持适当的体育锻炼、做力所能及的家务劳动等，可以延缓身体功能障碍的发生和发展，从而延长寿命，提高生活质量，但应注意防止跌倒等意外发生。

2. 饮食与搭配

给予清淡、易消化食物，多进食水果、蔬菜，避免刺激性食物，戒烟、酒。由于高蛋白饮食会降低药物的疗效，故不宜盲目给予过多的蛋白质；槟榔也能降低药物的疗效，也应避免食用。

3. 清洁与排泄

患者因震颤和不自主运动，出汗多，易造成皮肤刺激和不舒适感，皮肤抵抗力降低，还可导致皮肤破损和继发皮肤感染，应勤洗勤换，保持皮肤卫生。中晚期患者因运动障碍，卧床时间增多，应勤翻身、勤擦洗，防止局部皮肤受压，改善全身血液循环，预防压疮。

4. 活动与环境

应帮助患者树立信心，积极参加居家或者社区活动，坚持主动运动，如养花、下棋、散步、打太极、做体操等；加强日常生活动作训练，进食、洗漱、穿脱衣服等应尽量自理；家人可以协助卧床患者活动关节和按摩肢体，预防关节僵硬和肢体痉挛。

（二）特殊康护

1. 安全用药

（1）用药原则　从小剂量开始，逐步缓慢加量直至有效维持；用药期间尽量避免使用维生素 B、氯氮草、利血平、氯丙嗪、奋乃静等药物，以避免降低药物疗效或导致直立性低血压。

（2）药物常见不良反应　见表 3-2。

表 3-2　帕金森病常用药物、不良反应及用药注意事项

名称	不良反应	用药注意事项	禁用或慎用
多巴丝肼、卡左双多巴控释片（息宁）	恶心、呕吐、便秘、眩晕、幻觉、异动症、开-关现象	1.最佳服药时间为饭前 30min； 2. 出现开-关现象时最佳服药时机为饭前 30min 或饭后 1h； 3. 避免与高蛋白食物一起服用； 4. 避免突然停药	青光眼、尿潴留、前列腺肥大者禁用
普拉克索、吡贝地尔	恶心、呕吐、眩晕、疲倦、口干、直立性低血压、嗜睡、幻觉与精神障碍	1.首次服药后应卧床休息，如有口干舌燥可嚼口香糖或多喝水； 2. 避免开车或操作机械； 3. 有轻微兴奋作用，尽量上午服用，避免影响睡眠	禁用：循环性虚脱、急性心肌梗死患者；慎用：精神病及有精神病样症状者；甲状腺疾病患者、孕妇
恩他卡朋	恶心、呕吐、神志混乱、不自主动作、尿黄	与多巴丝肼或卡左双多巴控释片（息宁）一起服用；本品可以与司来吉兰联合使用，但是后者的日剂量不能超过 10mg	肝功能不全者禁用，本品不适用于嗜铬细胞瘤的患者，因其有增加高血压危象的危险
司来吉兰	恶心、呕吐、眩晕、疲倦、做梦、不自主动作	有轻微兴奋作用，尽量上午服用，避免影响睡眠；溃疡患者慎用	消化性溃疡、未控制的高血压、心律失常、心绞痛、严重肝肾功能异常及精神病患者慎用

续表

名称	不良反应	用药注意事项	禁用或慎用
金刚烷胺	恶心、呕吐、眩晕、失眠、水肿、惊厥、玫瑰斑	尽量在黄昏前服用，避免失眠	慎用：有脑血管病或病史者；有反复发作的湿疹样皮疹病史；末梢性水肿；充血性心力衰竭；精神病或严重神经官能症；肾功能障碍；有癫痫病史者

（3）用药护理　帕金森病的药物治疗均存在长期服药后疗效减退、出现并发症的特点，患者及家属须认真记录用药情况（药名、剂量、用药时间），以便医生及时合理地调整用药方案，做好患者的个体化用药指导，避免盲目用药。用药过程中要关注有无不良反应的发生。

2. 营养康护

（1）营养要素与食物选择　主食以五谷类为主，多食新鲜蔬菜、水果，多喝水（每天 2000ml 以上），防止便秘、减轻腹胀；适当食用奶制品（每天 2 杯脱脂奶）和肉类（全瘦）、家禽（去皮）、蛋、豆类；少吃油、盐、糖；钙质有利于预防骨质疏松，每天应补充 1000～1500mg 钙质。

（2）营养食谱举例

① 枣仁龙眼汤

材料：酸枣仁 10g，龙眼肉 30g，莲子 25g，白蜜适量。

制作方法：将龙眼肉、酸枣仁、莲子加入水，大火烧开小火煎 30min，煎成汁，再加适量白蜜即成。

食用方法：每日 2 次，早、晚服用。对久患帕金森病、气血亏虚者有补益作用。

② 沙棘菊花饮

材料：沙棘 50g，菊花 10g。

制作方法：将沙棘、菊花洗净后共同煎汤。

食用方法：每日 2 次，可早、晚服用 1 次，也可代茶饮，适用于帕金森病合并高脂血症。

③ 陈皮砂仁酸枣粥

材料：陈皮 5g，砂仁 10g，酸枣 15g，粳米适量。

制作方法：将砂仁煮成汤，再放入粳米、酸枣煮成粥后，放入陈皮，稍混后即可食用。

食用方法：每日 2 次，早、晚服用，具有镇静作用。

3. 功能康护

（1）躯体锻炼　对于已出现某些功能障碍或起坐已感到困难的老人要有计划、有目的地锻炼，告诉患者疏忽锻炼只会加速其功能衰退。

① 患者从椅子上起立或坐下有困难，应反复多次练习起坐动作。

② 起步困难者可以在患者脚前放置一个小的障碍物作为视觉提示，帮助起步，也可使用有明显节拍的音乐进行适当的听觉提示，练习走路。

③ 步行时要目视前方，不要目视地面，应集中注意力，以保持步行的幅度与速度。

④ 鼓励患者步行时两腿尽量保持一定距离，双臂要摆动，以增加平衡。

⑤ 转身时要以弧形线形式前移，尽可能不要在原地转弯。

⑥ 提醒患者不可一边步行一边讲话、碎步急速移动、起步时拖着脚走路、双脚紧贴地面站立及穿着拖鞋行走等，以避免跌倒。

⑦ 协助患者行走时，勿强行拉患者向前行走。

⑧ 当患者感到脚"黏"在地上时，可指导患者先向后退一步再向前走。

（2）面部肌肉锻炼　鼓励患者进行面部肌肉锻炼，比如鼓腮、噘嘴、伸舌、露齿、吹吮等动作，可以改善面部表情和吞咽困难现象，协调发音，保持呼吸平稳、顺畅。

4. 心理康护

帕金森病是一种无法根治的疾病，病程长达数年或数十年，家属身心受累，经济负担加重，容易产生无助感。患者早期动作迟钝笨拙、表情淡漠、语言断续、流涎，往往产生自卑、脾气暴躁及忧郁心理，回避人际交往，拒绝社交活动，整日沉默寡言，闷闷不乐。随着病程延长，病情进行性加重，患者丧失劳动能力，生活自理能力也逐渐下降，会产生焦虑、恐惧甚至绝望心理。应鼓励患者表达并注意倾听他们的心理感受，鼓励患者尽量维持过去的兴趣与爱好，多与他人交往，不要孤立自己。家属应关心体贴患者，多鼓励、少指责和念叨，为患者创造良好的亲情氛围，减轻他们的心理压力。督促其进食后及时清洁口腔，随身携带纸巾擦净口角溢出的分泌物，注意保持个人卫生和着装整洁等，以尽量维护患者形象。应关心他们，理解他们的处境，尽力帮他们解决困难、走出困境。

5. 并发症预防

① 指导患者避免登高和操作高速运转的机器，勿单独使用煤气、热水器及锐利器械，防止受伤等意外。

② 避免让患者进食带骨的食物和使用易碎的器皿。

③ 直立性低血压患者睡眠时应抬高床头，避免快速坐起或下床活动，防止跌倒。

④ 外出时需人陪伴，尤其是精神和智能障碍者，其衣服口袋内要放置写有患者姓名、住址和联系电话的"安全卡片"或佩戴手腕识别牌，以防走失。

6. 就医提醒

当患者出现发热、外伤、骨折、吞咽困难或运动障碍、精神和智能障碍加重时应及时就诊。

第四章
内分泌系统常见疾病营养与康护

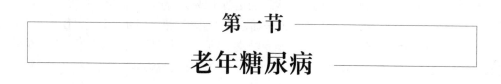

第一节
老年糖尿病

国务院办公厅印发的《中国防治慢性病中长期规划（2017—2025 年）》中强调，至 2025 年，糖尿病患者管理人数将达到 4000 万人，形势严峻！《中国老年糖尿病诊疗指南》的数据显示，中国 65 岁及以上的老年糖尿病患者数约 3550 万，居世界首位，占全球老年糖尿病患者的 1/4，且呈上升趋势。我国 60 岁以上人群糖尿病患病率仍有随年龄增长的趋势，70 岁以后渐趋平缓。60～69 岁人群中糖尿病患病率为 28.8%，在 70 岁及以上的人群中患病率为 31.8%，女性患病率高于男性。关注糖尿病知识和改变自身的生活方式已刻不容缓。

一、疾病概况

（一）老年糖尿病概述

老年糖尿病是指发生于或延续到 60 岁以后的，由多种原因引起胰岛素分泌缺乏和胰岛素作用障碍，以慢性血糖增高为主要特征的代谢性疾病。老年糖尿病的病因和发病机制较为复杂，至今仍未完全阐明。不同类型的糖尿病其病因也不尽相同，即使在同一类型中也存在差异性，遗传及环境因素是最主要的发病原因，多发于超重、肥胖者、有糖尿病家族遗传史、60 岁以上人群。

（二）临床表现

糖尿病典型症状为"三多一少"，即多尿、多饮、多食和体重减轻。绝大部分老年人多为 2 型糖尿病（胰岛素作用障碍引起）。早期起病隐匿，无任何不适症状，仅于健康体检或出现各种急、慢性并发症时才被发现患病，如高血压、脑血管病、视网膜病变和肾脏病等的表现。

（三）常见诱发因素

1. 病毒感染、自身免疫异常

感染可能直接或间接地激发自身免疫反应而损伤胰岛组织，导致胰岛素分泌或作用异常。

2. 肥胖

肥胖者脂肪细胞膜上胰岛素受体相对减少或活性下降，故对胰岛素敏感性降低，导致糖尿病。

3. 精神刺激、创伤

在应激状态下体内某些激素水平升高，它们具有拮抗胰岛素作用，可能诱发或加重糖尿病。

二、防治要点

（一）预防要点

目前导致糖尿病的病因尚不清楚，还没有针对性的有效预防方法。但可通过养成良好的生活习惯，预防糖尿病的发生。

1. 早期筛查

（1）糖尿病筛查的年龄和频率　对于糖尿病高危人群（如年龄≥45 岁、肥胖、久坐、动脉粥样硬化、高血压、血脂异常、有糖尿病家族史等），宜及早开始进行糖尿病筛查。

（2）糖尿病筛查的方法　对于至少有一项危险因素的高危人群应进一步进行空腹血糖或任意点（随机）血糖筛查。其中空腹血糖筛查是简单易行、常规的筛查方法，但有漏诊的可能性。如果空腹血糖≥6.1mmol／L 或任意点（随机）血糖≥7.8mmol/L 时，建议进行空腹血糖和餐后 2h 血糖检测。

2. 预防措施

① 合理膳食、三餐规律。控制总热量的摄入，宜清淡饮食、低脂少油、少糖少盐，定时定量进餐。

② 经常运动，防止肥胖。低强度、持续时间长的运动有慢跑、游泳。避免久坐不动，每周至少运动 5 天，每天进行 30min 以上的中等量运动，建议将体重指数控制在 24 以下。

③ 早期干预。最佳时期是在糖尿病前期阶段进行干预。糖尿病前期是指空腹和餐后 2h 血糖均高于正常值，但是又没有达到糖尿病诊断标准，介入两者之间。如果老人在这个阶段能及时调整自身生活方式，就能有效预防糖尿病的发生。

（二）治疗要点

糖尿病目前尚不能治愈，为终身疾病，需要终身治疗。要想治疗效果好，需要患者的全程参与配合，仅依靠医生与药物并不能达到满意疗效。

1. 营养治疗

营养治疗是所有糖尿病治疗的基础，是糖尿病自然病程中任何阶段预防和控制糖尿病必不可少的措施，也是年长者、肥胖型、少症状轻型患者的主要治疗措施。总的原则为确定合理的总能量的摄入，科学、均衡地分配各种营养物质，恢复并维持标准体重。

（1）合理控制总热量　体重低于标准体重的老年人或伴有消耗性疾病者，能量摄入可适当增加 10%～20%，肥胖者酌减，使体重逐渐恢复至标准体重的 ±5% 左右。患者每天总能量根据年龄、身高、体重、劳动强度而定。标准体重的估算公式为标准体重（kg）= 身高（cm）−105。

（2）营养物质分配

① 膳食中碳水化合物（主要来自米、面等食物）供给量应占总热量的 50%～60%，患者每日主食摄入量为 250～400g，肥胖者酌情可控制在 200～250g。

② 蛋白质（主要来自肉、鱼、蛋、豆类食品等）摄入量应占总热量 15%～20%，患者每日每千克标准体重 0.8～1.2g；营养不良或伴消耗性疾病者增至 1.5～2.0g；伴有糖尿病肾病者应更低。

③ 每日脂肪（主要来自肥肉、烹调油等）摄入量占总热量的 25%～30%，其中饱和脂肪酸（动物油类）摄入量小于总能量的 10%，胆固醇摄入量小于 300mg/d。

④ 膳食纤维（来源于植物，不被人体吸收，具有通便和饱腹作用）的摄入量为 25～30g/d。每日摄入食盐应限制在 5g 以下。戒烟限酒。

（3）合理餐次分配　按每日三餐分配为 1/5、2/5、2/5，或 1/3、1/3、1/3 等模式。一般来说，宁可多餐，也不要每餐吃得太多。

2. 运动治疗

运动治疗在糖尿病的管理中占重要地位，尤其对肥胖的 2 型糖尿病患者，运动可增加胰岛素敏感性，有助于控制血糖和体重。

① 运动的时间与强度：根据自身的体力、病情、有无并发症以及既往是否有运动习惯等情况具体分析，最好在医师指导下开展有规律的合适运动，强调循序渐进，并长期坚持。为避免血糖波动过大，运动最好选择在餐后 1～2h 时间段进行，时间不少于 30min，运动强度宜依身体情况决定，最好为中等强度运动。久坐时应每隔 30min 活动身体一次，建议每周保持 150min 中等强度运动，运动前、后监测血糖。

② 血糖 >14～16mmol/L、近期频繁发作低血糖或者血糖波动较大、有糖尿病急性并发症和严重心、脑、眼、肾等慢性并发症者暂不宜运动。

3. 药物治疗

（1）口服降糖药　每位患者药物的选择，要取决于病情（血糖高低、空腹或餐后是否高血糖、胰岛功能、肝肾功能、并发症、肥胖与消瘦）、药物特点、患者对药物的反应、年龄、价格等因素。常用的药物有二甲双胍、阿卡波糖等。

（2）胰岛素以及胰岛素类似物　包括动物及人胰岛素、胰岛素类似物。

（3）糖尿病综合控制目标　老年的糖尿病患者血糖控制目标，总体建议空腹血糖控制在 4.4～7.0mmol/L，餐后 2h 血糖控制在小于 10.0mmol/L，糖化血红蛋白建议控制在 7% 左右。

三、康复护理

(一) 一般康护

1. 体位与休息

血糖控制好、身体状况良好者，可以正常工作与生活，但应避免剧烈运动和重体力活动，防止过度疲劳。血糖急剧波动，合并有急、慢性并发症时，要限制活动，防止摔伤。日常生活中要注意保暖，预防感冒。保持良好个人卫生习惯，勤洗澡，勤换衣服。

2. 饮食注意事项

糖尿病患者控制总能量的摄入，合理、均衡地分配各种营养物质，应注意膳食多样化、少食多餐、定时定量，避免不规律进食、暴饮暴食。多食用粗纤维食物，如谷物、麦片等，避免进食流质或半流质食物，如稀饭等。

3. 血糖监测

应掌握自行监测血糖方法。可使用便携式血糖仪在家进行自我血糖监测，主要监测空腹血糖或者餐前、餐后 2h 血糖，并进行记录。

(二) 特殊康护

1. 安全用药

（1）用药原则　患者应定时、定量遵医嘱服用药物，且须做服药记录。记录内容包括药名、剂量及增减情况、服法、服药后反应、血糖及尿糖检查结果、饮食情况，以备医生询问，了解情况。服药过程中切不可自行随意加减药物，强调遵医嘱的重要性。掌握不进餐就不用药原则。使用胰岛素药物时应注意：小剂量开始；使用后密切观察血糖变化；防止低血糖反应；用药后及时进餐。

（2）常用药物及不良反应

① 二甲双胍。主要是盐酸二甲双胍，不良反应主要为胃肠道反应，如食欲降低、恶心、呕吐、腹泻等，采用餐中或餐后服药，或从小剂量开始可减轻不良反应。单独应用极少引起低血糖，与胰岛素联合使用时可增加低血糖发生的危险性。

② 阿卡波糖。这类药可降低餐后高血糖。目前已成为重要的口服治疗糖尿病药物之一，应在进食第一口食物后服用，饮食成分中应有一定量的糖类。本类药在肠道吸收甚微，故无全身毒性不良反应，但对肝、肾功能不全者仍应慎用。

注意：口服降糖药，老年患者要额外关注低血糖反应，因为低血糖反复发作或长时间低血糖可使脑损伤，危害极大。当出现低血糖症状（老年人的低血糖表现为神经缺糖症状，如嗜睡、意识障碍、偏瘫、癫痫样抽搐、昏迷等）时应立即口服糖类食物，15min 后测血糖，如果症状不能缓解，要拨打急救电话去医院就诊。

③ 胰岛素以及胰岛素类似物。最常见和严重的不良反应为低血糖，治疗时务必进行血糖监测。

（3）用药护理

① 用药强调个体化，要有专业医生的指导。根据血糖的高低、体质的不同、年龄老少等决定具体的用药量。不要盲目服从说明书或者是照搬别人的用量，老年人以及肝、肾功能不良者用药宜小不宜大。

② 注意服药的时间和方法。不同的药物有不同的服药方法，双胍类药物一般应在饭后服用，阿卡波糖应在开始进餐时随饭嚼碎服用。如果不按规定服用，不仅会降低疗效，而且也会增加其不良反应，从而出现不良后果。

③ 使用胰岛素注意事项。2型糖尿病因血糖调节功能差，易伴发低血糖，须随身携带糖块。当出现心慌、手抖、出冷汗、意识模糊等症状时，可以及时补充糖分，如果没有缓解，需立刻急诊就医。此外，糖尿病患者使用胰岛素的注意事项如下。

a. 准确执行医嘱，按时注射。使用胰岛素笔时要注意笔与笔芯相互匹配，每次注射前确认笔内是否有足够剂量、药液是否变质等。

b. 未开封的胰岛素放于冰箱2～8℃冷藏保存，正在使用的胰岛素在常温下（不超过30℃）可使用28～30天，无须放入冰箱，但应避免过冷、过热、太阳直晒、剧烈晃动等。

c. 注意注射部位的选择与轮换。胰岛素采用皮下注射时，可分别在上臂、大腿和臀部等部位轮换注射，尽量每天同一时间在同一部位注射。如患者参加运动锻炼，不要选择在大腿、上臂等活动的部位注射胰岛素。

④ 中草药制剂疗效不确切。

2. 营养康护

① 打破"多吃降糖药可以多吃饭"的错误观念。

② 主食定量、粗细搭配，增加全谷物及杂豆类。主食定量最简单的办法是一餐一拳头大小的米饭。做到少吃多餐，既保证了热量和营养的供给，又可避免餐后血糖高峰；加餐一般建议糖尿病患者选择奶类、坚果类或者水果类。

③ 定时定量、细嚼慢咽，注意进餐顺序，建议先吃蔬菜、后吃主食。

④ 禁吃甜点心和咸点心，它们没有区别，均会引起血糖升高。

⑤ 吃高膳食纤维粮食（如荞麦、燕麦），其量与吃普通食品的量要相等，不能因为是粗粮、杂粮就可加量。

⑥ 所谓"无糖食品"实质上是未加蔗糖的食品，某些食品是用甜味剂代替蔗糖，仍然不能随便吃。

⑦ 鼓励均衡适量饮水，适量补钙。

⑧ 常吃鱼、禽，蛋类和猪肉类适量，限制食用加工的肉类。限制高脂肪食物，如肥肉、内脏、油煎和油炸食品等。

⑨ 水果适量，颜色种类要多样。禁吃含糖量高的水果，如葡萄、西瓜等，选择柚子、苹果等含糖量低的水果，且要限量，进餐时间宜选择在两餐之间。

⑩ 多吃蔬菜，如青菜、白菜、萝卜、黄瓜、豆芽、木耳等无糖粗纤维食物可不限量，鼓励多吃。土豆、山药、南瓜、红薯、白薯、藕等，因其所含淀粉较多，可与主食按等量进行交替食用。

3. 功能康护

（1）监控血糖、血脂、血压、体重　将血糖、血脂、血压、体重控制在理想范围，防止并发症的发生。

（2）预防感染　监测患者体温、脉搏等变化；防止上呼吸道感染，注意保暖，避免与呼吸道感染者接触；预防泌尿道感染，勤用温水清洗外阴部并擦干，防止和减少瘙痒和湿疹的发生；保持皮肤的清洁，勤洗澡、勤换衣，洗澡时水温不可过热，香皂选用中性为宜，内衣以棉质、宽松、透气为好。皮肤瘙痒的患者嘱其不要搔抓皮肤。

（3）足部康护　每天检查双足1次，了解足部有无感觉减退、麻木、刺痛感；观察足部皮肤有无颜色、温度改变及足部动脉搏动情况；注意检查趾甲、趾间、足底部皮肤有无胼胝、鸡眼、甲沟炎、甲癣，是否发生红肿、发绀、水疱、溃疡、坏死等。保持足部清洁，勤换鞋袜，每天清洗足部1次，不超过10min，水温在37~40℃，可用手肘或请家人代试水温，洗完后用柔软的浅色毛巾擦干，尤其是脚趾间。皮肤干燥者必要时可涂油膏类护肤品。预防外伤，不要赤脚走路，外出时不可穿拖鞋。避免自行修剪胼胝或用化学制剂进行处理，应及时寻求专业人员帮助。冬天不要使用热水袋、电热毯或烤灯保暖，谨防烫伤，同时应注意预防冻伤。夏天注意避免蚊虫叮咬。指导和协助患者采用多种方法促进肢体血液循环，如步行和腿部运动，应避免盘腿坐或跷二郎腿。预防糖尿病足的发生。

（4）运动康护　运动的方式以有氧运动为主，如快走、骑自行车、做广播操、练太极拳、打乒乓球等。最佳运动时间是餐后1h（以进食开始计时）。如无禁忌证，每周最好进行2次抗阻运动。若有心、脑血管疾病或严重微血管病变者，应按具体情况选择运动方式。运动量的选择：合适的运动强度为活动时患者的心率达到个体60%的最大氧耗量（心率=170-年龄）。活动时间为每周至少150min，每次30~40min，包括运动前准备活动和运动结束整理运动时间，可根据患者具体情况逐渐延长。肥胖患者可适当增加活动次数。用胰岛素或口服降糖药者最好每天定时活动。注意事项如下。

①运动前评估糖尿病的控制情况，根据患者具体情况决定运动方式、时间以及运动量。②运动中需注意补充水分。③在运动中若出现胸闷、胸痛、视物模糊等应立即停止运动，并及时处理。④运动后应做好运动日记，以便观察疗效和不良反应。⑤运动前后要加强血糖监测。当空腹血糖>16.7mmol/L，应减少活动，增加休息。运动不宜在空腹时进行，防止低血糖发生。

4. 心理康护

糖尿病虽为终身疾病，但是只要血糖控制在合理范围，日常工作与生活并不受影响，能跟正常人一样健康与长寿。因此需要严格自律，遵从科学合理的治疗，配合医生，做到心情平和、不焦虑、不抑郁、常运动、多交流，促进身心健康快乐，平稳合理控制血糖，延缓或防止并发症的发生。

5. 并发症康护

（1）并发症　包括感染性疾病和慢性并发症两大类。

① 感染性疾病。糖尿病容易并发各种感染，血糖控制差者更易发生，也更严重，如肾盂肾炎和膀胱炎，疖、痈等皮肤化脓性感染，皮肤真菌感染如足癣、体癣。

② 慢性并发症。该病可累及全身各重要器官。在我国，糖尿病是导致成人失明、非创伤性截肢、终末期肾脏病的主要原因。糖尿病使心脏、脑和周围血管疾病风险增加2~

7倍；心血管疾病是糖尿病患者致残、致死的主要原因。常见的有糖尿病肾病和视网膜病变、动脉粥样硬化性心血管疾病、神经病变、糖尿病足（足部溃疡、感染是糖尿病最严重和治疗费用最多的慢性并发症之一）、皮肤病变、某些癌症患病率升高、抑郁、焦虑等。

（2）并发症预防　糖尿病的综合血糖管理实际上最重要的目标就是防止糖尿病的急、慢性并发症。

① 有研究表明良好的血糖控制，能够预防和延缓糖尿病并发症的发生。

② 积极进行其他高危因素的管理，如高血压。糖尿病的患者合并高血压，大血管并发症以及心血管的危险因素和死亡因素就会增加，这时候就要积极地控制血压，维持血压在130/80mmHg左右。

③ 糖尿病合并有高脂血症时，要进行血脂的控制和药物治疗。

④ 要进行自我管理、自我教育，均衡饮食、循序渐进地运动，再加上规律的血糖监测是预防并发症发生的有效途径。有效的药物治疗和定期到内分泌科随诊，早期筛查糖尿病并发症，为预防做好基石。

6.就医提醒

① 对于高危人群，定期体检非常有必要，重视体检中的血糖检查。无论是不是高危人群，一旦体检中出现血糖升高，都需要在医生的指导下进一步检查。

② 出现多饮、多食、多尿、体重减轻，偶有视物模糊、皮肤针刺感、触觉异常、脚踩棉花感等症状，高度怀疑为糖尿病时，应及时就医。

③ 已经确诊为糖尿病的患者，若出现食欲减退、恶心、呕吐、呼气为烂苹果味，甚至昏迷，应立即就医。

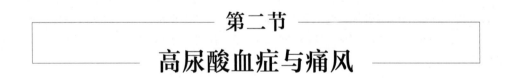

第二节
高尿酸血症与痛风

一、疾病概况

（一）概述

高尿酸血症是嘌呤代谢障碍引起的代谢性疾病，与痛风密切相关，并且是糖尿病、代谢综合征、血脂异常、慢性肾脏病和脑卒中等疾病发生的独立危险因素。其诊断标准通常为采集2次非同日的空腹血测定血尿酸值，男性高于420μmol/L者或女性高于350μmol/L者。少数患者会发展为痛风。痛风的临床特点为高尿酸血症、反复发作的痛风性关节炎、痛风石、间质性肾炎，严重者呈关节畸形及功能障碍，常伴有尿酸性尿路结石。痛风可分为原发性和继发性两大类，临床上原发性痛风占绝大多数。

（二）临床表现

1. 无症状期

仅有波动性或持续性高尿酸血症。从血尿酸增高至症状出现的时间可长达数年至数十年，有些终身不出现症状。但随着年龄增长，痛风的患病率增加，并与高尿酸血症的水平和持续时间有关。

2. 急性痛风性关节炎期

表现为突然发作的单个、偶尔双侧或多个关节红肿热痛、功能障碍，可有关节腔积液，伴发热、白细胞增多等全身反应。常在午夜或清晨突然发作，关节剧痛，呈撕裂样、刀割样或咬噬样疼痛，数小时出现受累关节的红肿热痛和功能障碍。最易受累部位是第一跖趾关节，依次为趾、踝、膝、腕、指、肘等关节。初次发作常呈自限性，一般数天或2周自行缓解，受累关节局部皮肤偶出现脱屑和瘙痒。痛风急性发作时可伴高尿酸血症，但部分患者发作时血尿酸水平正常。

3. 痛风石及慢性关节炎期

痛风石是痛风的一种特征性损害，由尿酸盐沉积所致。典型部位在耳廓，也常见于反复发作的关节周围，呈黄白色大小不一的隆起，小如芝麻、大如鸡蛋；初起质软，随着纤维增多逐渐变硬如石；严重时痛风石处皮肤发亮、菲薄，容易经皮破溃排出白色豆渣样尿酸盐结晶，瘘管不易愈合，但很少感染。关节内大量沉积的痛风石可造成关节骨质破坏、关节周围组织纤维化、继发退行性改变等。临床表现为持续关节肿痛、压痛、畸形、关节功能障碍。如图4-1。

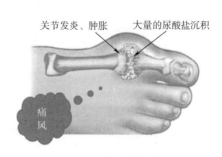

图 4-1　痛风至关节改变示意图

4. 肾病变期

主要表现在两方面，即痛风性肾病和尿酸性肾石病。

① 痛风性肾病。起病隐匿，临床表现为尿浓缩功能下降。出现夜尿增多、低比重尿、白细胞尿等。晚期可发生高血压、水肿、氮质血症和肌酐升高等肾功能不全表现；少数患者表现为急性肾损伤，出现少尿或无尿，尿中可见大量尿酸晶体。

彩图

② 尿酸性肾病。10%～25%的痛风患者有尿酸性尿路结石，呈泥沙样，常无症状，结石较大者引起肾绞痛、血尿等。

中老年男性如出现特征性关节炎表现、尿路结石或肾绞痛发作，伴有高尿酸血症应考虑痛风的可能。

二、防治要点

（一）预防要点

① 合理控制饮食，保持正常体重以及营养均衡，尽量减少高嘌呤以及高脂肪食物的摄入，

如避免食用海鲜类、禁止饮酒等。多食用预防尿酸过高的食物，如芹菜，有利于排出尿酸。

② 多饮水，每日饮水量大于 2000ml，以稀释尿液浓度，促进尿酸排出。

③ 养成良好的生活习惯，加强体育锻炼，适当进行有氧运动，避免过度劳累。

④ 严格控制体重，将体重指数控制在 $18.5\sim23.9kg/m^2$ 之间。研究显示高尿酸血症与体重指数有关，体重指数越高，患高尿酸血症的风险越大。但也尽量避免过度剧烈运动，还需特别注意避免受凉，夜间受凉后痛风易发生于第一跖趾关节处。

⑤ 积极控制高血脂、高血压、高血糖、肥胖及吸烟等危险因素。

饮酒、劳累、关节受伤、手术、感染、寒冷、摄入高蛋白高嘌呤食物等为常见的发病诱因，生活中应尽量避免。

（二）治疗要点

治疗要点主要是控制高尿酸血症，预防尿酸盐沉积，迅速控制急性关节炎发作，防止复发，也防止尿酸结石形成和肾功能损害。

1. 药物治疗

在医生指导下进行药物治疗，常用药物有排尿酸药苯溴马隆、抑制尿酸生成药别嘌醇、碱性药物碳酸氢钠、非甾体抗炎药吲哚美辛（急性痛风性关节炎的一线用药）和秋水仙碱等。

2. 手术治疗

必要时可选择剔除痛风石，对变形关节进行矫形等。

3. 中医治疗

据大量中医典著记载，浊瘀是贯穿痛风疾病始终的一个疾病病机证素，提示在临床治疗中可考虑使用祛湿化浊药和祛湿化瘀药。

三、康复护理

（一）一般康护

1. 体位与休息

急性关节炎期，患者关节出现红肿热痛和功能障碍，还伴有发热，应卧床休息，在病床上安放支架支托、盖被，抬高患肢，避免受累关节负重，也可减少患部受压。患者疼痛难忍时，指导其做深呼吸等来转移注意力，缓解疼痛。待关节肿痛缓解 72h 后，方可下床活动；缓解期可以正常工作，注意劳逸结合，避免重体力劳动。

2. 饮食与搭配

进食易消化、营养丰富、粗纤维的食物，预防便秘。避免进食高嘌呤食物，如动物内脏、鱼虾类、蛤蟹、肉类、菠菜、蘑菇、黄豆、扁豆、豌豆、浓茶等。饮食宜清淡、易消化，忌辛辣和刺激性食物，严禁饮酒。多进食碱性食物，如牛奶、鸡蛋、马铃薯、非高嘌呤类蔬菜、柑橘类水果，使尿液的 pH 在 7.0 或以上，减少尿酸盐结晶的沉积。

3. 皮肤护理与排泄

手、腕或肘关节受累时，可用夹板固定制动，也可给予冰敷或 25%硫酸镁湿敷受累关节，减轻关节肿痛。痛风石严重时，可能导致局部皮肤溃疡发生，应做好皮肤护理，避免发生感染。多喝水，可促进老人尿液中尿酸的排出及预防感染。大小便便后及时清洁，保持皮肤干燥。每 2h 翻身一次，防止臀部或身体其他部位长期受压发生压疮。

4. 活动与环境

急性期应卧床休息，待关节肿痛缓解 72h 后可下床简单活动。平时注意保护好关节，痛风患者日常生活中应特别注意：尽量使用大肌群，如能用肩部负重不用手提，能用手臂者不要用手指；避免长时间持续进行重体力劳动；经常改变姿势，保持受累关节舒适；若有关节局部温热和肿胀，尽可能避免其活动；如运动后疼痛超过 2h，应暂时停止此项运动。

(二) 特殊康护

1. 安全用药

（1）用药原则　需在医师的指导下用药，不滥用排酸药和非甾体抗炎药，即便是痛风性关节炎急性期，也必须在医师的指导下用药。

（2）药物常见不良反应　目前临床上所应用的高尿酸血症与痛风药物，不良反应是相对比较低的，一般患者在服用药物的过程当中，不会出现任何的不适。但有一些体质比较敏感的患者，在用药之后可能会出现一些不良反应。如：a.秋水仙碱一般口服，但常有胃肠道反应，若患者一开始口服即出现恶心、呕吐、水样腹泻等严重胃肠道反应，应立即停药。b.使用丙磺舒、磺吡酮、苯溴马隆者，可能伴有皮疹、发热、胃肠道反应等不良反应。使用期间，口服碳酸氢钠等碱性药物，应嘱患者多饮水。c.使用糖皮质激素时，应观察其疗效，密切注意有无症状的反跳现象。如果患者服用药物以后症状非常明显，建议停药，直接联系医生，尽早解决。

（3）用药护理　一定按医嘱正确用药，服药过程中观察药物疗效，及时发现不良反应。不随意增减药物剂量和改变用药的时间及方法，不良反应严重时可暂时停药，立即就医诊治。

2. 营养康护

（1）营养要素与食物选择

① 碳水化合物：是主要提供能量的物质之一，大多来源为主食。常见的主食有小米、大米、面、粉条，应坚持复杂碳水化合物膳食。主食也可选择杂粮粥，如绿豆、红豆、玉米、燕麦，既含有较多的膳食纤维，也减少了能量摄入。

② 蛋白质：食物来源推荐奶制品（脱脂牛奶）和蛋类（鸡蛋每日一个）。如果是瘦肉、鸡鸭肉等，应该煮沸后去汤食用，避免吃炖肉或卤肉。避免食用肝脏和肾脏等动物内脏，贝类、牡蛎和龙虾等带甲壳的海产品及浓肉汤和肉汁等，少吃牛肉、羊肉、猪肉等。

③ 脂肪：应尽量少吃或不吃油炸食品，减少烹调油、肥肉、动物油脂等含饱和脂肪酸和胆固醇多的动物脂肪的摄入。

④ 维生素和矿物质：新鲜的蔬菜和水果富含无机盐、维生素、膳食纤维和水分，建议老年人多食用绿叶蔬菜（菠菜除外），如大白菜、油麦菜、芹菜等，其他如冬瓜、黄瓜、胡萝卜等可多食用。

⑤ 酒精：建议老年人尽量不饮酒，如果是痛风急性期，绝对禁止饮酒。

（2）营养食谱举例　痛风患者的饮食治疗非常重要，需遵从医生的建议并选择合适的食物。

早餐：精粉面包50g，大米稀饭（大米50g），五香茶蛋（鸡蛋50g），腌黄瓜丝（黄瓜50g）。

加餐：橘汁饮料200ml。

午餐：大米饭（大米100g），卤豆腐（豆腐100g），炒西葫芦（西葫芦100g）。

加餐：苏打饼干25g，牛奶200ml。

晚餐：糖包（面粉70g、红糖20g），炒小白菜（小白菜100g），紫菜蛋汤（紫菜10g、鸡蛋30g）。

全日烹调用油20g，热量7098kJ（1696kcal）左右。

3. 功能康护

（1）训练目的　痛风性关节炎在发病时会导致患者不能正常进行日常活动，鼓励患者树立运动的信心。在平时的生活中，痛风患者要经常进行一些必要的运动，这样可以促进患者受损关节的功能恢复，使患者早日恢复健康。

（2）训练方法　痛风发作间隙期或慢性期，运动量一般以中等运动量为宜，50岁左右的患者以运动后心率能达到110~120次/min、少量出汗为宜。每日早晚各30min，每周3~5次，运动种类以散步、打太极拳等耗氧量大的有氧运动为宜。

4. 心理康护

患者由于疼痛影响进食和睡眠，疾病反复发作导致关节畸形和肾功能损害，思想负担重，常表现出情绪低落、忧虑，家属应多关心照顾，并给予精神上的安慰与鼓励。

5. 并发症预防

（1）常见并发症　可能会导致肥胖、高血压、糖尿病、动脉粥样硬化，以及冠状动脉粥样硬化性心脏病、高脂血症、心肌梗死、心力衰竭和脑血管意外等多种并发症。也可能导致痛风性肾病，而出现尿毒症，甚至危及生命。

（2）预防　分为人群预防和个体预防。人群预防是指有关节疼痛的中老年男性患者，都应该考虑有痛风性关节炎的可能，可定期进行尿酸测定。个体预防遵从三级预防。

一级预防：饮食控制。痛风患者应采用低热量膳食，总热量应限制在1200~1500kcal，以保持标准体重，同时避免高嘌呤食物，主要包括动物内脏、鱼虾类、肉类（如浓肉汤等）、某些豆类（如豌豆、黄豆、扁豆等），严格戒饮各种酒类；多进食碱性食物，如牛奶、鸡蛋、马铃薯、非高嘌呤类蔬菜、柑橘类水果，多饮水，保持尿量。

二级预防：避免受凉受潮、过度疲劳、精神紧张，穿鞋要舒适，防止关节损伤。慎用影响尿酸排泄的药物，如利尿剂（呋塞米）、小剂量阿司匹林等。如老人关节炎发作严重，且有家族史，应尽快到医院检查，以便做到早期诊断。

三级预防：如巨大的痛风石有穿破危险，或在关节邻近影响关节功能者，应考虑手术切除；已穿破形成窦道者，可将尿酸盐结晶刮除，等肉芽组织形成后再植皮；关节已有严重破坏者，必要时可作关节融合。

6. 就医提醒

一旦出现高尿酸血症和痛风的相关临床表现都应及时就医，急性关节炎和关节畸形会严重影响患者生活质量。伴发高血压、糖尿病或其他肾病者，肾功能不全的风险增加。建议老年人定期复查尿酸，门诊随访。

第五章
消化系统常见疾病营养与康护

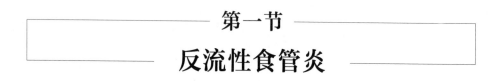

第一节
反流性食管炎

一、疾病概况

(一)反流性食管炎概述

正常情况下,食物通过食管进入胃内后,胃和食管连接处的贲门的食管下括约肌(LES)作为"自动门"会自动关闭,食物会在胃液的作用下进行消化,通过胃的蠕动进入十二指肠。如果"自动门"出现问题或胃和消化道的蠕动功能出现问题,将会导致食物反流至食管内,有时甚至会反流到咽喉、鼻腔或气管,具有刺激性的胃酸会腐蚀食管黏膜导致糜烂或发生溃疡。其主要致病机制为食管抗反流屏障功能减弱,食管下括约肌是食管和胃连接处抗反流的高压带,能防止胃内容物反流入食管。当LES功能异常时,可引起LES压力下降,从而导致胃食管反流。

反流物对食管黏膜有攻击作用,其中胃酸与胃蛋白酶是反流物中损害食管黏膜的主要成分。

反流性食管炎是胃食管反流病的一种类型。胃食管反流病是指胃、十二指肠内食物反流进入食管导致出现烧心、胸痛等症状,以及造成咽喉、气管等食管邻近的组织器官损伤。根据有无食管黏膜的糜烂、溃疡,可分为反流性食管炎和非糜烂性反流病。

胃食管反流病由多种因素导致,一些特殊疾病、药物、不良饮食习惯,如贲门失弛缓症术后、药物如地西泮、高脂饮食等引起食管下括约肌松弛,食管下段压力下降。妊娠、腹水、呕吐、负重、体力劳动等使腹压增高,胃扩张、胃排空延迟致胃内高压等也可导致反流。食管蠕动或唾液分泌异常、食管黏膜屏障作用下降也可导致发病,如干燥综合征、长期吸烟、饮酒以及抑郁等。

(二)临床表现

1. 食管症状

烧心、反流是最常见表现,常在进食后 1h 左右出现。卧位、弯腰或者腹压增高时可加重,部分患者烧心和反流症状在夜间入睡时发生。非典型症状主要有胸痛、吞咽困难等。胸痛常发生在胸骨后，可能有后背、胸部、肩颈及耳后放射痛。有严重的食管炎或食管溃疡时可伴有间歇性吞咽困难，且进食固体或流质食物时均可能发生。食管狭窄者会出现持续性或进行性吞咽困难。

2. 食管外症状

主要由反流的内容物刺激或损伤食管以外的邻近组织或器官造成，如咽部异物感、咽喉炎、慢性咳嗽和哮喘，严重者可能发生吸入性肺炎，甚至出现肺间质纤维化。

3. 并发症

反流性食管炎严重时可因黏膜糜烂、水肿或黏膜病变而发生上消化道出血、食管狭窄、巴雷特食管（癌前病变）。

二、防治要点

（一）预防要点

1. 改变生活方式

保持良好乐观的心态，适量运动，控制体重，尤其注意减少腹部脂肪。平时运动要适度，避免进食后剧烈运动、负重运动和劳动强度大的体力劳动。衣着舒适，避免穿紧身衣和紧束裤腰带。养成良好的排便习惯，保持大便通畅。

2. 建立良好饮食习惯

应避免进食巧克力等高脂肪食物、咖啡、浓茶等。戒烟忌酒，忌暴饮暴食。进食后避免立即躺卧，可适当慢走或散步。晚餐尽量少吃大餐，避免进食宵夜，晚餐后至少2～3h再上床睡觉。

3. 注意药物不良反应

一些药物可以引起胃食管反流，比如消炎镇痛药、镇静剂、部分降血压药物、抗抑郁药物、抗骨质疏松药物、激素、部分抗生素等。一旦服药期间发生胃食管反流或原有反流症状加重，需要及时联系并询问医生是否进行药物调整，不要擅自增减药量。

（二）治疗要点

治疗的目的主要是控制症状、治愈食管炎、减少复发和并发症，一定要在医生指导下用药，特别强调维持治疗的重要性，及时或定时复诊。

1. 药物治疗

① 促胃动力药物：如多潘立酮、莫沙必利、依托必利等。可改善胃食管蠕动功能，促进胃排空。适用于症状较轻的患者，或作为抑酸药的辅助用药。

② 抑酸药：一类如西咪替丁、雷尼替丁、法莫替丁等适用于轻、中症患者。另一类如奥

美拉唑、兰索拉唑、泮托拉唑等强抑酸药，适用于症状重，有严重食管炎患者。主要作用为减少胃酸分泌，从而减少胃酸对黏膜的刺激。

③ 抗酸药：如氢氧化铝、铝碳酸镁等，起到中和胃酸的作用，仅用于症状轻、间歇发作患者缓解症状。

2. 手术治疗

抗反流手术主要为不同术式的胃底折叠术，可阻止胃内容物反流入食管。根据患者意愿可进行考虑，主要针对需要长期大剂量使用抑酸药维持治疗者，或者确诊反流引起严重呼吸道疾病或抑酸药治疗效果欠佳者。

3. 并发症治疗

食管狭窄的患者可行胃镜下食管扩张治疗，术后长期维持抑酸药治疗。巴雷特食管患者需要使用强抑酸药（PPI）长期维持治疗，并定期随访进行早癌筛查。

三、康复护理

（一）一般康护

1. 体位与休息

进食后不宜立即躺卧，睡眠时将床头抬高 15～20cm，使上半身抬高。午餐后需要午睡者可采取坐位休息的方式。

2. 饮食与搭配

戒烟禁酒，避免进食浓茶、咖啡、高脂肪以及刺激性食物，以高蛋白、低脂肪、无刺激、易消化食物为宜。进食宜少量多餐，切忌过饱。

3. 清洁与排泄

养成定时排便的习惯，保持大便通畅，并做好个人清洁。

4. 活动与环境

保持环境安静、舒适，餐后适宜散步或慢走，避免长期咳嗽及做剧烈运动或负重体力劳动等各种增加腹内压力的因素。

（二）特殊康护

1. 安全用药

① 用药原则：严格按医嘱规定的剂量、用法服药，了解药物的主要不良反应。

② 药物常见不良反应：胃食管反流病有慢性复发倾向，使用抑酸药物需要严格按照医嘱规定的剂量和用法进行维持治疗，治愈后逐渐减小剂量直至停药或者改用缓和的其他制剂再逐渐停药。平时自备铝碳酸镁、硫糖铝等碱性药物，出现不适症状时可服用。胸骨后灼热感、

胸痛、吞咽不适等症状加重时，应及时就医。

该病抑酸药种类及不良反应与慢性胃炎患者用药类似，详见慢性胃炎章节（第五章 第二节）。

③ 用药护理：遵医嘱使用促胃肠动力药、抑酸药。胃食管反流病具有慢性复发倾向，为减少症状复发，防止食管炎反复发作引起的并发症，应使用 H_2 受体拮抗药（HRA）或质子泵抑制剂（PPI）进行维持治疗，以 PPI 效果最好。

2. 营养康护

① 饮食宜清淡，忌油腻高脂肪食物。

② 反酸明显的可咀嚼口香糖，增加唾液分泌，稀释、中和反流物中的胃酸。

③ 进食不宜过饱，宜细嚼慢咽，少量多餐。可进食一些碱性的食物，如苏打饼干、馒头、豆腐、萝卜、黄瓜、菠菜、莴苣等。

3. 功能康护

老年人患反流性食管炎要加强对改变其生活方式或生活习惯的指导，多数患者能起到一定的疗效，应向患者及家属介绍疾病的有关知识，指导其了解并避免导致食管下括约肌（LES）压力降低的各种因素。适当控制体重，减少由于腹部脂肪过多引起的腹压增高。

4. 心理康护

保持良好的心态。多与人聊天、散步，听一些轻松愉悦的音乐、看书、做深呼吸等。

5. 并发症预防

反流性食管炎常见护理问题是并发胸痛，胸痛与胃酸反流刺激食管黏膜有关。注意加强病情观察，去除和避免诱发因素。

① 避免应用降低食管下括约肌（LES）压力的药物及引起胃排空延迟的药物如激素、抗胆碱能药物、茶碱、地西泮、钙拮抗药等。

② 避免饭后剧烈运动，避免睡前 2h 进食，白天进餐后亦不宜立即卧床，睡眠时将床头抬高 15～20cm，以改善平卧位食管的排空功能。

③ 应避免进食使 LES 压力降低的食物，如咖啡、浓茶、巧克力等，以高蛋白、低脂肪、无刺激、易消化食物为宜，少食多餐。戒烟禁酒。

④ 注意减少一切引起腹内压增高的因素，如肥胖、便秘、紧束腰带等。

指导并协助患者减轻疼痛：保持环境安静、舒适，减少对患者的不良刺激和心理压力；疼痛时尽量深呼吸，以腹式呼吸为主，减轻胸部压力刺激；取舒适的体位；保持情绪稳定，焦虑的情绪易引起疼痛加重；教会患者一些放松和转移注意力的技巧，如做深呼吸、听音乐等，有利于缓解疼痛。

6. 就医提醒

如出现有进食后哽咽、呕吐、吞咽困难、胸骨后疼痛不适或原有症状加重时应及时就医，定期复查胃镜。

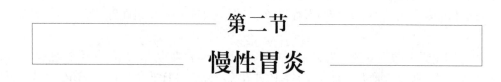

第二节

慢性胃炎

一、疾病概况

（一）慢性胃炎概述

慢性胃炎是一种常见病、多发病，人们常说"十人九胃"，也就是说十个人中有九个人患有胃病。据流行病学调查显示，我国大众人群中慢性胃炎发病率为76%。医院门诊胃镜检查者，有80%～90%均有不同程度的胃黏膜炎症，说明慢性胃炎的确是常见病、多发病，而且随着年龄的增长，发病率愈高。自1985年发现幽门螺杆菌（HP）以来，其引起胃炎的致病性已被世界所认同。

慢性胃炎指各种病因引起的胃黏膜呈非糜烂的炎性改变，如色泽不均、颗粒状增生及黏膜皱襞异常等；组织学以显著炎症细胞浸润、上皮增生异常、胃腺萎缩及瘢痕形成等为特点。幽门螺杆菌感染是最常见的病因。

慢性胃炎在胃镜下分为两大类，一是慢性非萎缩性胃炎，二是慢性萎缩性胃炎。此病主要依靠药物治疗，部分患者可选择进行手术治疗，一般经过积极治疗后，预后良好，但会反复发作。

引起慢性胃炎的原因主要有幽门螺杆菌感染、不良饮食习惯、长期饮酒等。药物、胆汁反流、自身免疫等因素也可导致慢性胃炎。多发于饮食无度、长期加班、长期酗酒者。

1. 幽门螺杆菌感染

已明确幽门螺杆菌与慢性胃炎的急性期、消化性溃疡息息相关。世界卫生组织已经把幽门螺杆菌定为第一类致癌因子。

2. 年龄

临床统计结果显示慢性胃炎的发生与年龄呈显著的正相关。年龄愈大，胃黏膜功能的抵抗力也愈差，容易受外界不利因素的影响而造成损伤。

3. 食物因素

若长期进食过于粗糙、过冷、过热的食物，长期饮酒、喝咖啡、吸烟，可造成胃黏膜反复损伤而患此病。临床观察发现，慢性嗜酒者均有浅表性胃炎，但停止饮酒即恢复，若长期持续不停，可发展为慢性萎缩性胃炎。

4. 药物

非甾体抗炎药如阿司匹林和保泰松可引起胃黏膜糜烂，糜烂愈合后可遗留有慢性胃炎。

5. 其他

如缺铁性贫血，很多事实说明缺铁性贫血与萎缩性胃炎关系密切；金属接触，铅作业工作者胃溃疡发病率高，除铅外很多重金属如汞、碲、铜及锌等对胃黏膜都有一定的损伤作用；用于治疗目的的冰水洗胃均可引起胃黏膜损伤；还有精神因素等。

（二）临床表现

慢性胃炎有很多症状，主要包括腹胀、腹痛、嗳气、反酸、呃逆等。这类症状不具有特异性，胃溃疡、胃癌等疾病也有可能会有这方面的表现。

慢性胃炎最常见的症状是中上腹不适，出现饱胀感、隐痛、疼痛无规律的现象，一般饮食后较重。胃溃疡空腹时比较舒适，饭后不适，进食虽不多但觉过饱。患者常诉"胃弱"或"胃软"。没有食欲，进食量减少，常因冷食、硬食、辛辣或其他刺激性食物引起症状或使症状加重。这些症状用抗酸药及解痉药不易缓解。

此外，贫血、出血也是慢性胃炎的常见症状，尤其是合并糜烂。出血可以是反复小量出血，亦可为大出血。出血以黑便为多见，一般持续3～4天后自动止血，数月或数年后可再发。部分慢性胃炎患者无症状。

一般通过胃镜检查不难诊断。幽门螺杆菌检测可通过侵入性（如快速尿素酶测定、组织学检查等）和非侵入性（如^{13}C或^{14}C尿素呼气试验等）方法检测幽门螺杆菌。

二、防治要点

（一）预防要点

1. 注意饮食卫生，预防幽门螺杆菌感染

使用公筷，不混用餐具，家庭中有患幽门螺杆菌引起的胃炎的人群应及时排查，防止交叉感染；外出用餐时注意饮食卫生，建议采用分餐制，如自助餐；粪-口传播是感染的主要途径，故食物加工过程的污染可能导致感染复发，注意烹调的卫生。

2. 规律饮食，规律生活

避免过硬、过冷、过辣、过粗糙和刺激性食物，不酗酒，饮食应节制，易消化，定时定量，保证营养的供给，食物温度要适宜。

3. 及早去除引起胃炎的病因

如治疗幽门螺杆菌感染；避免单独使用非甾体抗炎药物，如阿司匹林、吲哚美辛等；积极治疗原发病，对患有慢性肝、胆疾病，尿毒症或全身性疾病者，应针对原发病进行治疗。

（二）治疗要点

慢性胃炎尚无特效疗法，一般主张无症状者无须进行治疗。若有症状建议诊断清楚以后再进行治疗，慢性胃炎一般治疗1～2个月，反复发作者需要长期间歇性治疗，药物治疗主要有雷尼替丁、多潘立酮等，也可通过中医治疗。重症异型增生患者可进行手术治疗。

1. 治疗幽门螺杆菌感染

如果有幽门螺杆菌感染，一定要进行幽门螺杆菌的根治，根治之后发生萎缩的风险就会大大降低，发生癌症的风险也会大大降低。但是一旦到了萎缩的程度，这时候再去根治幽门螺杆菌，效果就相对较差了。

2. 饮食治疗

原则与溃疡病相似，少餐多次，软食为主，避免生冷及刺激性食物，更重要的是根据老人的饮食习惯和多年经验，总结出一套适合自己的食谱。避免引起急性胃炎的因素，应戒烟酒、避免服用对胃有刺激性的食物及药物等。

3. 药物治疗

① 促胃动力药物。可缓解恶心、腹胀等消化不良症状，如多潘立酮、莫沙必利、依托必利等，可改善胃食管蠕动功能，促进胃排空。适用于症状较轻的患者，或作为抑酸药的辅助用药。

② 抑酸药。可有效缓解腹痛，改善症状。一类如西咪替丁、雷尼替丁、法莫替丁等适用于轻、中症患者；另一类如奥美拉唑、兰索拉唑、泮托拉唑等强抑酸药，适用于症状重，或幽门螺杆菌感染相关的胃炎。主要作用为减少胃酸分泌，从而减少胃酸对黏膜的刺激。

③ 抗酸药。可保护和修复胃黏膜，如氢氧化铝、铝碳酸镁等，起到中和胃酸的作用，仅用于症状轻、间歇发作患者缓解症状。

④ HP 相关性胃炎需进行根除 HP 的治疗。常用药物有阿莫西林、甲硝唑、枸橼酸铋钾胶囊等。

治疗胃炎的成药，市售很多，但效果不肯定，如能改善症状即可为"良药"。但不必长期服用，因为这些药对胃黏膜组织变化并无作用。

三、康复护理

（一）一般康护

1. 休息与活动

急性期应卧床休息，恢复期应劳逸结合，病情缓解后参加正常工作，适当参加体育锻炼，避免劳累。腹胀和腹部不适的患者，注意腹部保暖，用热水袋局部热敷，并可轻轻按摩上腹部。腹痛较严重的患者，可遵医嘱使用解痉药物，以缓解疼痛。

2. 饮食与搭配

注意饮食卫生，饮食以高热量、高蛋白质、高维生素、易消化为原则；少量多餐、定时定量，多吃软烂的、易于消化的食物，少吃粗糙、纤维多的食物，食物加工要精细，富含营养。避免辛辣、过热、过冷的食物。胃酸低者食物应完全煮熟后食用，以利于消化吸收，并应给予刺激胃酸分泌的食物，如肉汤等；胃酸高者应避免进食酸性、高脂肪食物。

（二）特殊康护

1. 安全用药

（1）用药原则　一定要在医师的指导下用药，不滥用抗生素，防止产生耐药性。

（2）药物常见不良反应

① 雷尼替丁类：常见的有恶心、皮疹、便秘、腹泻、乏力、头痛、眩晕等，一般症状较轻微，继续用药过程中可缓解。

② 多潘立酮：常见有头痛、疲劳、眩晕、乏力、腹泻、过敏反应。

③ 奥美拉唑胶囊：必须注意服用时不要嚼碎，以免药物在胃内过早释放而影响疗效。

④ 甲硝唑：以消化道反应最为常见，包括恶心、呕吐、食欲不振、腹部绞痛、一般不影响治疗，均属可逆性，停药后自行恢复。该药可抑制酒精代谢，用药期间应戒酒，饮酒后可能出现腹痛、呕吐、头痛等症状。

⑤ 铋剂类：常用的有枸橼酸铋钾胶囊，在常规剂量下和服用周期内本药比较安全，但也可能出现一般不良反应。如口中可能带有氨味，并可使舌苔及大便呈灰黑色，易与黑粪症状混淆，少数患者可出现轻微头痛、头晕、失眠等，但可耐受等。

（3）用药护理

① 了解各类慢性胃炎药物的作用、剂量、用法、不良反应和注意事项，正确服用，一旦发生较严重的不良反应，应先停药，再就医。

② 抗菌类药物：阿莫西林服用前应询问有无过敏史；甲硝唑宜在饭后服用。

③ 胶体铋剂：枸橼酸铋钾应在餐前 30min 服用，服用时宜用吸管吸入，避免接触牙齿使牙齿变黑，服后用温开水漱口。

2. 营养康护

（1）营养要素与食物选择

① 慢性胃炎患者的食物选择

a. 注重软、烂、易消化。食用的主食、蔬菜及鱼肉等菜，特别是豆类、花生米等硬果类都要煮透、烧熟使之软烂，便于消化吸收。少吃粗糙和粗纤维多的食物，要求食物要精工细作，富含营养。

b. 保持新鲜、清淡。各种食物均应新鲜，不宜存放过久食用。吃新鲜而含纤维少的蔬菜及水果，如冬瓜、黄瓜、番茄、土豆、菠菜叶、小白菜、苹果、梨、香蕉、橘子等。吃清淡少油的食物，清淡膳食既易于消化吸收，又利于胃病的康复。

② 少吃或不要吃的食物：忌食烈性酒（其他酒类也应少饮或不饮）、香烟、浓茶、咖啡、辣椒、芥末等刺激性强的调味品。不宜吃过甜、过咸、过浓、过冷、过热、过酸的汤类及菜肴，以防伤害胃黏膜。大量饮用碳酸饮料也会对胃黏膜造成不同程度的损害。

（2）慢性胃炎的食疗方

① 肝郁气滞证

a. 菜汁炖蜂蜜：选鲜芹菜 120g，鲜车前草 30g，鲜白萝卜 100g，将三者去泥沙、洗净，然后捣烂榨汁。将汁放置炖盅内，再加入适量上等蜂蜜，炖沸后服用。

b. 金橘猪肚汤：金橘根 30g，洗净切碎；鲜猪肚 1 个，洗净切碎，二者同时放砂锅内，加清水 1000ml 煲汤，煲至 350ml 左右，调味，饮用。

② 脾胃虚寒证

a. 参米粥：选用党参 25g，洗净切碎；大米 50g，洗净，在铁锅内炒至黄色。然后将二者与 1000ml 清水一起放入砂锅内，煮至 350ml 左右，分次食用。

b. 生姜羊肉粥：选新鲜瘦羊肉 250g，切成薄小块；大米 100g 洗净；生姜 15g，去皮，切成姜丝。先将羊肉加清水放入砂锅内煮烂，再放入大米，以中火煮成粥，待好时放入姜丝再煮片刻，即可分次食用。

③ 胃阴不足证

a. 沙参玉竹汤：选用北沙参 12g，玉竹 9g，淮山 10g，枸杞子 10g，野水鸭肉 150g，切件。将上述五物共放于砂锅内，煮汤，分次饮用。

b. 石斛玉竹粥：选用大米 100g，石斛 12g，玉竹 9g，大枣 5 个（去核）。先将石斛、玉竹放入砂锅内煮水 600ml，去渣，加入大枣、大米以小火煮粥食用。

④ 瘀血停滞胃脘证

a. 三七粉：选用生三七研末，每次 3g，以温开水冲服。每日 2 次。

b. 豆花鱼：赤小豆 500g，玫瑰花 15g，鲜活鲤鱼 1 条（500～600g）。先将鲤鱼去内脏，待用。然后，洗净赤小豆、玫瑰花，三物同放瓦锅内，加入适量清水煮烂，去掉玫瑰花，调味，分次食用。

3. 功能康护

避免诱发因素。坚持规律生活，保持身心愉快；注意饮食卫生，加强营养；坚持按医嘱用药，了解可能出现的不良反应，定期到医院门诊复查。

4. 心理康护

指导患者了解可能的发病原因、疾病经过和转归。进行自我调节放松，以缓解焦虑和不稳定情绪，树立信心，配合治疗。

5. 并发症预防

慢性胃炎可能导致的并发症有出血、消化性溃疡、贫血、癌前病变或胃癌。

（1）出血　如果慢性胃炎长期处于活动期，炎症持续刺激胃黏膜，胃黏膜就可能会出现糜烂、出血，会导致整个上消化道的出血，出血量小还可以及时救治，效果较好。如果患者有饮酒习惯，大量饮酒引起大量出血，患者平常应戒酒戒烟，进食易消化食物。

（2）消化性溃疡　消化性溃疡一般多发生于幽门螺杆菌感染、慢性胃炎的患者。人们平常应规律饮食，养成良好的生活方式，使用公筷，预防幽门螺杆菌感染。

（3）贫血　失血过多后可能就会引起贫血。另外患慢性胃炎的老年人，长期饮食不均衡，吃得比较少，也是导致贫血的原因之一，应加强多种营养素的摄入。

（4）癌前病变或胃癌　经历慢性胃炎到非萎缩性胃炎，再到萎缩性胃炎，伴有胃肠上皮化生甚至内瘤，一部分人很有可能在经历癌前病变，以后会成为胃癌。因此，及时就诊、必要的胃镜检查非常重要。

6. 就医提醒

① 如果老人经常出现腹胀、腹痛、恶心、呕吐等症状时需要及时就医。

② 检查后发现有幽门螺杆菌感染，需要在医生的指导下进一步检查。

③ 如果老人有慢性胃炎病史，过量饮酒、暴饮暴食后出现剧烈腹痛、恶心、呕吐等症状时，应立即就医。

第三节
肝硬化

一、疾病概况

（一）肝硬化概述

肝硬化是一种由不同病因引起的慢性进行性弥漫性肝病。肝硬化时，纤维组织会取代正常的肝组织，使肝脏逐渐失去正常功能，出现一系列的症状甚至并发症。早期由于肝脏代偿功能较强，可无明显症状，后期主要表现为肝功能损害和门静脉高压，并有多系统受累；晚期常出现上消化道出血、肝性脑病、继发感染、脾功能亢进、腹水、癌变等并发症。

肝硬化是常见疾病，发病以青壮年男性多见，35～50 岁为发病高峰年龄，出现并发症时死亡率高。

病毒性肝炎（尤其是慢性乙型、丙型肝炎）引起的肝硬化，是我国肝硬化主要病因。长期大量酗酒（持续饮酒超过 5 年，男性每天饮 52 度白酒超过 96ml、女性每天饮 52 度白酒超过 48ml）引起酒精性肝硬化，是欧美国家常见病因。还有血吸虫病引起血吸虫病性肝硬化，以及一些少见的，如代谢性肝硬化、胆汁淤积性肝硬化、肝静脉回流受阻性肝硬化、自身免疫性肝硬化、毒物和药物性肝硬化、营养不良性肝硬化、隐源性肝硬化等。

（二）临床表现

1. 肝硬化早期

早期症状轻，以乏力、食欲不振为主要表现，可伴有恶心、厌油腻、腹胀、上腹隐痛及腹泻等。这一时期医学上称之为代偿期。

2. 肝硬化中晚期

医学上称之为失代偿期，此期肝硬化有肝功能损害及门静脉高压症候群，主要表现为：

（1）全身症状　乏力、消瘦、面色晦暗，尿少、下肢水肿、皮肤黄染（黄疸）、皮肤瘙痒、体重减轻及肌肉萎缩。

（2）消化道症状　食欲减退、腹胀、胃肠功能紊乱，甚至吸收不良综合征，肝源性糖尿病可出现多尿、多食等症状。

（3）出血倾向及贫血　皮肤出现瘀点、瘀斑及鼻和牙龈出血、贫血。

（4）内分泌障碍　蜘蛛痣、肝掌（手掌鱼际处发红）、皮肤色素沉着、女性月经失调、男性乳房发育、腮腺肥大。

（5）低蛋白血症　双下肢水肿、尿少或无尿、腹水、肝源性胸腔积液等。

（6）门静脉高压　腹水、胸腔积液、脾肿大、食管-胃底静脉曲张，易破裂大出血等。

3. 主要并发症

肝硬化往往因引起并发症而死亡，上消化道出血为肝硬化最常见的并发症（主要症状为出现呕血、黑便或便血），而肝性脑病是肝硬化最常见的死亡原因（主要症状为行为、意识错乱、昏迷等）。其他有感染（如自发性腹膜炎）、原发性肝癌、腹水等。

二、防治要点

（一）预防要点

肝脏好比人体的"巨大化工厂"，承载着人体各种消化、解毒、代谢、合成等生理功能。肝硬化严重影响肝脏代谢功能，给人体带来很大的伤害。因此生活中一定做好肝硬化的预防工作。可以从以下几个方面入手，保护肝脏的健康。

1. 戒酒

只要有肝方面的疾病，不管是肝炎、脂肪肝、肝硬化、肝癌，首先要注意的就是远离酒。因为酒精主要靠肝脏代谢，而当肝细胞已经受损，其对酒精的代谢能力极低，且酒精中有害物质会损伤肝细胞，使其功能不能正常运行，并且加重肝脏的负担，容易造成肝功能恶化。因此，生活中要健康饮酒或尽量不饮酒，否则长期酗酒更让肝脏"雪上加霜"。

2. 减少致病因素

积极预防和治疗慢性肝炎（注射疫苗预防乙型肝炎）、血吸虫病、肝吸虫病、胆汁淤积、胃肠道感染，避免接触和应用对肝脏有毒或有损害的物质，不乱服药，减少肝硬化致病因素。

3. 合理饮食，保证营养，控制体重，防止肥胖和超重

长期营养不足容易导致抵抗力下降，各种病菌趁机入侵，容易导致肝病的发生。过多的脂肪会损伤肝脏，通过适当的运动、合理的饮食来保持健康的体重非常重要。

4. 注意休息，养成良好的睡眠习惯

超负荷的体力劳动会加重肝脏的负担，患者应注意劳逸结合，甚至是卧床休息。中医学认为，肝脏通常在晚上进行解毒代谢。想要预防肝硬化，一定要有良好的生活习惯。熬夜对于肝硬化患者的预后是十分不利的。

5. 多饮水

肝脏代谢废物通常从尿液中排出，多喝水、多排尿，有助于将肝脏产生的各种代谢废物排出，从而保护肝脏的健康，防止肝硬化的侵袭。

6. 保持情绪良好

肝脏还是人体最大的腺体，分泌各种酶。因此患者在生活中一定要保持良好的心态，消除不良影响。否则不良情绪或精神不振会扰乱内分泌，加重肝脏的负担。

7. 适量运动

建议每天坚持适量运动，这样能促进血液循环和新陈代谢的速度，加速肝脏代谢产物的排出，对于保护肝脏是非常有作用的。

8. 积极治疗

患者在确诊可能导致肝硬化的原发疾病后，应当积极治疗、尽量去除病因，并定期体检监测疾病进展，以尽早发现肝硬化，争取早发现，在代偿期得到合理积极治疗，防止向失代偿期发展。如果到了失代偿期肝硬化，也应及时到医院检查治疗，避免错过最佳治疗时期。

（二）治疗要点

目前尚无特效方法治愈肝硬化，但治疗可以延缓或阻止肝脏的进一步损伤。目前主要治疗方法取决于肝硬化的病因和并发症，包括针对原发病的治疗、针对并发症的治疗和肝移植，治疗方法有药物治疗、手术治疗和生活方式调整。在疾病终末期时，缓和医疗（缓和照顾）可以帮助患者提高生活质量。治疗目标是延缓疾病进展、防止其他因素对肝脏的损伤、预防和治疗并发症、延缓患者对肝移植的需求。

三、康复护理

（一）一般康护

1. 体位与休息

睡眠应充足，体位应适宜，生活起居有规律，避免过度劳累和精神紧张。

2. 饮食与搭配

既要保证足够营养，又不能增加肝脏的负担，注意清淡、易消化、营养均衡、少量多餐。可进食高热量、高蛋白（肝性脑病除外）、高维生素、低脂肪食物，戒烟忌酒，少吃油腻食物。当有肝性脑病时，应限制蛋白质摄入。忌食生冷、过烫、辛辣、坚硬、粗糙、油炸等的食物，食物一定要细软，细嚼慢咽，避免带骨刺的鸡和鱼、油炸面食、硬质瓜果等食物，以防硬物划破曲张的静脉，引起消化道出血。一旦出血立即禁食禁水。不要喝超市出售的果汁和可乐之类的饮料和吃罐头食品，日常饮料可以喝自己榨的果汁和黄豆做的豆浆。有水肿或腹水者，应根据尿量、体重的指标控制水分、盐的摄入。食物注意少盐或者无盐。肝硬化有腹水者一般每天摄入食盐 1.2～2g，水每天控制在 1000ml 以内。如有低钠血症，水每天限制在 500ml 以内。

3. 清洁与排泄

患者因皮肤干燥、水肿、黄疸而出现皮肤瘙痒，以及长期卧床等因素，易发生皮肤破损和继发感染。沐浴时应注意避免水温过高以及有刺激性的皂类和沐浴液，沐浴后可使用性质柔软的润肤品。皮肤瘙痒者给予止痒处理，叮嘱患者勿用手抓搔，修剪好指甲，以免造成皮肤破损，必要时戴手套。注意保持大便的通畅，以免便秘诱发肝性脑病或者用力排便导致出血；注意观察大便的颜色，如发现大便发黑，应警惕消化道出血可能，应该留取部分大便送医院检验。腹水的患者以及服用利尿剂时注意监测小便量。

4. 活动与环境

上厕所时尽量有人陪护，避免跌伤，厕所应安装扶手，做好安全防范。注意保暖和个人卫生，预防感染。

(二) 特殊康护

1. 安全用药

（1）用药原则　遵从医师的处方服药，不滥用药物，不自行服用有毒和对肝脏有损害的药物，加用药物须征得医师同意。不随意改变用药的时间和使用方法，一旦出现不良反应，可以先停药，停药后症状如仍不缓解，应及时去医院诊治。

（2）药物常见不良反应　肝硬化患者一般是需要长期服用保肝药物进行调理，大部分没有特殊的不良反应，有时服用肝硬化药物会出现一些不良反应，表现为消化系统症状，如感到恶心、反酸等。有些人还会出现过敏的表现，如发热、皮疹等。还有的可能出现心血管方面的不良反应，如自觉心悸、心慌等表现。服用利尿剂可能会引起低钾、低钠等，如软弱无力、心跳不规律等。如果老人吃完药物以后症状非常明显，建议老人停药，直接联系老人的医生，早日解决。

（3）用药护理　利尿剂应饭后服用，并记录每天小便量、体重、测量腹围等。利尿速度不宜过快、过猛，每天体重减少不超过 0.5kg（1 斤）。有些利尿剂会引起低血钾，注意口服补钾。晚上睡前不要服用利尿药物，以免频繁起床上厕所导致跌倒等意外情况。服用心得安时注意数 1min 的脉搏，如果小于 60 次应暂停服用。定期门诊复诊。

2. 营养康护

（1）营养要素与食物选择

① 蛋白质：是肝细胞修复和维持血浆清蛋白正常水平的重要物质基础。应进食适量的优质蛋白或者植物蛋白，如鱼、低脂牛奶、鸡蛋、豆制品、鸡肉、瘦猪肉、鸭肉等，注意不要食用过量，以免诱发肝性脑病。若肝性脑病发生时应禁食含蛋白质的食物，待病情好转后再逐渐增加摄入量，并应选择植物蛋白，如豆制品。

② 维生素和纤维素：可适量补充维生素，维生素 C 有促进代谢和解毒作用，维生素 E 有抗氧化和保护肝细胞作用，B 族维生素有防止脂肪肝和保护肝细胞作用。新鲜蔬菜和水果含有丰富的维生素和纤维素，日常食用可以选择适量的蔬菜和水果，如西红柿、香蕉、苹果、番石榴、葡萄和橙子（勿吃柚子和橘子），也可服用少量蜂蜜通便。

③ 限制钠盐和水的摄入：食物注意少盐或无盐。肝硬化有腹水者，一般每天摄入食盐1.2～2g，水每天控制在 1000ml 以内。低盐饮食可用啤酒瓶盖做量具，每一瓶盖为 3g。应向患者介绍各种食物的成分，如高钠盐食物有腌制或烟熏食品、咸味零食、皮蛋、香肠、虾米等，应尽量少食用；含钠盐较少的食物有粮谷类、瓜茄类、水果等。限钠饮食常使患者感到食物淡而无味，可适量添加柠檬汁、食醋等，改善食品的调味，以增进食欲。同时控制饮水量。

④ 低脂饮食：少食脂肪含量高的食物（如动物内脏、动物油、动物皮、肥肉、鸡蛋黄、蟹黄、坚果、墨鱼、鱿鱼、动物骨髓、糕点等），少吃油炸类食品，日常用油应选择含不饱和脂肪酸较高的植物油。

（2）营养食谱举例

① 郁李仁粥：取郁李仁 10～15g，粳米 50g。先将郁李仁捣烂，加水 500ml，煎至 400ml，过滤取汁，加入粳米常法煮粥，每日早晚温热服食。

② 山药桂圆炖甲鱼：取山药片 30g，桂圆肉 15g，甲鱼 1 只（约 500g）。将甲鱼宰杀，洗净去杂肠，与山药、桂圆共入锅，加水 1000ml，清炖至烂熟，每日早晚温热服食。

③ 清蒸枸杞圆鱼：取圆鱼 1 只（约 500～700g），枸杞子 30g，水口蘑 10g，辅料（精盐、味精、葱段、姜片、料酒、清汤）适量。将圆鱼去杂肠、洗净切块，在沸水中氽过，与枸杞子、水口蘑和辅料一起上笼清蒸至烂熟。隔日 1 次，食肉喝汤。

④ 当归炖母鸡：取当归、党参各 15g，母鸡 1 只（约 1000g），葱、姜、料酒、盐各适量。将母鸡洗净，当归、党参放入鸡腹内，置砂锅内，加水和调料。砂锅置旺火上煮沸后，改用文火煨至烂，吃肉饮汤。

⑤ 冬瓜鲤鱼汤：取冬瓜 150g，鲤鱼 1 条。将鲤鱼洗净，冬瓜洗净切块，共入锅中加水煮，吃肉喝汤。

⑥ 海带荔枝核汤：取海带 50g，荔枝核、小茴香、青皮各 15g，一起加水煮，每日饮服 1 次。

⑦ 橘饼鸡蛋汤：取橘饼 30g，鸡蛋 2 只，鲜田基黄 250g（干品 100g）。加水共煮至蛋熟，去壳再煮片刻，喝汤食蛋及橘饼，每日 1 次，连服 10 天。

⑧ 枸杞大枣鸡蛋汤：取枸杞子 15g，大枣 8 枚，鸡蛋 2 只。共煮汤，蛋熟去壳再煮片刻，调味，饮汤食蛋，隔日 1 次，连服 2 周。

3. 功能康护

代偿期患者无明显的精神、体力减退，可参加轻工作，避免过度疲劳；失代偿期患者以卧床休息为主，但过多的躺卧易引起消化不良、情绪不佳，故应根据病情适量活动，活动量以不加重疲劳感和其他症状为度。大量腹水者卧床可取半卧位，以利水肿消退，使膈肌下降，有利于呼吸运动，减轻呼吸困难和心悸。

4. 心理康护

肝脏与精神意志的关系非常密切。树立坚强意志，心情开朗，振作精神，消除思想负担，保持情绪稳定会有益于病情改善。照顾者和家属应该要理解和关心患者，鼓励患者说出其内心感受和忧虑，在精神上给予患者安慰和支持，生活上给予细心的照顾。充分利用来自他人的情感，鼓励患者同那些经受同样事件及理解患者处境的人多交流，减轻心理压力，积极配合治疗。

5. 并发症预防

（1）上消化道出血　为本病最常见的并发症，由食管下段或胃底静脉曲张破裂出血所致，急性出血死亡率平均为32%。常在恶心、呕吐、咳嗽、负重物等使腹内压突然升高，或因粗糙食物机械损伤、胃酸反流腐蚀性损伤时引起。主要症状是突然大量地呕血和黑便，可导致出血性休克或诱发肝性脑病。患者日常注意避免粗糙、生冷、过烫、辛辣、坚硬、油炸、带骨刺的鸡和鱼等食物，以防硬物划破曲张的静脉，引起消化道出血。

（2）感染　由于患者抵抗力低下等因素，增加了病原体的入侵机会，容易并发感染。患者要注意积极防治各类感染等。

（3）肝性脑病　是晚期肝硬化的最严重并发症，也是肝硬化患者最常见的死亡原因。主要注意避免引发肝性脑病的诱因，如便秘、上消化道出血、高蛋白饮食、含氨药物及对肝有毒的药物（如镇静药、催眠药、麻醉药）的使用、感染、低血糖、尿毒症等。若出现性格、行为异常，或者产生幻觉、胡言乱语等早期症状，要及早就医。

（4）原发性肝癌　肝硬化患者短期内出现病情迅速恶化、肝脏进行性增大、原因不明的持续性肝区疼痛或发热、腹水增多且为血性等，应考虑并发原发性肝癌。

（5）其他　如肝肾综合征、电解质和酸碱平衡紊乱、肝肺综合征、门静脉血栓形成等。

6. 就医提醒

① 若患者出现性格、行为异常，如胡言乱语、睡眠颠倒、吐字不清、情绪激动、容易发脾气、随地大小便等，或者产生幻觉甚至昏迷等，提示可能为肝性脑病前驱症状；出现呕血或者黑便等，提示消化道出血；出现腹痛、发热，提示感染；以及少尿或无尿等情况均应该立即就医。

② 如果有引起肝硬化的原发疾病，如乙型肝炎、丙型肝炎、自身免疫性肝病等，应尽早就医，针对病因早期治疗。如有肝硬化的某个或某些症状，如乏力、纳差、消瘦、皮肤黄染、下肢水肿、腹水、皮肤瘀斑瘀点、牙龈出血、鼻衄等，还要注意观察黄疸、全身性水肿等症状是否反复或者加重，如有以上情况应及时就医。

③ 复查：一般每1～3个月复查肝功能，若出现严重并发症，医生会根据具体情况调整复查时间。

第六章
呼吸系统常见疾病营养与康复

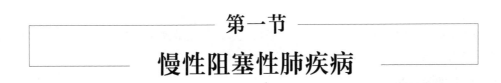

第一节
慢性阻塞性肺疾病

一、疾病概况

（一）慢性阻塞性肺疾病概述

慢性阻塞性肺疾病（chronic obstructive pulmonary disease，COPD），简称慢阻肺，是以持续存在的气流受限为特征的可以预防和治疗的疾病。其气流受限多呈进行性发展，与气道和肺组织对香烟、烟雾等有害气体或有害颗粒的异常慢性炎症反应有关。

慢阻肺最常见是由慢性支气管炎和（或）肺气肿发展而来，进一步发展为肺心病、呼吸衰竭、肺性脑病及出现全身各系统并发症。吸烟是导致慢性支气管炎、慢阻肺发生最主要的原因，细菌或病毒感染是导致病情急性加重的常见原因，缺氧是慢阻肺出现肺心病等多种相关并发症的最重要因素。

（二）临床表现

1. 慢性咳嗽

慢性咳嗽是慢阻肺最早出现的临床症状，随病程发展可能终身不愈，常以晨间咳嗽为明显，夜间有阵咳或排痰。当气道严重阻塞，通常仅有呼吸困难而不表现出咳嗽。

2. 咳痰

一般为白色黏液或浆液性泡沫痰，偶带血丝，清晨排痰较多。急性发作期痰量增多，或有脓性痰。

3. 气短或呼吸困难

早期在劳力时出现，后逐渐加重，以至在日常生活甚至休息时也感到气短，但由于个体差异，部分人可耐受。部分患者，特别是重度患者病情急性加重时不仅出现喘息和胸闷，还会出现疲乏、消瘦、焦虑、体重下降、食欲减退等其他非典型症状。

当慢性支气管炎、肺气肿患者肺功能检查出现持续气流受限时，则诊断为慢阻肺。

二、防治要点

（一）预防要点

慢阻肺可治可防，预防比治疗更为重要。

1. 戒烟

慢阻肺最常见的原因就是吸烟，不管是自己吸烟，还是接受别人的二手烟，对于肺而言都是致命的损伤，戒烟越早，取得的效果越好。

2. 控制感染

每一次感染对于慢阻肺而言都是额外的打击，会加快慢阻肺的进程，所以慢阻肺的患者一旦出现了感染的表现，像感冒、气管和支气管炎，或者肺炎，应该尽早就医、尽早治疗，不要让炎症持续的时间太久。如果慢阻肺的患者年龄大、病情重，建议每年的秋冬季节开始接种疫苗，尽可能减少感染的发生。

3. 呼吸功能锻炼

通过呼吸功能锻炼以及适当的体育锻炼，改善肺活量及心肺功能，提高生活质量，减少再入院的概率。

（二）治疗要点

1. 稳定期治疗

该期治疗主要目的是减轻症状，阻止 COPD 病情发展，缓解或阻止肺功能下降，改善 COPD 患者的活动能力，提高其生活质量，降低死亡率。具体包括增强患者的免疫能力，预防感染，避免诱发因素出现，教育与劝导患者戒烟；因职业或环境粉尘、刺激性气体所致者，应脱离污染环境；药物治疗，如支气管舒张药、糖皮质激素、祛痰药物等的使用。药物治疗是控制症状的主要措施，以减少或避免急性症状加重的发生。此外，还需加强康复锻炼和营养，或采取长期家庭氧疗或家庭无创呼吸机治疗，也可采用中西医结合的综合治疗措施，延缓基础疾病进展。

2. 急性加重期治疗

首先是确定病因，明确导致急性加重期的原因，最常见的是受细菌或病毒感染。然后根据患者病情严重程度决定是门诊或住院治疗。治疗措施主要包括积极控制感染，保持患者呼吸道通畅，改善其呼吸功能，可采取低流量吸氧，纠正缺氧和二氧化碳潴留，控制呼吸衰竭和心力衰竭，防治并发症。

三、康复护理

(一) 一般康护

1. 体位与休息

取舒适体位，规律休息，避免透支体力。

2. 饮食与搭配

由于肺部疾病会增加患者营养不良、体重减轻和肌肉强度降低的风险，故饮食需要以热量较高、蛋白质及维生素丰富、容易消化的食物为主，避免进食易胀气及油腻、辛辣等刺激性食物。少量多餐、细嚼慢咽，餐后 2h 内避免平卧，饭前、饭后及进餐时限制液体摄入量，以免出现上腹饱胀而引起呼吸不畅。适当多饮水，每日饮水量不小于 1500ml，有助于呼吸道黏膜的湿润和病变黏膜的修复，有利于痰液稀释和排出。

3. 清洁与保持

保持皮肤及口腔的清洁，勤洗漱。尤其在使用吸入剂后及时漱口能有效避免口腔真菌感染的发生。

4. 活动与环境

在病情稳定期，患者大多没有明显症状，可根据自己的身体状况适当锻炼，可以增加抵抗力。如果生活的环境污染比较严重，室内的空气不好，需要注意改善。

(二) 特殊康护

1. 安全用药

（1）用药原则　合理应用支气管扩张剂对于患者而言有着非常重要的意义，应按医师指导选用合适吸入剂的类型及剂量并掌握正确的使用方法。出现咳嗽咳痰时不要盲目使用镇咳剂，避免应用强力镇咳剂诱发痰液潴留而加重病原微生物感染和增加气道阻力。不滥用抗生素，除非合并有感染，但也必须在医师的指导下用药。

（2）药物常见不良反应　目前临床上所应用的慢阻肺治疗药物，不良反应相对较少，但应用过程中如果出现不适，建议停药，联系医生。如噻托溴铵，有些患者吸入后可能会出现口干、尿潴留、视物模糊等；服用缓释茶碱，可能会出现震颤、紧张、头晕目眩、呕吐等。一定要在医师指导下用药。

（3）用药护理　服用治疗慢阻肺的药物，应遵从医师的医嘱，不随意改变用药的时间和方法。一旦出现不良反应，可以先停药，停药后症状如仍不缓解，应上医院诊治。

（4）吸入装置的正确使用　很多治疗用药的给药途径都是通过吸入装置完成。患者正确使用吸入装置非常重要。错误的使用方法会妨碍患者更好地使用吸入类药物从而降低药效。为了最有效地使用吸入装置，应该采取坐姿或站姿。

定量雾化吸入器的使用方法：打开盖子；保持吸入器直立，使劲晃动；抬起下巴然后往前看；充分呼气；把吸入器的咬口放在上下牙齿之间，用嘴唇严严包裹住它；当开始慢慢吸气时，同时按下金属管的开关，然后继续深吸气；把金属罐从嘴里拿开，并尽可能屏住呼吸10s；缓缓呼气；如果需要吸入另一剂药，重复上述步骤；盖上瓶盖；含激素的药物吸入后认真漱口。

布地奈德福莫特罗粉吸入剂的使用准备：该吸入剂设计为吸气启动的装置。吸药前需通过转动手柄安装药物，依据给出的精确的药物剂量，通过重力作用进入储药器。因此，准备用药时，一定要将布地奈德福莫特罗粉吸入剂直立放置。

操作步骤：握直装置，拧开盖子；握住白色瓶子，将有颜色的把手尽可能地拧到右边，然后相反方向拧回来，此时会听到"啪"的响声；轻轻地呼气（远离布地奈德福莫特罗粉吸入剂）；将喷口放置口中，合上口，注意将入气口留在口唇外；握紧有颜色的把手，注意不要堵住入气口；努力地深吸气；在呼气前，从口中拿出布地奈德福莫特罗粉吸入剂；再次用药，请重复上述步骤；盖上瓶盖。

2. 营养康护

（1）营养要素与食物选择　慢阻肺作为一种慢性呼吸道疾病，多发于老年人，其存在可导致机体免疫力下降。尽管健康饮食不能彻底治愈慢阻肺，但可以提高身体抗感染能力。推荐以下食物。

① 富含蛋白质的食物：慢阻肺患者多数都有气急，易导致胃口不佳，摄入营养不足。营养不足可引起肌肉萎缩以及肌蛋白分解，使得呼吸困难的症状加重，因此应及早纠正。选用高蛋白质饮食，有助于肺部病变组织的修复，增加呼吸相关肌肉力量，还可提高患者的免疫力，减少由于低蛋白血症诱发肺部感染的概率。可以进食高蛋白食物，如牛羊肉、鸡肉、牛奶、各种鱼类等。

② 高脂饮食：既往观点认为高脂饮食不利于老年人的心脑血管健康，但是在2015年一项研究表明，与地中海饮食相比，接受生酮饮食的健康受试者的二氧化碳排出量较低，能有效降低肺脏的负担，有利于慢阻肺患者的健康。因此，慢阻肺患者可以选择牛油果、坚果、植物种子、橄榄和橄榄油、油性鱼类和奶酪等富含脂肪的食物作为零食和餐食。

③ 复合碳水化合物：从慢阻肺对消化系统的抑制角度出发，结合老年人常常患有糖尿病等慢性疾病，饮食中的碳水化合物可选择复合碳水化合物。这些食物纤维含量很高，有助于改善消化系统功能和血糖管理，这种食物也就是人们常说的粗粮和各种豆类等，如豌豆、麸皮、扁豆、藜麦、燕麦、大麦等。

④ 新鲜果蔬：新鲜水果和蔬菜含人体必需维生素、矿物质和纤维，有助于身体健康。非淀粉类蔬菜（豌豆和玉米除外）的碳水化合物含量低，可以纳入饮食。除此之外，牛油果、深色绿叶蔬菜、西红柿以及香蕉等果蔬中富含电解质钾，可以有效避免低钾引起的呼吸问题。

除了以上食物，过多摄入含盐较多的食物如腊肉、咸菜等会加重浮肿，不利于身体健康；有的食物（如红薯、土豆）可能会引起腹胀，进而导致胸腔压力增加，不利于呼吸；还有的患者对部分食物如海鲜过敏，诸如此类都需要避免。

除此之外，做好体重管理也很重要。超重时，患者的心脏和肺必须更加努力地工作，使呼吸更加困难。体重不足，患者可能会感到虚弱和疲劳，更容易感染，需要在饮食中添加健康、高热量食物。定期监测体重变化。

（2）营养食谱举例

① 四仁鸡子羹：取适量的白果（银杏）仁、甜杏仁、核桃仁、花生仁，分别研成粉末后，再混合均匀。一个鸡蛋打散，再加上适量的四仁粉搅拌均匀，放在蒸锅中蒸熟。经常食用可以起到止咳平喘的作用，对于慢阻肺的缓解有一定的帮助。

② 鱼腥草猪肺汤：鱼腥草60g（干品30g），猪肺200g，食盐、味精各适量。先将猪肺冲洗、沥水切块，再将鱼腥草放入砂锅内，加清水适量煎煮，去渣取汁。把药汁与猪肺块一同入锅，先大火煮沸，再用小火炖猪肺至烂熟，加入食盐、味精即可。每日1剂，饮汤、食猪肺，亦可佐餐食用。

③ 山药桂圆炖甲鱼：把甲鱼处理干净后，与山药片、桂圆肉一起放到锅中加水清炖，一直到甲鱼煮熟为止。坚持吃肉喝汤，可以滋阴潜阳、消肿散结、补阴虚、清血热，也可以辅助治疗慢阻肺。

④ 虫草炖鹌鹑：把虫草用酒浸泡、洗净后，放入处理干净的鹌鹑腹中，再用线缝紧放入炖盅中，上笼蒸40min即可。坚持食用，可以起到补气血、益肺肾、治咳嗽的作用，如果患有慢阻肺后，出现痰多清稀等症状时可以选择这种食疗方进行辅助治疗。

3. 功能康护

（1）训练目的　慢性肺疾病患者活动量大大减少，导致体适能水平和肌力下降。通过规律的运动，维持甚至提高患者的体适能和肌力，提高健康情况，改善自我感觉，有效降低入院的次数。大量的研究证实，从肺康复中获得的益处在结束康复计划后的12～18个月内会逐渐消失，所以要想保持从肺康复中获得的益处，坚持运动训练很重要。

（2）训练方法

① 有氧训练：理想的有氧运动应当包括步行计划、骑自行车、踏车等练习。

② 抗阻训练：能有效提高肌力并防止一些慢性肺疾病并发症的发生。肌力训练包括手臂、躯体和下肢力量的练习。

③ 拉伸训练：能帮助保持身体灵活性。

④ 呼吸肌训练：包括缩唇呼吸、腹式呼吸、全身呼吸操以及借助呼吸锻炼器等4种方式。

⑤ 运动注意事项：规律运动，每周4～5次；每次20～30min，中等强度；着舒服的衣服和鞋子；确保运动时足够的饮水量。如果患者血氧含量比较低，运动时可以使用辅助氧疗，这样能帮助患者轻松地完成运动。运动时，小心被氧气管绊倒。发烧、感冒或者感染时避免剧烈运动；如果运动计划被打断，重新从最低强度开始训练；饱餐之后不要立即运动；不要在极冷或者极热的环境下运动，运动前使用支气管扩张药物（能扩张呼吸道）。

间歇性运动比持续性运动效果好。如间歇性运动1～2min，休息1min，然后接着步行1～2min，再休息1min，如此重复进行，使累积运动时间达到20min。间歇性运动有助于患者更好地接受运动方案，让患者能在更大运动强度下运动，从而改善体能。运动锻炼应该成为每周日程的一部分，每周至少锻炼3天。如果少于这个锻炼频率的话，体能不会有所改善。关于运动强度，老人最好在开始锻炼前让康复医师评估老人的耐力，以此安排适合的计划。

⑥ 危险信号：在运动中出现以下任一症状立即停止运动，即恶心、胸痛、头晕、呼吸异常困难、过度喘息、咯血。这些症状是非正常现象，应尽快就医。

（3）家庭氧疗　一些患有严重肺疾病的人，任何时间或者仅睡觉或运动时血氧水平低。

家庭氧疗只在血氧水平低时才会使用，如果血氧水平特别低就意味着没有足够的氧气被运输到重要器官，这种情况下在家应长期使用氧疗。

常用的家庭氧疗处方是把氧气流量设定为 1～2L/min，每天至少使用 15h。大多数人会意识到开始使用家庭氧疗后，身体状况得到改善。制氧机是最常见的供氧方法。制氧机是一个电子泵，它能把吸入的空气（主要是氧气和氮气）中的氮气过滤掉，然后通过一条连接到鼻孔的导管提供氧气。另外一种供氧方法是用小型压缩氧气瓶，小型压缩氧气瓶约重 5kg，多放在滑轮上或者便携包中，可以在户外使用。

（4）慢阻肺顺畅呼吸操训练。

4. 心理康护

大量的研究表明，慢性疾病患者中，能享受最好生活质量和最少并发症的人，就是那些知道他们的自身情况，并能积极处理这些情况的人。压力可导致患者心跳加快、胳膊或腿上的肌肉震颤、呼吸改变、开始流汗。通过学习减少压力的方法，可以让患者更积极应对压力，如培养日常习惯。规律的日常生活习惯，可帮助增强自我管控能力。保持社交活动；保持兴趣和爱好，兴趣可赋予生活新的意义，让患者感到快乐；练习放松呼吸，患者通过放松呼吸可以把因为压力或情绪激动而出现的呼吸困难的风险最小化。

5. 并发症预防

慢阻肺的并发症包括慢性呼吸衰竭、自发性气胸和慢性肺源性心脏病等。戒烟、规范用药、合理的营养供给、锻炼、氧疗等措施有利于控制疾病，最大程度降低及延缓并发症的发生。

6. 就医提醒

① 若患者出现比平时严重的喘息和呼吸困难、咳嗽加重、痰液比平时多、痰的颜色改变、食欲不好或者睡眠不好、发热、感冒的症状，则需要及时到医院就诊。

② 如果患者症状明显加重，突然发生静息呼吸困难、出现新的体征（如发绀、外周性水肿）、症状加重时初始药物治疗无效、急性加重频繁、新发生的心律失常，高龄患者缺乏必要的家庭护理，需考虑住院治疗。

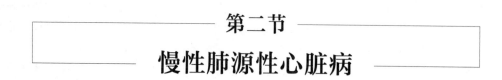

第二节
慢性肺源性心脏病

一、疾病概况

（一）慢性肺源性心脏病疾病概述

慢性肺源性心脏病简称肺心病，是由慢性肺部疾病发展而来，从而影响心脏的肺部疾病。我国比较常见的病因是慢性支气管炎、慢性支气管哮喘、支气管扩张、肺气肿或者慢性阻塞性肺疾病，由于长期控制不佳而引起肺循环阻力增加，导致肺动脉压力增高，从而引起右心的结构和功能发生改变。

流行病学显示肺心病在 100 人中可有 3 个人患病，住院人数占心脏病住院患者的 38.5%~46%。北方多于南方，农村多于城市。一般发生于年龄 40 岁以上，发病率随年龄增高而增加。性别无明显差异，但吸烟者高于不吸烟者。

此病呈季节性，冬春季节和气候骤变是肺心病急性发作的重要因素。急性呼吸道感染是急性发作的主要诱因。

（二）临床表现

1. 长期反复咳嗽、咳痰、喘息

每到寒冷季节病情加重，咳嗽加剧，痰量增多、变浓或呈黄色。

2. 气促和呼吸困难

稍微活动如快步走或上楼梯时，感觉气短、呼吸急促、心跳加快、心前区疼痛。

3. 头痛、乏力及腹胀

当缺氧加重时，可出现明显甲床、口唇发绀、烦躁不安、昏迷或抽搐。通气障碍时表现为皮肤温湿多汗、脉搏搏动强劲有力、球结膜充血水肿（眼睛水汪汪）、瞳孔缩小，甚至眼球突出、两手平举时出现扑翼样震颤。常见还有下肢水肿。

二、防治要点

（一）预防要点

对各种疾病来说，防比治更重要，对肺心病患者也是一样，防患于未然才是对躯体和心理损害最小的干预措施。以下是肺心病的防治要点。

1. 预防感冒

平时用冷水洗脸，在夏天，可用冷水来擦身体，增强耐寒能力，注意防寒保暖。不要着凉，不能让患者有畏寒感，外出时更要注意穿暖。脚的保暖也十分重要，不可忽视。着凉感冒对肺心病患者而言很危险。

2. 增强体质

参加户外活动，天气晴朗的早上可到空气新鲜处，如公园或树林里散步，做一些力所能及的运动，如打太极拳、做腹式呼吸运动，以锻炼膈肌功能，并要持之以恒。及时用干毛巾擦干汗液，并及时更换内衣。长期坚持适当的运动，可提高机体免疫功能，能改善肺功能。运动量以不产生气促或其他不适为前提。

3. 保持室内空气流通

早上应打开窗户，以换进新鲜空气。在卧室里烧炭火或煤火，尤其是缺乏排气管时，对人非常不利，应尽量避免。避免去空气污浊的地方。

4. 规律生活

起床、睡觉、进食都要有规律。中午坚持睡午觉，保持心情舒畅，与家庭成员和睦相处。由于长期受疾病困扰，有时容易暴躁，应尽量克制，不要发脾气。

5. 吸烟者彻底戒烟

吸烟时产生的烟雾可直接刺激支气管，使分泌物增多，削弱气管壁上纤毛的清除能力，使痰留在支气管内，造成气道堵塞。因此有痰要及时咳出，以保持气道清洁，也要彻底戒烟。

6. 补充营养

肺心病患者多有营养障碍，消瘦者较多，但又往往食欲不好。原则上应少食多餐，还可适当服一些健胃或助消化药。不宜进食太咸的食品。

7. 呼吸锻炼

① 腹式呼吸训练。取立位（体弱者可取半卧位或坐位），左右手分别放在腹部和胸前。用鼻缓慢吸气，尽力挺腹，胸部不动，呼气时用口呼出，同时收缩腹部，胸廓保持最小活动幅度。缓呼深吸，以增进肺泡通气量。呼吸频率 7～8 次/min。反复训练，每次 10～20min。熟练后逐步增加次数和时间，使之成为自觉的呼吸习惯。

② 缩唇呼吸训练。闭嘴用鼻吸气，然后缩唇（口哨状），慢慢呼气，同时收缩腹部。吸与呼时间之比为 1∶2 或 1∶3。缩唇程度与呼气流量以能使距离口唇 15～20cm 处与口唇等高点水平的蜡烛火焰气流倾斜又不致熄灭为宜。

8. 定期体检

预防慢性肺源性心脏病的最有效方法就是定期体检，因为定期体检可以及时了解心脏健康状况，如果有疾病的发病征兆，也能及时处理，消除隐患。为提高机体免疫功能，在严寒到来之前可肌内注射卡介苗、流感疫苗等。

9. 家庭氧疗

这对改善缺氧，提高生活质量和延长寿命都有所裨益。每天坚持 15h 以上地吸氧，浓度为 1～2L/min，自己使用指脉氧监测血氧饱和度在 90%以上。

（二）治疗要点

内容同本章第一节的治疗要点。

三、康复护理

（一）一般康护

1. 体位与休息

平常取端坐位（上身与大腿呈 90°）或右侧卧位，是老年人容易接受的体位。急性发作时，宜采取半坐卧位或坐位，使血液留滞在下肢和盆腔，减轻呼吸困难。

2. 饮食与搭配

进食清淡而富含营养的食物，富含蛋白质的食物包括肉、蛋、奶，以及新鲜的蔬菜、水果，比如大白菜、橘子、桃子等富含维生素的食物，一周坚持吃 3～4 顿杂粮。不宜长期食用过于精细的米、面等。如果患者存在着水肿、腹胀等症状，就可以服用利尿剂，同时应多吃富含钾的食物，如土豆、菠菜、香蕉等；也要尽量低盐饮食，避免导致水肿的加重。由于呼吸道长期存在问题，所以应该避免油腻、辛辣食物，因为这样的食物可以助湿、生痰，不利于痰的排出。

3. 清洁与排泄

保持皮肤清洁、干爽。养成每天定时排便的良好习惯，如果有长期便秘的情况，可在医生的指导下服用一些具有润肠通便作用的药物。按摩腹部可促进胃肠蠕动，帮助排便。按摩的具体方法：晨起排尿后，喝温开水 200ml 左右；两脚站立与肩同宽，身体放松，右手掌心放在右下腹部，左手压于右手背上；按照结肠位置走向，从右下腹→右上腹→左上腹→左下腹→小腹正中，按顺时针方向，环形按摩腹部，体弱或起床困难的患者可采用平直卧位进行按摩，由轻渐重，持续按摩 5～10min。

4. 活动与环境

保持室内温湿度适宜，有利于呼吸与排痰，缓解期不限制活动，以不引起气促、劳累为宜。急性加重时，卧床休息，减少耗氧。

（二）特殊康护

1. 安全用药

（1）用药原则　一定要在医师的指导下安全准确用药，不自行滥用抗生素，若调整剂量也必须在医师的指导下用药。

（2）药物常见不良反应　目前临床上对慢性肺心病的治疗，常用强心、利尿的药物。利尿剂常用呋塞米和螺内酯，呋塞米不良反应常见有轻微恶心、腹泻、药疹、瘙痒、视物模糊，有时可发生直立性头晕、乏力；螺内酯导致的高钾血症最为常见，尤其是单独用药、进食高钾食物、与钾剂或含钾药物一起服用时，长期服用螺内酯可致男性乳房发育、阳痿、性功能低下，女性可致乳房胀痛、声音变粗、毛发增多。强心药如洋地黄类，可引起恶心、呕吐、腹痛等，视觉方面如看东西可呈黄绿色及复视。茶碱类不良反应包括恶心、呕吐、血压下降、尿多，可以兴奋呼吸等，如有不适，及时就诊。

（3）用药护理　利尿剂应在白天服用，以免引起夜间排尿增多影响睡眠。强心药在服用前，要学会自行测量脉搏，如脉搏低于 60 次/min，暂停服用。服用药物时，应遵从医嘱服用，不随意改变用药的剂量和使用方法，一旦出现不良反应，可以先停药，停药后就医。

2. 营养康护

（1）营养要素与食物选择　慢性肺心病患者应该清淡饮食，宜吃易消化食物，忌辛辣刺激、油腻食物，以免加重肠道负担。此外，要注重加强营养。推荐的食物有花生、山药、百合、豆浆、猪肺等，珍贵一点的有人参、冬虫夏草、阿胶等。

① 百合：有补肺润肺的功用。《医学入门》说它能治肺痿、肺痈。清代医家吴仪洛曾经指出："久嗽之人，肺气必虚，虚则宜敛，百合之甘敛，甚于五味之酸收也。"尤其是肺虚干咳久咳或痰中带血之人，最宜服食。

② 花生：性平，味甘，善补肺气，又能润肺，适宜肺虚久咳之人食用。《滇南本草图说》认为："花生补中益气，盐水煮食养肺。"《本草备要》说它"补脾润肺"。所以，凡肺虚之人，不分肺气虚或肺阴虚，都适宜用花生水煮服食，不可炒后食用。

③ 山药：性平，味甘，既能补肺虚，又能健脾益肾，肺虚之人，四季皆宜常食山药。《药品化义》中指出："（山药）其色纯白，专入肺部，温补而不骤，微香而不燥，循循有调肺之功。治肺虚久嗽，何其稳当。"

④ 海松子：俗称松子仁。性温，味甘，是一种理想的润肺补肺食品，历代医家多赞其功。如《本草纲目》说它"润肺，治燥结咳嗽"。《本草通玄》也认为松子仁能"益肺止嗽，补气养血"。《玄感传尸方》中有一"凤髓汤"，用于治疗肺燥咳嗽，就是用松子仁、胡桃仁研膏，每次饭后服。凡肺虚干咳少痰或无痰者，食之最宜。

⑤ 猪肺：性平，味甘。《本草图经》说它"补肺"。明代李时珍认为："猪肺疗肺虚咳嗽、嗽血。"故肺虚之人宜常食之。根据中医"以脏补脏"的理论，肺虚者还适宜经常吃些牛肺、羊肺等。

⑥ 豆腐浆：性平，味甘，有补虚润燥、益肺化痰之功，凡肺气虚或肺阴虚者，食之皆宜。如能经常服食，对肺虚体质的康复颇有效果。其他豆制品，如豆腐脑、豆腐皮、豆腐等，对肺虚之人同样也很适宜。

（2）营养食谱举例

① 凉拌新鲜银耳黑木耳：新鲜银耳150g，黑木耳40g，蒜末、生抽、老抽、蚝油、香醋、芝麻油、香菜各适量。新鲜银耳用水浸泡1h，期间换水2～3次，洗净，去掉根部，撕成小朵。黑木耳提前用冷水泡发，洗净，去掉根部，撕成小朵。水开，放入银耳，焯水1min，再把泡发的黑木耳焯水1min，沥干水分，放凉。调一碗酱汁，蒜蓉用热油泼好，加入各调味料适量，拌匀，淋上调好的酱汁，撒上适量芝麻油。适合慢性支气管炎、肺心病患者和久病体弱者等。

② 黑芝麻炖鸡：鸡1只（750g），黑芝麻100g，桂圆肉100g，姜汁、绍酒、盐适量。将鸡洗净，用姜汁搽匀鸡肚，将洗净的黑芝麻和桂圆肉塞入鸡肚内。将鸡放入盅内，加入绍酒及水浸过鸡面，隔水炖3h，放少许盐，饮汤吃肉。适合心肾虚弱者。

③ 栗子焖鸡：鸡肉500g，栗子200g，姜片10g，香葱、酱油、料酒、盐适量。将鸡块洗净，斩成小块，取一大碗，加姜片、酱油1勺、料酒1勺，将鸡块抓匀，腌制20min。葱花煸香后将腌制的鸡块倒入锅中翻炒，待水分炒干时，加适量水没过鸡块，再用旺火烧10min，转至小火，调入少量酱油，盖上盖子焖烧。炖至栗子绵软，加少许盐改用大火收汁至浓。功效：温中益气、补精添髓。适合胃虚食少、气血津液不足者。

④ 川贝炖雪梨：雪梨1个，冰糖25g，川贝少许。将雪梨洗净削皮，切开去核掏空，成一个梨盅。梨盅里放入几粒川贝和冰糖，盖上梨盖，用牙签固定。将雪梨放入碗中，加冰糖、水，隔水蒸30min即可。

⑤ 珠玉二宝粥：生山药 60g，生薏苡仁 60g，柿饼 30g。先把薏苡仁煮至烂熟，然后将山药捣碎，柿饼切成小块，同煮成糊粥。可补肺、健脾、养胃，适合阴虚内热、痨嗽干咳、大便泄泻、食欲减退等肺气虚者。

⑥ 白果鸡丁：白果（银杏）1000g，无骨嫩鸡肉 250g，蛋清 2 个，高汤、白砂糖、绍酒、淀粉、味精、香油、食盐、油、葱各适量。白果去壳，在油锅内煸炒至六成熟，捞出剥去薄衣待用。鸡肉切成 1cm 见方的小丁，放在碗内加入蛋清、食盐、淀粉搅拌均匀。炒锅烧热放油（量要多些），待油烧至六成热时，将鸡丁下锅用勺划散，放入白果继续翻炒，至熟后连油一同倒入漏勺内沥油。然后在锅内倒入少量油，将葱段煸炒，随即烹入芡，出锅前淋入香油，搅拌均匀，起锅装盘即成。

3. 功能康护

（1）训练目的 第一，肺心病患者活动耐力大大下降，合理规律的运动训练可以增加活动耐力，提高肌力，在一定程度上可减轻不适症状，减少对家人的依赖，提高自理能力。第二，适当出汗可以释放心理压力，也可以增加日常活动参与能力，融入患者圈，减轻孤独感，提高战胜疾病的信心，从而提高生活及生命质量。第三，积极的康复训练可大大增强对疾病加重的抵抗力，改善健康状况，有效降低住院次数，减轻家庭经济负担和家属压力。

（2）训练方法

① 耐力训练：拉胶皮带扩胸、拉胶皮带做抬腿训练。

② 上肢训练

a. 举杠铃片训练：要求两脚自然站立，上体正直，挺胸抬头，两臂屈臂快举、慢落。下落时两肩打开，每组 30～40 次（以重量 0.5kg 递增）。

b. 杠铃片扩胸训练：要求两脚自然站立，上体正直，两臂平举伸直扩胸，身体不要前后晃动，每组 10～20 次（以重量 0.5kg 递增）。

③ 柔韧性训练：如关节活动操、拉伸操等。结合舒缓音乐进行，速度由慢到快、幅度由小到大。

4. 心理康护

肺心病是一种病程长、不易治愈，且复发率高的疾病。要保持心情愉悦，不好的情绪可增加心理压力，对疾病危害很大，注意自我缓解压力。培养兴趣并一直坚持下去，如参加社区活动、养养植物、做力所能及的公益，实现自我价值，以分散注意力，消除焦虑，避免不良情绪。同时，了解疾病过程以更好地应对疾病。总之，要增强战胜疾病的信心。

5. 并发症预防

肺心病的并发症包括肺性脑病、身体内环境紊乱、消化道出血、其他部位出血和发生血栓等，应彻底戒烟、加强营养、坚持锻炼、进行家庭氧疗、规范合理使用药物等，降低疾病发生率。如身体感觉异常，应及时就医，以免疾病加重，延长治疗时间。

6. 就医提醒

出现以下症状时请及时就医。

症状一：咳嗽加剧，痰量增多并转为黄色。说明感染加重，应及时控制。

症状二：出现气短症状，尤其活动量大时感到气短，劳动时耐力下降。这时，主要表现为气短、胸闷、心悸、食欲低下和疲乏无力，并有发绀（指口唇、舌、鼻尖等处皮肤呈青紫的现象）。

症状三：日常起居、轻微活动就出现气短症状，甚至在静坐或平卧时亦感气短，被迫坐起时可减轻症状，伴有下肢水肿。

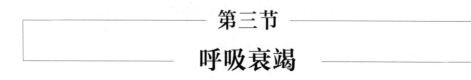

第三节
呼吸衰竭

一、疾病概况

（一）呼吸衰竭概述

呼吸衰竭简称呼衰，多由肺部疾病引起，如肺部的严重感染、肺栓塞、胸腔积液、气胸等都会造成呼吸衰竭，有时心血管系统疾病也会引起呼吸衰竭。此病多发人群主要有吸烟者、体质较差者、慢性肺部疾病患者和其他基础性疾病患者，如糖尿病、胸廓畸形患者及长期卧床者等。一般男性患病概率大于女性，严重者可危及生命。

（二）临床表现

1. 呼吸困难

呼吸困难是最早、最突出的症状，表现为呼吸费力伴有呼气延长，严重时呼吸浅而快、有点头呼吸或呼吸时不自觉提肩，可出现浅慢呼吸或潮式呼吸（呼吸如潮水般起落），还可出现间歇样呼吸（出现有规律的几次呼吸后，突然呼吸中断，停止一段时间后又开始均匀呼吸）。

2. 发绀

会出现甲床、口唇和舌等部位紫黑，可通过氧疗缓解症状（见图6-1）。

彩图

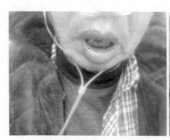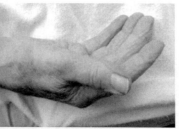

图6-1　发绀表征

3. 精神症状

轻度缺氧时出现注意力分散、智力或定向力减退（分不清时间、地点）；缺氧加重时，出现精神错乱、烦躁不安、抽搐、失眠（夜间失眠、白天睡觉），也会出现神志淡漠、肌肉震颤、昏睡，甚至昏迷。

4. 心血管系统症状

通气障碍时可能会出现皮肤潮红、温暖多汗及血压升高，严重缺氧会导致胸痛、头晕、头痛、血压下降、身体乏力等症状。

5. 消化和泌尿系统症状

可能会出现黄疸（皮肤变黄）、肾功能损害、少尿或无尿、呕血、黑便等症状。

一般医生可通过基础疾病，如支气管炎、肺气肿、哮喘等，结合症状、身体客观表现和血气分析（动脉血检测）及胸片做出诊断。

二、防治要点

（一）预防要点

呼吸衰竭作为一种慢性疾病，想要取得有效的控制，"防"远重于"治"。

1. 治疗和预防原发性疾病

如为慢阻肺，要积极有效预防慢阻肺急性发作等。

2. 防治感染

注意不要受凉感冒，天气变化时及时增减衣物，如出现咳嗽、咳痰、流涕、发热等应及时就医，防止炎症持续太久，加重疾病。

3. 补充营养

呼衰患者多有营养障碍，消瘦者较多，又往往食欲不好。原则上应少食多餐，还可适当服一些健胃、调节肠道菌群或助消化药。不宜进食太咸、辛辣的食品，以减轻胃肠道负担。

4. 呼吸功能锻炼

积极进行呼吸功能锻炼，提高活动耐力，改善心肺功能，提高生活质量。

（二）治疗要点

呼吸衰竭的处理原则是保持呼吸道通畅，迅速纠正缺氧、改善通气、积极治疗原发病、消除诱因、加强一般支持治疗和对其他重要脏器功能的监测与支持、预防和治疗并发症。

1. 保持呼吸道通畅

气道不通畅可加重呼吸肌疲劳，气道分泌物积聚时可加重感染，并可导致肺不张，减少呼吸面积，加重呼吸衰竭。因此，保持气道通畅是纠正缺氧和 CO_2 潴留的最重要措施。

2. 氧疗

任何类型的呼吸衰竭都存在低氧血症，故氧疗是呼吸衰竭患者的重要治疗措施，但不同类型的呼吸衰竭其氧疗的指征和给氧方法不同。原则是 II 型呼吸衰竭应给予低浓度（<35%）持续吸氧；I 型呼吸衰竭则可给予较高浓度（>35%）吸氧。急性呼吸衰竭的给氧原则：在保证 PaO_2 迅速提高到 60mmHg 或 SpO_2 达 90%以上的前提下，尽量降低吸氧浓度。

3. 增加通气量、减少 CO_2 潴留

包括使用呼吸兴奋药和机械通气。呼吸机可帮助通气，也可以减轻呼吸肌肉疲劳，减轻缺氧症状。

4. 病因治疗

在解决呼吸衰竭本身造成危害的前提下，针对不同病因采取适当的治疗措施是治疗呼吸衰竭的根本所在。感染是慢性呼吸衰竭急性加重的常见诱因，且呼吸衰竭常继发感染，因此需根据病原菌进行积极抗感染治疗。

5. 一般支持疗法

包括纠正酸碱平衡失调和电解质紊乱、加强液体管理、维持血细胞比容、保证充足的营养及能量供给等。

6. 重要脏器功能的监测与支持

重症患者需转入 ICU 进行积极抢救和监测要注意预防多器官功能衰竭综合征（MODS）的发生。

三、康复护理

（一）一般康护

1. 体位与休息

卧床休息时，一般为半卧位或坐位，可增加肺的活动度，保持呼吸通畅。

2. 饮食与搭配

由于慢性疾病使得机体长期处于消耗状态，应进食富含高蛋白、高热量、多维生素、易消化的食物，少量多餐。急性期喂食流质或软食，病情稳定后过渡到正常饮食，如蛋羹、肉末、稀饭、藕粉等，确保机体有足够的营养支持。

3. 清洁与排泄

保持皮肤清洁、干燥。清洁口腔，因老年人往往气道分泌物较多，需要经常翻身拍背，主动咳嗽、排出痰液，排痰后要漱口，预防口腔真菌感染。适量多饮水、食用粗纤维食物，腹部环形按摩，保持大便通畅，如仍无法通畅排便，可咨询医生，若无其他禁忌，可服用缓

泻剂乳果糖。

4. 活动与环境

在病情稳定期，可适量活动，以不引发严重气促和疲劳为宜，循序渐进。保持室内安静，使房间内阳光充足，按时开窗 20～30min 进行通风，净化室内污浊空气，保持空气新鲜。

（二）特殊康护

1. 安全用药

（1）用药原则 遵医嘱正确用药，掌握药物的用法、用量和注意事项，不自行增减药物。如咳嗽、咳痰加重，气促明显应及时就诊，勿自行不规范服用抗生素，耽误疾病治疗，不随意用止咳药，以免有痰不能及时咳出而加重感染。

（2）药物常见不良反应 临床上一般用的祛痰药如氨溴索，其不良反应较少，偶见恶心、呕吐、视物模糊等。缓解支气管痉挛的平喘药有氨茶碱缓释片，不良反应有恶心、呕吐、易激动、失眠等；也用呼吸兴奋剂（如洛贝林），会出现恶心、呕吐、腹泻、呛咳、震颤、头痛、眩晕；又如尼可刹米，常见不良反应有面部刺激征、烦躁不安、抽搐等。β_2受体激动剂（福莫特罗、沙丁胺醇）能松弛支气管平滑肌，减少气道阻力，改善通气功能，缓解呼吸困难，常见震颤、头痛、心动过速等副作用。激素类如布地奈德吸入剂常发生口腔真菌感染，应特别注意口腔清洁与漱口。

（3）用药护理 遵医嘱服用药物，了解和掌握药物的一般不良反应，正确使用药物，如布地奈德、福莫特罗等吸入剂，只有正确使用才能有效控制气道炎症，减少药物浪费，并且达到预期治疗效果。使用药物过程中，如出现不适感或服用药物仍不缓解，立即停药并告知医生。

2. 营养康护

（1）营养要素与食物选择 呼吸衰竭患者多为老年人，因长期慢性缺氧、营养素摄入不足，机体慢性消耗使机体处于负平衡状态，补充各类营养素是必须的，良好的营养可增强机体抵抗能力，减少疾病复发次数、延缓疾病进展。以下推荐养肺的 10 种食物。

① 罗汉果：营养价值很高，含丰富的维生素 C 以及糖苷、果糖、葡萄糖、蛋白质、脂类等。罗汉果以果入药，味甘、性凉，有清热、解毒、润肺、益肝、生津、消渴、止咳、祛痰、润肠、通便、控制哮喘发作及降血压的功效。因此，罗汉果是清咽利肺、止咳化痰的优选食材之一。

② 白萝卜：是中医食疗经常选用的食材。中医理论认为其性凉，入肺胃经。生吃效果好，榨汁效果更佳。其中含有的辣味成分可抑制细胞的异常分裂，有助于预防癌症发作。萝卜还有杀菌、增进食欲和抑制血小板凝集等作用。白萝卜中含有的大量膳食纤维和丰富的淀粉分解酶等消化酶，能够有效促进食物的消化和吸收。

③ 莲藕：生食，能清热润肺，凉血行瘀。如将鲜藕压榨取汁，其功效更佳。古人常以鲜藕汁、鲜梨汁、鲜荸荠汁、甘蔗汁等混合，用于治疗热病口渴伤阴，焦躁难解。莲藕熟吃，可健脾开胃、止泻固精。

④ 银耳：味甘、淡，性平，无毒，既有补脾开胃的功效，又有益气清肠、滋阴润肺的作用。有助于增强人体免疫力，增强肿瘤患者对放、化疗的耐受力。

⑤ 百合：属生草本球根植物，味甘淡，性平，有润肺、养肺、止咳、养血安神的作用。除含有淀粉、蛋白质、钙、磷、铁等营养素外，还含有秋水仙碱等多种生物碱。这些生物碱成分具有养心安神、润肺止咳的功效，对病后虚弱的人有益。

⑥ 豆浆：将大豆用水泡后磨碎、过滤、煮沸而成。豆浆营养丰富，不同种类的豆磨成的豆浆还有相应的独特益处。含有丰富的植物蛋白和磷脂，还含有维生素 B_1、维生素 B_2 和烟酸以及铁、钙等。

⑦ 山楂：含有的槲皮苷，具有扩张气管、促进气管纤毛运动、排痰平喘的功效，有助于支气管炎的治疗。

⑧ 黑木耳：具有润肺、益气、补脑、活血等功效，不仅营养价值高，而且具有一定的抗癌、抗辐射及抗炎作用，有清肺功效。

⑨ 花生、核桃、瓜子、莲子、白果等坚果：均富含硒。硒具有促进代谢、增强免疫力、提高抵抗力之功能。多食富含硒的食品，有助于预防呼吸道感染。

⑩ 杏仁：可缓解肺热咳嗽，可以和白梨、银耳等一起熬汤饮。

（2）营养食谱举例

① 鲜梨贝母：鲜梨 500g、贝母末 6g、白糖 30g。将梨去皮剖开，去核，把贝母末及白糖填入，合起放在碗内蒸熟。早晚分食，清热化痰，散结解表，用于咳嗽或肺痈、胸痛、寒战、发热、口干、咽燥、痰黄腥臭或脓血痰等症。

② 萝卜胡椒：萝卜 1 个、白胡椒 5 粒、生姜 3 片、陈皮 1 片。加水共煎 30min，日饮汤 2 次。可下气消痰，用于咳嗽痰多。

③ 豆腐糖：豆腐 500g、红糖和白糖各 100g。把豆腐当中挖一窝，纳入红糖、白糖，放入碗内隔水煮 30min；一次吃完，连服 4 次。具有清热、生津、润燥等功效。

④ 萝卜猪肺止咳汤：萝卜 1 个、猪肺 1 个、杏仁 15g。加水共煮 1h，吃肉饮汤。可清热化痰、止咳平喘，用于久咳不止、痰多气促。

⑤ 奶汤锅子鱼：活鲤鱼 1 尾，火腿片、玉兰片、香菇片、葱、姜、料酒、盐、醋、奶汤（即鸡、鸭、肘子和骨头炖的汤）各适量。将鲤鱼去鳞开膛、除去内脏、漂洗干净、切成瓦块形状，与葱、姜一起投入油炒勺颠翻几下，加入料酒、盐等调料；然后加入奶汤，待沸再加适量的火腿片、玉兰片、香菇片等；炖约 3min 盛入火锅内上桌，火锅烧开后，佐以姜、醋汁食用。有止咳消肿、滋补强身的功效，适于咳嗽、气喘、胸部胀满之患者服食。

⑥ 猪油蜜膏：猪油 100g、蜂蜜 100g。将上述两味分别用小火煎煮至沸，停火晾温，混合调匀即成，每次 1 汤匙，日服 2 次，可润肺止咳、补虚，用于肺燥咳嗽。

⑦ 蒸贝母甲鱼：川贝母 5g，甲鱼 1 只（约 500g），鸡清汤 1kg，葱、姜、花椒、料酒、盐各适量。将甲鱼宰杀，去头及内脏，切块备用，将甲鱼块放蒸盆内，加入贝母、盐、料酒、花椒、葱、姜，上笼蒸 1h，趁热服食。可滋阴清热、润肺止咳、退热除蒸，用于阴虚咳喘、低热、盗汗等。

3. 功能康护

呼吸衰竭患者平时可以适当进行一些呼吸功能锻炼来帮助维持正常的肺功能，临床上常见的有缩唇、腹式呼吸，每天坚持相关的训练，可以帮助恢复正常的肺功能。平时尽量不要进行剧烈的活动，避免去粉尘较多和人群拥挤的环境；出现呼吸困难不能缓解情况时，及早去医院接受诊疗。条件允许的话，可在冬春交接易感季节接种流感疫苗等，预防疾病发作。

（1）训练目的　规律良好的锻炼可以最大程度降低症状，增加机体耐受性和运动能力，从而提高自理能力；也可增加日常活动参与能力，从而提高生活、生命质量。

（2）训练方法　主要介绍抗阻呼吸训练。

① 缩唇呼吸法：其方法请详见"慢性肺源性心脏病"内容。

② 腹式呼吸：其方法请详见"慢性肺源性心脏病"内容。

③ 吹纸片法：将一块长 10cm、宽 2～3cm 纸片放在口前 10～15cm，吸气后用力吹气使纸片飘动；也可练习吹气球。

④ 深呼吸训练：训练时，保持放松，然后鼻深吸一口气，在吸气末，憋住气保持几秒钟，以便有足够的时间进行气体交换，并使部分塌陷的肺泡有机会重新扩张。

⑤ 呼吸操训练：包括深呼吸与扩胸、弯腰、下蹲和四肢活动等相结合的各种体操运动，分为卧位、坐位、立位体操，一般从卧位体操开始锻炼，掌握后逐渐过渡到坐位、立位。

4. 心理康护

相当一部分慢性呼吸衰竭患者经积极治疗可以度过危险期，病情稳定后只要服从医疗、护理、预防和及时处理呼吸道感染，可延缓肺功能恶化，保持较长时间生活自理。当然，首先要保持良好的心态，俗话说医病先医心，良好的心理暗示对康复有极大的积极作用。如可以在空闲之余冥想，众多研究显示冥想有诸多好处，如缓解压力、降血压、预防抑郁。保持充足的睡眠和做 30min 左右的按摩可使身体放松，缓解肌肉紧张。其次，培养兴趣，可结识到志趣相投的患者，使生活充实，并减少孤独感。积极乐观的心态和对生活的热情，最终可增加老人的治疗信心。

5. 并发症预防

① 消化道出血：如发生此症可出现呕血、解黑色大便；感觉全身无力、出汗、口渴、心脏异常跳动。重者对周围事件反应迟钝，意识不清，心跳加快，血压下降，尿量减少或无尿。

② 肺部感染：症状有咳嗽加重、咳白色黏痰甚至黄脓痰，也可出现发热、呼吸困难、胸部疼痛。

③ 肺性脑病：体温低于正常，有头痛、神志恍惚，白天昏昏欲睡、夜间兴奋。

坚持戒烟，预防感染、合理用药，规律锻炼，长期家庭氧疗可减少疾病急性发作次数，最大程度降低并发症的发生，减轻痛苦，也可减轻家庭经济负担。

6. 就医提醒

① 老人出现发热、流涕、感冒及咳嗽、咳痰加重、痰液变黄增多，气喘比平时更明显或呼吸困难加重，影响睡眠，不想进食应及时就医。

② 身体的变化，如出现甲床、口唇、四肢紫黑，严重时眼眶水汪，合并肺心病时可出现下肢水肿，应及时就医。

第七章
泌尿系统常见疾病营养与康复

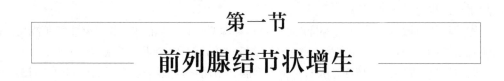

第一节
前列腺结节状增生

一、疾病概况

（一）前列腺结节状增生概述

前列腺结节状增生又称为前列腺良性肥大，是老年男性的常见病之一。男性从40岁以后，前列腺会出现不同程度增生，一般50岁后出现症状。发病机制与老龄、有功能的睾丸产生的物质（如睾酮）有关联，与遗传基因、生活习惯也有一定关联性，前列腺充血（如过度的性生活、泌尿系统疾病未治愈），不良饮食习惯（如嗜烟酒及辛辣食物），以及缺乏运动等因素也会促使前列腺的增生和症状加重。

（二）临床表现

1. 尿频

尿频即每日排尿次数超过8次，是最早、最常见的症状，夜间较明显。

2. 进行性排尿困难

主要是因梗阻引起，是前列腺增生最主要的症状，主要表现为排尿犹豫、尿线断续、尿后滴尿、尿线细而无力、排尿不尽感，还可能出现尿失禁。

3. 尿潴留

随着梗阻程度的加重，膀胱残余尿量增多，可能发生尿潴留。便秘、饮酒、寒冷、劳累、憋尿等是诱发急性尿潴留的因素。

4. 血尿

不多见，可能是前列腺增生时因局部充血或合并感染、结石而发生血尿。

5. 前列腺增大

通过直肠指检可触及增大的前列腺。一般通过 B 超检查不难诊断。无症状的老年人不需要治疗，梗阻症状重者可选择理疗、药物或手术治疗。

前列腺增生是一种良性疾病，发展的过程缓慢，在疾病任何一个阶段加以干预，都可以改善，提高生活质量，预防出现严重并发症。

二、防治要点

(一) 预防要点

良好的心态、健康的生活方式，都有利于前列腺增生的预防。平常生活中需注意以下几点。

1. 少食辛辣

辛辣刺激性食品既可导致性器官充血，又会使痔疮、便秘症状加重，压迫前列腺，加重排尿困难。

2. 慎用药物

有些药物可能会加重排尿困难，剂量大时甚至可能引起急性尿潴留，如阿托品、颠茄片等，故一定要在医师指导下安全用药。

3. 适量饮水

饮水过少不但会引起脱水，也会影响排尿对尿路的冲洗作用，还容易导致尿液浓缩而形成不溶石，因此白天应多饮水。同时为避免睡后膀胱过度充盈，夜间应适当减少饮水。

4. 不可憋尿

憋尿会造成膀胱过度充盈，排尿发生困难，容易诱发急性尿潴留。故一定要做到有尿意就排。

5. 避免久坐

提倡老年人每坐 1h 要起来活动 3～10min，久坐是对前列腺最大的危害。

(二) 治疗要点

前列腺增生如果没有症状，小便通畅，小便次数不多的话，一般不需要治疗。有明显症状时应该及时前往医院就诊。

1. 药物治疗

药物治疗需在医生指导下进行，常用药物有特拉唑嗪、阿夫唑嗪、非那雄胺；植物类药物如车前草类中草药、口服蜂胶等效果明显。

2. 手术治疗

目前最常用的手术方式是经尿道前列腺切除术（TURP）。经尿道前列腺切除技术特别是钬激光剜除术（HOLEP），能为老年患者彻底解除排尿难问题。

3. 其他治疗

射频治疗、微波治疗、球囊导管扩张法等。

三、康复护理

（一）一般康护

1. 体位与休息

避免久坐，不可过于劳累，注意休息。

2. 饮食与搭配

老年人应进食易消化、营养丰富、粗纤维的食物，预防便秘；适当多饮水、促进排尿，每日饮水量不小于 1500ml；多食含锌元素丰富的食物，有利于前列腺的保健；少饮酒、少吃辛辣刺激食物，限制摄入咖啡因和酒精，酒精和咖啡因具有利尿和刺激作用，会加重症状；应戒烟，香烟中的烟碱、焦油、亚硝胺类等有毒物质，不但会直接毒害前列腺组织，而且还会加重前列腺的充血。

3. 清洁与排泄

每晚睡前清洗会阴部，预防逆行感染；夜尿频者睡前少喝水，备便器在床旁。治疗期间要减少性生活次数，避免不洁性生活，治愈后半年内也要节制性生活，避免感染加重。

4. 活动与环境

活动不受限制，但上厕所时尽量让人陪护，避免跌伤，厕所应安装扶手，做好安全防范。

（二）特殊康护

1. 安全用药

（1）用药原则　一定要在医师的指导下用药，不滥用抗生素，抗生素对增生的前列腺没有治疗作用，除非合并感染，但也必须在医师的指导下用药。

（2）药物常见不良反应　目前临床上所应用的前列腺增生药物，不良反应相对是比较低的。一般患者在服用药物的过程当中，不会出现任何不适。但有一些体质比较敏感的患者，在用药之后可能会出现一些不良反应。如特拉唑嗪、阿夫唑嗪，有些患者服用后会出现直立性低血压、头痛、头昏、鼻塞、面部潮红等；如服用非那雄胺，可能会出现乳房肿胀、乳腺发育以及全身皮疹等；非那雄胺的不良反应发生率很低，不足服药者的1%，且不良反应往往为可逆性，即停药后可恢复。如果吃完药物以后症状非常明显，建议停药，直接联系医生，早日解决。

（3）用药护理 服用治疗前列腺增生的药物，应遵从医师的医嘱服用，不随意改变用药的时间和使用方法，一旦出现不良反应，可以先停药，停药后症状如仍不缓解，应上医院诊治。

2. 营养康护

（1）营养要素与食物选择 前列腺增生患者多吃富含锌的食物，微量元素锌可以增强前列腺的抗感染作用，锌元素在男性的睾丸、精液中含量非常丰富，锌、硒还能有效抵抗环境中铅、镉等重金属对睾丸的伤害，保证它正常的生精功能。如海产品、瘦肉、粗粮、豆类植物、白瓜子、花生仁、南瓜子、芝麻等都含有大量的锌。此外，男士的餐桌上还应多些粗粮、坚果、植物油、新鲜蔬菜和水果，以补充各种抗氧化剂。推荐10种适宜前列腺疾病患者的食物。

① 坚果：富含有益前列腺健康的微量元素硒。28g 坚果含硒量是日推荐量的 10 倍。研究表明，每周适量吃些坚果等富硒食物可降低患前列腺癌风险。

② 西蓝花：含有大量的抗癌植物营养素萝卜硫素和吲哚，能降低前列腺癌风险。

③ 蘑菇：研究发现，蘑菇中的 β-葡聚糖、香菇多糖具有抗癌特性；富含的强抗氧化剂麦角硫因氨基酸（ERT）可保护身体细胞，预防包括前列腺癌在内的多种癌症。

④ 石榴：研究发现，石榴提取物能减缓前列腺癌细胞的产生，加速癌细胞自毁。还有研究发现，石榴有助于遏制前列腺肿瘤。

⑤ 南瓜子：南瓜子油可防止前列腺细胞增生。南瓜子油还含有类胡萝卜素和 ω-3 脂肪酸，可降低前列腺癌风险。南瓜子中的锌也有益于前列腺健康。

⑥ 三文鱼：富含 ω-3 脂肪酸的三文鱼等深海肥鱼可阻止前列腺肿瘤发展。研究发现，每周至少吃一次三文鱼可降低罹患晚期前列腺癌风险。

⑦ 西红柿：富含强抗氧化剂番茄红素，有利于改善前列腺健康。研究发现，每天吃一次西红柿可防止前列腺癌导致的 DNA 损伤。

⑧ 豆类：调查表明，经常食用豆类食品的男性，患前列腺癌的风险比不常吃豆类的男性低。豆类制品经胃肠道消化、吸收后，会产生一种植物雌激素混合物牛尿酚，可有效抑制雄激素双氢睾酮，对前列腺起保护作用。做成汤汁饮用往往能更好地发挥功效。

⑨ 胡萝卜：含有大量的类胡萝卜素，特别是 β-胡萝卜素和番茄红素，这两种物质都能减轻氧化应激反应对细胞造成的损伤，从而起到抗癌的效用。

⑩ 蜂蜜：是花粉的精华所在。经常吃蜂蜜可以有效保护前列腺，加强前列腺的自愈功能，也使前列腺炎症状逐渐改善。同时蜂蜜是一种缓解衰老的好东西，能够增强前列腺的活力。实践证明长期服用蜂胶的男性，能有效缓解前列腺增生引起的尿频现象。

（2）营养食谱（方）举例

① 参芪冬瓜汤：党参 15g，黄芪 20g，冬瓜 50g，味精、香油、盐适量。将党参、黄芪置于砂锅内加水煎 15min 去渣留汁，趁热加入冬瓜至熟，再加调料即成，佐餐用。有健脾益气、升阳利尿之功效。

② 桂浆粥：肉桂 5g，车前草 30g，粳米 50g。先煎肉桂、车前草，去渣取汁，再加入粳米，煮熟后加适量红糖，空腹服。有温阳利水之功效。

③ 杏梨石苇饮：苦杏仁 10g，石苇 12g，车前草 15g，大鸭梨 1 个，冰糖少许。将杏仁去

皮捣碎，鸭梨去核切块，与石苇、车前草加水同煮，熟后加冰糖，代茶饮。有泻肺火、利水道之功效。

④ 利尿黄瓜汤：黄瓜 30g，锐蓄 15g，瞿麦 10g，盐、香油适量。先煎锐蓄、瞿麦，去渣取汁，再重煮沸后加入黄瓜片，再加调料，每日 1 剂，佐餐食用，有清热利尿之功效。

⑤ 泥鳅鱼炖豆腐：活泥鳅鱼 500g，鲜豆腐 250g，盐、姜、味精各适量。制作时，先将泥鳅鱼剖开，去鳃及内脏，洗净放入炖盅内，加上食盐、生姜、清水适量。先用大火烧开后，再用小火清炖至五成熟。然后，加入豆腐块于炖盅内，再用小火炖至泥鳅鱼肉熟烂，加调味料即可佐餐食用。

⑥ 爵床红枣汁：鲜爵床草 100g（干品减半），洗净切碎，同红枣 30g 加水 1000ml 煎至400ml 左右，喝药汁吃红枣，每日 2 次分服。此方适合慢性前列腺炎患者。

3. 功能康护

前列腺增生患者可以放心进行体育锻炼，包括球类以及散步、慢跑、俯卧撑等运动，勿过度劳累，急性期避免剧烈运动。注意进行过手术治疗，如经尿道前列腺汽化术后三个月内忌剧烈运动，包括骑自行车等，因为骑自行车会导致自行车座椅尖端对会阴部形成压迫，可能会导致前列腺出血等不良事件的发生，而半年之后则可以完全恢复正常运动量。前列腺经尿道切除术后 1 个月内、经膀胱切除术 2 个月内避免性生活。

避免久坐不动，一般坐 1h 之后或者是站着 0.5h 之后就需要活动一下身体，最好是做一些有氧运动，效果比较好。长时间驾驶机动车时要注意座椅散热，定时下车活动、饮水及排尿。

适当进行收腹提肛操训练，具体如下。

① 训练目的是改善会阴部及前列腺的血液循环，增强局部肌群收缩功能，增强盆底肌肉的张力，以尽快恢复尿道括约肌的功能。

② 训练方法：随着自己的自主呼吸，吸气时收小腹缩提肛门，呼气时放松，连续做百次，每天上、下午各做一遍，姿势不限，站位、坐位和卧位均可，贵在坚持。

4. 心理康护

患者平时工作中或者生活中需要经常锻炼身体外，还要保持心情愉悦。情绪的好坏，对前列腺的影响很大，注意自我缓解压力，可以通过适当运动或者培养兴趣以避免自己出现不良的情绪，导致内分泌激素分泌失衡，不利于前列腺的健康。当生活压力减缓时，前列腺症状会得到舒缓，因而平时应尽量保持放松的状态，一旦发生前列腺增生，随着病情的发展，当患者出现尿频、排尿困难等影响休息、睡眠及日常生活时，会出现烦躁、焦虑；患者担心手术风险而出现恐惧时，家属多关心、体贴和安慰患者，引导患者正确面对，加强心理健康。

5. 并发症预防

① 尿道感染：前列腺增生患者由于尿道受到前列腺的压迫，出现尿道梗阻、排尿不畅，患者每次排尿时都不能将膀胱中的尿液完全排出，而残留一定量的尿液，称为膀胱残余尿。膀胱内残余尿液的长期存在，就会诱发尿路感染。主要症状为尿急、尿频、尿痛、尿道烧灼感、排尿困难突然加重，严重者会出现腰痛、发热等症状。

② 尿道出血：是前列腺增生的常见并发症，主要表现为血尿，出血较少的患者尿中可见到少量的血丝或血块，出血严重者会出现尿液颜色鲜红。大部分轻度血尿是可以自行缓解的，

但是可能会反复发作。前列腺增生患者并发尿道出血是因前列腺增生的中叶常会向上凸入膀胱，凸入膀胱的前列腺组织表面血管丰富，当感染或伴有膀胱结石时，这些血管壁可能在炎症和结石的作用下受到损伤而破裂出血。

③ 膀胱结石：因尿道梗阻，存在膀胱残余尿，容易继发感染而形成膀胱结石。

④ 急性尿潴留：前列腺增生引起的尿路梗阻加重，造成不能自行排尿。避免过度劳累、受凉、便秘、久坐、饮酒及进食辛辣食物，以减少急性尿潴留的发生。一旦发生急性尿潴留，应及时上医院配合医生留置导尿。

⑤ 尿毒症：随病情程度逐渐加重时，容易发生肾积水、肾功能不全，以致临床上出现尿毒症症状。此外还可出现肾性高血压，所以要及早就医。

6. 就医提醒

① 当患者出现尿频、尿急、夜尿增多和尿不尽等临床症状，尤其是 50 岁以上男性，每晚排尿次数大于 2 次，或者出现排尿等待、尿线变细的情况，应该及时到泌尿外科专科诊治，在医生的指导下进行检查。

② 如果出现尿潴留须立刻就医。

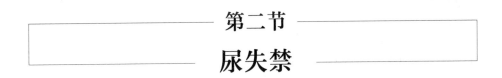

第二节

尿失禁

一、疾病概况

（一）尿失禁概述

尿失禁是由于尿道括约肌损伤或神经功能障碍而丧失排尿自控能力，使尿液不自主地流出的一种泌尿系统疾病。尿失禁分五大类型，即压力性尿失禁、急迫性尿失禁、充盈性尿失禁、混合性尿失禁、完全性尿失禁，这些尿失禁原因都可分为暂时性因素和永久性因素。老年人最常见的尿失禁类型包括急迫性尿失禁、压力性尿失禁和混合性尿失禁。其中，压力性尿失禁是女性尿失禁中最常见的类型。

当尿量储存到一定量时，便会产生尿意，这时储存在膀胱里面的尿液就会从尿道里流出。要是这个尿道开关不灵敏，储尿期的时候不能很好地关闭，当增加腹压（如大笑、打喷嚏、咳嗽）的时候，尿液就会从膀胱经过尿道溢出来，形成尿失禁的现象。

尿失禁老年人常常因担心身体异味不敢参加社交活动，产生焦虑、尴尬和沮丧，甚至孤独感等负性心理效应。如果不及时干预，最终形成恶性循环，对老年人的身心健康造成严重影响。

尿失禁可防可治，通过积极处理，能使大多数尿失禁症状得到改善，甚至治愈。

① 误区一：尿失禁是随着年龄增长后自然发生的现象。

随着年龄的增长，老年人因下尿路变化尿失禁发生的概率增加，但即使年龄再大，尿失禁也是可以治好的。

② 误区二：尿失禁只能选择手术治疗。

其实，绝大多数老年人患尿失禁后，均可通过非手术方法治愈。

③ 误区三：偶尔打喷嚏或咳嗽时漏尿，不需要上医院。

如出现漏尿，说明身体出现了不适，应该及时到医院就诊，这样可以及时改善漏尿的症状，提高老年人生活质量。

（二）临床表现

① 尿液不受主观控制而自尿道口溢出或流出。

② 伴发其他症状：尿急；尿频，日间排尿超过 7 次，夜尿（夜间排尿＞1 次）；突然出现的排尿急迫感。

二、防治要点

（一）预防要点

① 盆底肌肉训练、膀胱训练。

② 生活方式调节，如减轻体重、戒烟、液体摄入调节等。

③ 控制尿路感染，雌激素缺乏者补充雌激素，但应注意其不良反应。

④ 定时排尿，有助于减少膀胱储尿量，即使腹压增加也可以减少漏尿量，有利于缓解压力性尿失禁。

（二）治疗要点

尿失禁治疗包括：一般治疗、药物治疗、手术治疗。轻度的尿失禁，建议可以通过保守治疗和药物治疗。保守治疗指的是盆底肌肉训练，需要采用科学的训练方法。药物治疗比较常用的是米多君、甲氧明等，这些治疗方法可以改善尿失禁的临床症状。如果保守治疗和药物治疗均无效，建议可以选择手术治疗。

三、康复护理

（一）一般康护

① 设置提醒排尿闹钟，制订排尿的时间计划，及时帮助尿失禁老年人排尿，避免膀胱突发性充盈而出现尿失禁。学会记录每天的液体摄入量和排尿日记。

② 合理安排老年人的日常生活，注意关闭门窗，屏风遮挡，请无关人员回避，保证小便时有安全的环境和充足的时间。

③ 如生活自理能力下降的老年人在小便时，应协助保持舒适体位，使其以习惯姿势排尿。

④ 无法自行如厕者，应提供一些辅助用具，如拐杖、助行器等；提供便盆、尿壶、便椅等用品供床上或床边使用。

（二）特殊康护

1. 安全用药

（1）用药原则　在医生指导下用药；老年性尿失禁在药物治疗前应正确评估其身体状况及药物的副反应，采用合理的药物治疗，治疗剂量从小剂量开始，根据疗效和副反应情况调整药物剂量。

（2）药物常见不良反应　抗胆碱能药物如托特罗定片，常见不良反应包括口干、眼干、便秘、视物模糊以及尿潴留等，其中最常见的为口干；解痉药盐酸黄酮哌酯片的不良反应少，个别患者可出现胃部不适、恶心、呕吐、口渴、嗜睡、视物模糊、心悸及皮疹等；米拉贝隆片有肝肾功能损害，应定期查肝肾功能，有控制不好的高血压患者不能用；雌激素当使用剂量不合适时，可能出现乳房胀痛、浮肿、头痛、乏力、困倦、情绪不稳定、恶心、腹胀、体重增加等不适。这些症状一般可通过医生调整剂量或方案等措施加以纠正。

（3）用药护理　引起尿失禁的原因很多，所以不同的原因选用的药物是完全不一样的。如果是急迫性尿失禁，一般来说可以选用稳定膀胱功能的药物，如托特罗定片、盐酸黄酮哌酯片、米拉贝隆片口服；如果是压力性尿失禁或者外伤性尿失禁，一般选择盐酸米多君片增加尿道括约肌的压力，能够缓解尿失禁的症状。对绝经后老年女性阴道内局部使用雌激素可缓解尿频、夜尿和急迫性尿失禁等症状，同时改善膀胱有效容量，但乳腺癌患者应慎用和禁用；若有泌尿系统感染，应给予相应的抗生素；利尿剂、抗精神疾病类药物、镇静剂、麻醉剂、解痉剂、抗组胺类药物和钙离子通道阻滞剂等会增加尿失禁的发生率，应尽可能减少使用。

2. 营养康护

① 合理饮食，减少咖啡饮料及刺激性食物的摄入，戒酒，保证饮水量在 1500～2000ml/d，尽量在白天饮水。

② 避免对膀胱有刺激性的食物，确保适量纤维摄入，防止便秘。注意营养均衡，保证新鲜的蔬菜和水果的摄入是帮助身体恢复健康的基础，同时还可以配合一些具有针对性的食疗药膳帮助身体尽快好转，如黄芪、糯米、桑螵蛸等组方，熬制成粥后服用可以帮助治疗肺脾气虚型老年性尿失禁。

3. 功能康护

（1）骨盆底肌练习　主要针对得了轻度压力性尿失禁的女性。

第一阶段：站立，双手交叉置于肩上，足尖朝向正前方，足跟内侧与腋窝同宽，用力夹紧。保持 5s，然后放松。重复此动作 20 次以上。简易的骨盆底肌运动，可在有空时进行，以收缩 5s、放松 5s 的规律，在步行、乘车时都可进行。

第二阶段：每天进行有效的自我训练。平躺、双膝弯曲；收缩臀部的肌群向上提肛；紧闭尿道、阴道及肛门，这种感觉像尿急，但无法如厕需做闭尿的动作；保持骨盆底肌群收缩 5s，然后缓慢放松，5～10s 后，重复收缩。

① 主动收缩、放松阴道及肛门的运动。

② 持续重复一缩一放的动作。常用两种方法：快速、有力地收缩盆底肌（2s）并快速放松肌肉。收缩盆底肌并维持 5～10s，然后彻底放松肌肉同样的时间。

③ 收缩 10 次、放松 10 次，重复 10 次为一个回合。

④ 每天做盆底肌肉运动 3～4 个回合，至少持续 15～20 周。

（2）膀胱行为治疗　主要针对急迫性尿失禁，且认知功能良好的老年人。通过排尿记录来调整其排尿的间隔时间。两次排尿期间出现的尿急通过收缩肛门、两腿交叉的方法来控制，然后逐步延长间隔时间。

（3）生物反馈+电刺激　主要针对压力性、急迫性和混合性尿失禁。隔日或每周 2 次，疗程有 6 周～6 个月，根据老年人身体情况，循序渐进地进行。掌握方法后，须配合每日的盆底肌训练。

（4）阴道重力球　是一种不太精细的生物反馈方法，使用的重力球有 5 个，重量逐渐增加。把重力球放入阴道内，老年人站立姿势下维持在体内 1min，随后慢慢延长及增加重量。每日两次，每次 15min。

4. 心理康护

长期尿失禁患者会感到身上有异味，害怕被别人歧视，进而有害羞、焦虑、自卑、孤独等负面情绪，容易产生孤独感。因此，护理人员要主动与患者进行语言沟通交流，认真倾听他们的诉求、了解其心理感受，同时要同情、关心、体贴、鼓励患者，耐心安慰，使其情绪稳定，避免产生焦虑、自卑、孤独等情绪。为其提供舒适、安静、整洁的环境，尽量满足患者的合理要求，为患者翻身、更换尿垫时要注意保护患者隐私。

5. 并发症预防

尿失禁的常见并发症是失禁性皮炎，除了常规护理外，要做好以下"皮肤护理三部曲"。

① 清洗：保持皮肤的清洁和床单元的整洁、干燥。为避免皮肤长时间被大小便刺激，降低危险因素，要尽早清洗皮肤。皮肤清洗应选择偏酸性清洗液，接近正常皮肤酸碱度（pH 值为 5.4～5.9），清洗皮肤时动作要轻柔，轻拍或擦洗，避免损伤皮肤。松弛褶皱处皮肤要用手指撑开并清洗彻底，褶皱处清洗后晾干，避免潮湿。

② 润肤：保持皮肤湿润，增强皮肤的保湿屏障。根据不同肤质选择合适的保湿剂，防止过敏现象发生。

③ 隔离防护：使用皮肤保护剂是为了保护皮肤不受到尿液粪便的刺激和侵蚀，在皮肤表面人为构造一层不透或半透的屏障保护膜，同时起到维持皮肤正常屏障功能的作用。在应用保护剂、保护膜时，建议要保持皮肤干燥和在一段失禁时间后应用。皮肤保护剂可在皮肤上形成透气不透水的半透膜，如 3M 皮肤保护膜、塞肤润、凡士林、氧化锌等。

6. 就医提醒

如出现漏尿，说明身体出现了不适，应该及时到医院就诊，这样可以及时改善漏尿的症状，提高老年人生活质量。

一旦发生尿失禁症状，需有良好的心态，应积极重视，主动去看医生，进行检查和诊断，排除器质性病变，判断是否需要治疗以及采取何种方法治疗。

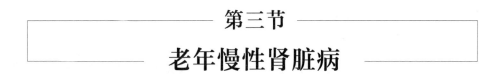

老年慢性肾脏病

一、疾病概况

（一）老年慢性肾脏病概述

二十世纪由于医学技术相对落后，多数尿毒症患者的剩余生存时间无法超过 6 个月，因而尿毒症被人们视为不治之症。而今，随着血液透析技术的提升，以及各种透析设备的更新迭代，使得尿毒症肾透析患者的存活率和生活质量大大提升。

慢性肾脏病（CKD）是指经肾活检或检测肾损伤标志物证实的肾脏损伤或肾小球滤过率（GFR）持续<60ml/（min·1.73m²）超过 3 个月。

我国慢性肾脏病患病率为 10.8%，且呈逐年递增趋势，患病人数达 1.4 亿人。随着年龄的增大，身体各器官包括肾的功能逐渐减退，尤其是患有心血管疾病和有肾脏病家族史的人更容易得慢性肾脏病，因此，老年人尤需警惕肾动脉硬化带来的肾损伤。

（二）临床表现

① 首次就诊就有 2/3 的患者肾功能明显异常，1/4 已到尿毒症期。

② 肾脏具有强大的代偿功能，当肾脏功能受损＞75%时，患者才会出现水肿、贫血、乏力、恶心、呕吐、腹胀、厌食、高血压、口中异味等，而且这些症状不典型，容易被忽视。早发现、早治疗是最为关键的。

③ 疾病发展不可逆转。

二、防治要点

（一）预防要点

1. 关注早期信号

慢性肾脏病在未确诊前可能出现以下症状。

① 疲劳、乏力，眼睑、颜面、下肢水肿。

② 尿中泡沫增多、尿色异常，排尿疼痛或困难，夜间排尿次数增多。

③ 不明原因的食欲减退、恶心、呕吐、腰痛。

④ 血压升高。

⑤ 呼气带异味、皮肤瘙痒、肌肉震颤、手脚麻木、嗜睡、反应迟钝等。

这些症状均不特异，但都能表现在慢性肾脏病中。如果出现，应尽早到医院就诊，完善相关检查，以明确诊断，及时治疗。

2. 定期体检

体检中与慢性肾脏病相关的常用检查项目有：尿常规、24h 尿蛋白定量、尿微量白蛋白定量、血肌酐、肾超声检查。

尿液检查是肾脏病的"窗口"；抽血，了解肾功能、电解质等；B 超或 CT，观察肾脏形态等。

3. 高危人群的筛查

糖尿病、高血压、代谢性疾病（肥胖、高血脂、高尿酸等）患者、有肾脏病家族史者、65 岁以上的老年人、长期使用肾毒性药物等人群为慢性肾脏病的高危人群，至少每半年监测一次尿常规、尿微量白蛋白及肾功能。

（二）治疗要点

（1）坚持病因治疗　是首要措施，尤其对于早期的慢性肾脏病患者，有效的病因治疗可以延缓肾功能的恶化。

（2）避免肾功能恶化的危险因素　如感染、血容量不足、使用肾毒性药物、泌尿道梗阻、严重高血压等。

（3）阻止肾病发展的途径　直接针对减少尿蛋白进行干预性治疗；积极纠正贫血、改善脂代谢紊乱、戒烟等。

（4）合理的饮食及营养

① 选择低盐、低脂、低磷、低嘌呤、低钾、优质低蛋白、高热量饮食。进行透析时，蛋白摄入量调整为 1.2g/（d·kg）。

② 应用必需氨基酸或 α-酮酸，以防控制蛋白质摄入过程中出现营养不良，α-酮酸还可减少尿素合成，减轻尿毒症毒素蓄积、改善蛋白质营养。

（5）维持水、电解质和酸碱平衡，治疗贫血，控制感染。

（6）肾脏替代治疗　血液透析（图 7-1）和腹膜透析（图 7-2）疗效相近，可替代肾脏的排泄功能，但不能替代肾脏的内分泌和代谢功能。肾移植（图 7-3）是治疗终末期肾衰竭最有效的方法，移植后需长期使用免疫抑制剂。

三、康复护理

（一）一般康护

1. 体位与休息

病情较重或心力衰竭者，必须卧床休息；贫血严重者，绝对卧床休息；能起床活动的患者，应鼓励其适当活动；长期卧床的患者，注意防止下肢静脉血栓形成。

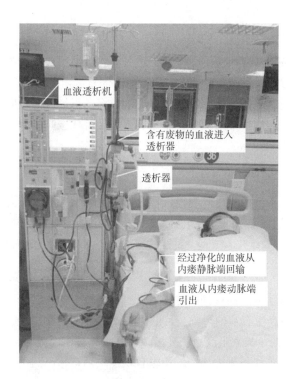

彩图

图 7-1　血液透析

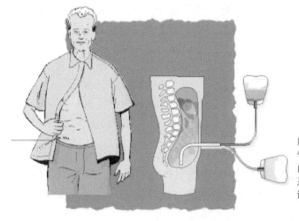

腹膜透析液通过腹透管进入腹腔，与腹腔内毛细血管中的血液进行物质交换，将代谢废物排出至引流袋

彩图

图 7-2　腹膜透析

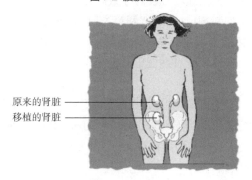

原来的肾脏

移植的肾脏

彩图

图 7-3　肾移植

2. 合理饮食

口服 α-酮酸（高钙血症者慎用），同时保证充足的能量摄入，避免食用油炸类和坚果类食物、酒精类饮料、加工食品和大量水果。饮食要以优质蛋白、低盐、低脂、低嘌呤、低磷、低钾饮食为主，使用低盐、低油的烹饪方式，浸水后弃汤再炒或煮着吃，避免喝汤，仅在烹饪后加入盐或少许酱汁，适当采用酸味、甜味等调味品替代咸味。减少食盐的使用，避免使用代盐制品及无盐酱油。

3. 皮肤护理

慢性肾脏病患者常常会由于皮肤干燥、毒素蓄积、甲状旁腺功能亢进、营养不良等原因引起皮肤瘙痒。定期使用搓澡巾或磨砂膏去除皮肤表面的污垢、死皮；洗澡后对皮肤进行保湿处理，如涂抹甘油、凡士林、维生素E等。适量使用外涂药物，如外用止痒的药膏，观察效果。

4. 适当运动

大多数情况下，运动是慢性肾脏病常规治疗中不可缺少的一部分。适当运动对患者的身体功能和心理状况都会产生有益的影响，可以明显改善生活质量。

（1）科学锻炼的好处　最大限度地恢复慢性肾脏病患者已经减弱甚至丧失了的运动功能；提高自身机体素质；改善疲乏无力状态；使患者恢复生活自信，最终达到改善身体状况、回归社会的目的。

（2）运动的注意事项　选择适宜的天气进行运动，天气过热或者过冷时不宜运动；要在自我感觉良好时运动，如果发热或感冒，彻底恢复两天以后再运动；判断运动量大小是否适合，运动前后最好测量脉搏、血压，并做好记录；循序渐进，逐步适应，注意自我感觉，若有不适，立即中止。

（二）特殊康护

1. 安全用药

（1）用药原则　严格根据医嘱给药，密切观察药物的不良反应，如服用抗高血压药物时，应从小剂量开始；抗贫血药物应根据医嘱定期复查血常规等，发现异常立即就医。

（2）药物常见不良反应

① 必需氨基酸静滴剂：输液速度过快易导致恶心、呕吐。

② 血管紧张素转化酶抑制剂（如贝那普利等）或血管紧张素 II 受体拮抗剂（如氯沙坦等）；血肌酐＞350μmol/L 者，可能会引起肾功能急剧恶化，应慎用。

③ 促红细胞生成素：不良反应有高血压、头痛、癫痫发作（偶发）。

（3）用药护理

① 抗高血压药物：从小剂量开始，根据血压控制情况每2～3周调整剂量，尽量应用长效制剂。

② 抗贫血药物：治疗靶目标为血红蛋白上升至每升 110～120g。根据血常规、铁蛋白、叶酸、维生素 B_{12} 结果调整抗贫血药物的种类、剂量及使用频率，根据医嘱定期复查以上检查，切忌盲目治疗，影响治疗效果。

③ 抗肾性骨病药物、抗凝药物、改善营养等药物：都应在医生的指导下使用，合理使用

抗生素，不滥用保健品、滋补药，用药剂量应为普通成人用药的 3/4，一般不超过 5 种药。按医嘱选择最佳的服药时间，注意用药后的不良反应，必要时暂停用药、咨询医师。注意饮食与药物的相互作用，重视非药物治疗，改善睡眠环境，保持情绪稳定等。

2. 营养康护

（1）疾病相关营养要素与食物选择

① 优质蛋白饮食：鸡蛋、鸡、鸭、猪、纯牛奶等。在口服 α-酮酸的基础上，每天摄入的优质蛋白要占到总蛋白的 60%～70%。

含 7g 蛋白质：50g（1 两）肉=1 个鸡蛋=2 个蛋白=1 瓶牛奶（240ml）=1 杯豆浆=100g（2 两）豆腐

含 4g 蛋白质：1 碗米饭（50g 生米）=50g（1 两）挂面=半斤绿叶蔬菜

含 0～1g 蛋白质：1 勺油（10g）=50g 不含蛋白质的主食=1 个苹果=200g 黄瓜

② 充足的能量摄入：可以选择专门的能量制剂，或不含蛋白质的主食（如红薯粉、粉丝、凉皮、凉粉、粉条、麦淀粉、藕粉、葛根粉等）。

③ 低盐（钠）饮食：采用新鲜的食品，享用食品所特有的鲜味；选用易于入味的原材料；使用香辛调料增加食物风味，如葱、姜、蒜、芥末等。

④ 低脂、低胆固醇饮食：饮食以植物脂肪为主，如豆油、玉米油，每日植物油用量控制在 20～30ml；低胆固醇饮食以蛋清、鱼肉、禽类等为优。

⑤ 低嘌呤饮食：主食类，如大米、高粱、马铃薯、山芋等；奶类和水果类；蔬菜类，如番茄、苦瓜、白萝卜、茄子、白菜等。

⑥ 低磷饮食：可选择冬瓜、胡萝卜、粉丝、凉粉、海参等。

⑦ 低钾饮食：蔬菜推荐丝瓜、佛手瓜、黄瓜等；水果推荐苹果、菠萝、梨、西瓜等。此外，处理绿叶蔬菜时，可以将其浸于清水中半小时以上，再放入大量开水中焯一下；处理根茎类蔬菜（如土豆、芋头等）时，可以先去皮，切成薄片，浸水后再煮。

（2）营养食谱举例　对于体重正常、一般状况较好的患者，应根据营养治疗需要和患者喜好，将食物的总份数以每天三餐按照 1/5、2/5、2/5，或 1/3、1/3、1/3，或 30%、40%、30%的比例分配，举例如下。

早餐：低脂牛奶（240ml）+1 个鸡蛋+2 个花卷（50g 普通面+50g 麦淀粉）。

午餐：米饭 25g+淀粉类 75g+瘦肉 50g+叶类蔬菜 250g。

晚餐：米饭 25g+淀粉类 75g+瘦肉 50g+瓜类蔬菜 200g。

加餐：200g 苹果。

全日用油 40g，全日用盐 3～5g。

3. 功能康护

（1）训练目的　血液透析内瘘的护理：保护内瘘一侧上肢的静脉，避免静脉穿刺和输液；内瘘术后观察血管是否通畅，手术部位有无出血或血肿；避免术肢受压，不穿紧袖衣服，不在术肢测血压，不能用内瘘血管抽血、注射或输液；早期功能锻炼，促进瘘管成熟。

（2）训练方法　坚持不懈地锻炼，舞动生命线（指尖运动、腕部运动、握拳运动）。

① 指尖运动（术后 24h）：将内侧手指放在支撑上模拟弹钢琴的动作；以拇指为中心其余

四指分别作对指动作；将手掌直立向大拇指的方向进行运动。

② 腕部活动（术后 3～7d）：手心向下，将前臂置于桌子边缘，手部悬空，逐渐自上抬起后回落至桌面平直；手心向上，向身体方向缓慢抬起；手心向下，做开门把手的动作直到手心向上。

③ 握拳运动（手术 7～10d 后或拆线以后）：动静脉内瘘侧的手，握弹力球或类似的物品，另一只手，放于动静脉内瘘肢体的上臂，进行压迫；握拳—压迫—松拳，为一小节。

有条件者可用非热康谱内瘘治疗仪照射内瘘侧的手臂。

4. 心理康护

慢性肾衰竭患者长期透析治疗，治疗费用昂贵，心理压力很大，会出现各种情绪反应，如抑郁、恐惧、绝望等。国际肾脏病学会与国际肾脏基金联盟联合决定，从 2006 年起每年 3 月份第二个星期四为世界肾脏日，目的就是要关注肾脏疾病，关爱肾脏病患者。具体包括耐心倾听患者的需求，进行个性化健康教育，调动一切积极因素，帮助其建立战胜疾病的信心，鼓励多参加社会活动，做力所能及的工作，甚至重返社会，减少经济负担，体现自我价值。

5. 并发症预防

（1）心血管病变　包括高血压、左心室肥厚、心力衰竭、心肌梗死、尿毒症性心肌病、心包病变、血管钙化和动脉粥样硬化等。

① 高血压。控制目标：当尿蛋白＜1g/d 时，血压应＜130/80mmHg；当尿蛋白≥1g/d 时，血压应＜125/75mmHg；并尽可能将尿蛋白降至＜1g/d，尽量避免收缩压＜110mmHg。

② 心力衰竭。急性发作时会出现呼吸困难、不能平卧、咳粉红色泡沫痰等症状。一旦出现类似症状，患者应尽量取坐位，双腿下垂以减轻心脏负担，并立即就医，全力配合医生，渡过难关。

（2）肾性贫血　通常情况下，慢性肾脏病在 3 期以后即会出现贫血。许多尿毒症症状与贫血直接相关，贫血会导致疲倦、乏力、怕冷、认知功能下降、头晕、厌食、失眠、抑郁、免疫功能下降等，而长期贫血又会造成众多心血管病变。对于肾性贫血，临床治疗主要靠药物，其次还有透析、输血等其他手段。

（3）矿物质和骨代谢异常　矿物质和骨代谢异常是一种全身性疾病，主要包括：高血磷、血钙代谢紊乱、继发性甲状旁腺功能亢进和肾性骨病等，需及时监测及治疗。

（4）离子紊乱及代谢性酸碱平衡紊乱　发生肾衰竭的时候，患者最先出现的是水、电解质、酸碱平衡失调。注意按医嘱定时监测及就医。

总之，如果在适当运动、科学饮食的基础上，能够积极治疗原发病，早期防治并发症，就可能长期维持肾功能在稳定的状态，保证良好的生活质量。

6. 做好自我监测

① 患者准确记录每天的尿量和体重。

② 掌握自我监测血压的方法，每天定时测量，慢性肾功能不全 1～4 期者确保用药期间血压控制目标为＜130/80mmHg，慢性肾功能不全 5 期者＜140/90mmHg。

③ 合并糖尿病者定期监测血糖，控制目标为空腹血糖 5～7.2mmol/L，糖化血红蛋白＜7%。

④ 监测体温变化。

⑤ 定期复查血常规、尿常规、肾功能、血清电解质等情况，其中尿蛋白、血肌酐、肾小球滤过率的理想控制目标为：尿蛋白<0.5g/24h，血肌酐升高速度<50μmol/（L·年），肾小球滤过率下降速度<4ml/（min·1.73m^2）。

7. 就医提醒

一般每1～3个月返院随访1次，出现下列情况时需及时就医：体重迅速增加超过2kg、水肿、血压显著增高、气促加剧或呼吸困难、发热、乏力或虚弱感加重、嗜睡或意识障碍。

第八章
恶性肿瘤的营养与康复

第一节
肺 癌

一、疾病概况

(一) 肺癌概述

肺癌是世界上发病率和死亡率较高的恶性肿瘤，每 3～4 个因为癌症死亡的患者中就有 1 个是肺癌患者，而全球肺癌病例中，约有三分之一在中国。而晚期肺癌患者占总体肺癌人群的 70%以上。

世界卫生组织（WHO）将肺癌定义为起源于呼吸上皮细胞（支气管、细支气管和肺泡）的恶性肿瘤，是最常见的肺部原发性恶性肿瘤。根据组织病变，肺癌可分成小细胞癌和非小细胞癌。发病高峰在 55～65 岁，男性多于女性，男女患病比例约为 2.1∶1。

肺癌的病因主要有以下几点。

（1）吸烟　是引起肺癌最常见的原因，约 85%肺癌患者有吸烟史。吸烟与肺癌之间存在着明确的关系，开始吸烟的年龄越小、吸烟的时间越长、吸烟量越大，肺癌的发病率和死亡率越高。

（2）职业致癌物质　已被确认的致癌物质包括石棉、砷、双氯甲基乙醚、多环芳香烃类等。

（3）空气污染　室外城市中的工业废气、汽车尾气等都有致癌物质，室内被动吸烟、不完全燃烧物和烹调时加热所释放出的油烟雾也是不可忽视的致癌因素。

（4）电离辐射。

（5）遗传和基因改变。

(二) 临床表现

咳嗽为最常见症状。早期常出现刺激性咳嗽，咳嗽声呈高金属音，继发感染时痰量增多，呈黏液脓性，同时可能会伴有持续性痰中带血。如侵犯大血管可引起大咯血，全身一般表现为消瘦、食欲缺乏、乏力、发热、恶病质等。

二、防治要点

(一) 预防要点

1. 戒烟、防烟

无疑，戒烟是肺癌预防中第一大要点。烟草污染的环境导致肺癌发生的风险同样不可小觑。在家或在工作场所接触二手烟的非吸烟者，发生肺癌的风险增加了30%。近年来，三手烟暴露与肺癌的关系也在体外实验和动物实验中有所证实。研究已经明确三手烟内包含PM2.5等多种有毒物质，可对人体构成多种危害。所以，远离烟草污染的环境也是肺癌预防的一大要点。

2. 防止空气污染

室内空气污染物也与肺癌的发生相关，在我国室内空气污染物主要来自使用生活物质，如木材、木炭、秸秆、煤和其他固体燃料在不通风的室内进行烹饪或取暖。我国南方地区烹饪油烟是最主要的室内空气污染物之一，烹饪时通风不良会增加患肺癌的风险。所以，应尽可能减少室内的空气污染物。

3. 防治呼吸道疾病

既往研究表明，多种呼吸系统疾病均与肺癌的发生、发展存在一定联系。特别是慢性阻塞性肺疾病一直被认为是肺癌的主要危险因素之一。故应积极预防呼吸系统疾病。

4. 饮食

饮食模式分析中发现西方饮食模式（高热量、高脂肪）与肺癌风险增加有关。而膳食纤维和益生菌的摄入可以降低肺癌风险，并观察到膳食纤维和酸奶的摄入量在降低肺癌风险上有潜在的协同作用。故健康的饮食模式也是肺癌预防的要点。

(二) 治疗要点

肺癌治疗手段很多，外科治疗是早期肺癌的最佳治疗方法。有计划、合理地应用手术、化疗、放疗和生物靶向等治疗手段，以期达到最大限度或根治控制肿瘤，提高治愈率，改善老年人生活质量，延长老年人生存期的目的。

三、康复护理

(一) 一般康护

1. 合理安排休息

注意改善劳动和生活环境，防止空气污染，特别是粉尘及有害气体吸入。告诉患者戒烟，使患者懂得防治慢性肺部疾病对肺癌防治的积极意义。

2. 不去人多和空气污染场所

在病毒、细菌性疾病流行季节应减少外出。

3. 进行适当体育锻炼

如散步、慢跑、上下楼梯、蹲起运动，以增加肺活量，提高机体抗病、防病能力。

4. 多饮水

癌症患者活动量少以及某些抗癌药物有神经毒性，使肠蠕动变慢而导致便秘。多饮水，每天约 2000ml。

（二）特殊康护

1. 安全用药

（1）用药原则　临床上可供选择治疗肺癌的化疗方案有许多。化疗方案需严格遵医嘱，按疗程、个体化使用。

（2）药物常见不良反应

① 骨髓抑制：骨髓抑制是多数化疗药的常见毒性反应，大多数化疗药均可引起不同程度的骨髓抑制，使周围血细胞数量减少，骨髓抑制通常发生在化疗后。

② 恶心呕吐：化疗导致的消化系统不良反应最主要表现为恶心、呕吐，因此在化疗期间对患者应用止吐剂具有重要作用。化疗期间出现呕吐，应注意呕吐的次数、量及颜色，及时就医治疗。

③ 脱发：化疗导致脱发，往往发生在用药后 1～2 周，2 个月内最为显著，化疗停止后会长出新发。通常在停药后 1～2 个月头发开始再生。开展健康教育，避免因脱发导致心理障碍。

④ 口腔溃疡：口腔溃疡是化疗常见的不良反应。保持口腔清洁，口腔每天护理 2 次。

（3）用药护理

① 在化疗期间要注意定时检查血常规，防止感染；注意保持口腔、肛周及会阴部清洁，观察体温变化，注意观察皮肤有无出血点、破溃损伤。及时发现感染征象，血小板减少时应防止出血，减少活动，当出现头痛、恶心、意识模糊等症状，应警惕颅内出血的可能，及时给予相应的处理。

② 按医嘱用药预防和治疗恶心呕吐：遵医嘱使用药物干预有一定的疗效。穴位按压，基于经络学理论，通过刺激局部或全身的穴位，疏通全身经络，可达到健脾胃、调气血、疏经络的目的，以减轻恶心、呕吐症状。临床化疗患者穴位按压常取内关、合谷、神阙、足三里、中脘等穴位，根据按压部位分为局部按压和全身按压，其中局部按压在临床应用较广泛，局部按压又以耳穴按压为代表。

③ 化疗相关胃肠道不良反应与饮食结构及特殊食物的摄入有关，注意减慢进食速度、减少过于辛辣刺激的食物的摄取，避免在进食时饮水，在感到饥饿前进食，保持食物和用餐环境无异味等。

④ 通过头皮止血带或冰帽局部降温防止药物循环到毛囊可预防脱发。注药前 5～10min，头部放置冰帽，注药后维持 30～40min，可防止药物对毛囊刺激，有防脱发作用。

（4）指导自我监测

① 定期进行 CT 检查，对比肿瘤形态、大小变化等，随时监控病情发展并评估治疗效果。

② 定期进行肿瘤标志物检查，出现指标异常升高应及时就医，防止延误治疗时机。

③ 化疗中随时监测血常规以及其他相关器官功能，如肝、肾功能。每周监测血常规 1～2 次。

2. 营养康护

① 患者饮食宜清淡，进食易消化、含纤维素少的流质、半流质食物。食谱宜多样化，少食多餐，进食富含优质蛋白、高热量、高维生素食物，如牛奶、鲜鱼、瘦肉、鸡蛋、豆类制品等。

② 增强机体免疫力，多食黄鱼、山药、甲鱼等。咳嗽、痰多者，多食萝卜、枇杷。咯血者宜吃莲藕、甘蔗、梨、鲫鱼等。

③ 减轻放疗、化疗不良反应，宜多吃蘑菇、龙眼肉、核桃、苹果、绿豆等。口服生姜片，饮用薄荷茶、橙汁或葡萄汁等可减轻恶心、呕吐等不适症状。

④ 忌辛辣、刺激、油腻、黏滞生痰食物，如葱、蒜、韭菜、油煎类、烧烤类等。

⑤ 药膳对于化疗患者来说也是更为适合，中药固本培元，不仅有滋养身体的作用，而且配合化疗增效减毒，在治疗的过程中更有助于身体的恢复。

a. 人参：临床实验证明，人参皂苷 Rg3 对多种实体瘤的抑制率达 60%，其中对肺癌转移抑制率为 70%。

b. 灵芝：具有改善人体免疫系统的作用，灵芝提取物中有多种灵芝酸和多糖能提高自身免疫能力。

c. 黄芪：中药黄芪中的黄芪多糖对于癌症患者来说，也有显著帮助患者增强非特异性免疫力和体液免疫功能的作用。

3. 功能康护

（1）训练目的　呼吸功能锻炼对于肺癌患者提升肺功能具有重要的意义。

（2）训练方法

① 腹式呼吸：这是一种正常且有效的呼吸法，又称横膈膜呼吸法。患者行腹式呼吸，呼气时让横膈膜上下移动，使得腹腔压力增加，将脏器挤到下方，从而引起腹部膨胀，吐气时横膈膜会高于正常水平，进行深呼吸时，容易将肺底二氧化碳呼出，从而改善肺功能。

具体做法：放松肩部，将手放在上腹部或肋骨旁，吸气时应感受到腹部和两边肋骨向上升起，呼气时则自然放松回原位。注意呼吸时不应刻意隆起腹部。可由仰卧或半卧姿势开始尝试，当能应用自如时，则改为坐起或站立。

注意事项：呼吸节律应缓慢、深长。避免用力呼气或呼气过长，以免发生喘息、憋气、支气管痉挛。如有呼吸困难或胸闷憋气等不适症状应暂停练习。腹式呼吸和缩唇呼吸结合在一起练习效果更好。患者在经鼻吸气的同时，腹壁尽量凸起，膈肌收缩，经嘴呼气时腹壁内收，膈肌松弛。

② 缩唇呼吸：具体方法请详见第六章第二节。

③ 吹气球（或笛子、葫芦丝等乐器）进行功能锻炼。具体方法：先深吸一口气，对着气球口慢慢吹，直到吹不动为止。

注意事项：吹气球不在于吹得快，也不在于吹得多，只要尽量把气吹出就可以。一般每天吹5～6次，不要过于勉强，患者要根据自己的身体状况量力而行。早期进行吹气球等锻炼，对肺癌患者是很有必要的。如果身边没有气球，可在玻璃瓶中装入半瓶水，然后插一个吸管，对着吸管吹气泡也可达到同样的效果。

4. 心理康护

晚期肺癌患者有很多需求受到限制，进而影响到情绪和行为，因此必须要认真对待患者的需求，满足患者的各种需要。

求生是癌症患者最强烈的需要，他们渴望继续感受生命的价值，需要人们的理解和支持。因此亲友们要对老人体贴、细心地照顾，经常陪伴老人，使老人感到温暖，给老人以鼓励，使之感到处处有温馨和关爱，坚定战胜疾病的信心，积极主动地配合治疗。

肺癌晚期患者最大的特点是呼吸困难、憋喘加重，导致患者生活质量低下。患者可能出现烦躁、易怒、悲观失望、失眠，甚至出现自杀倾向，家人应及时了解患者思想变化，及时发现问题，并给予相应的处理。

5. 并发症预防

（1）呼吸道并发症　如痰液潴留、肺不张、肺炎、呼吸功能不全等。尤以年老体弱者、原有慢性支气管炎、肺气肿患者发病率较高。手术患者因不能做有效咳嗽，痰液留积造成气道阻塞、肺不张、呼吸功能不全。预防在于鼓励督促其作深呼吸及用力咳嗽以有效地排痰，并发肺炎者应积极抗炎治疗，出现呼吸衰竭时，常需机械辅助呼吸。

（2）癌症转移　随着病情的发展，可发生肝转移，表现为食欲减退、肝区疼痛、肝大、黄疸和腹水等；骨转移，表现为局部疼痛及压痛，常见骨转移部位包括肋骨、脊椎、骨盆及四肢长骨；脑转移等。

（3）心血管系统并发症　老年患者常伴有隐性冠心病，病情加重、手术创伤等多种刺激可促使其急性发作。

6. 就医提醒

肺癌的早期发现、早期诊断、早期治疗至关重要。对于有疑似肺癌临床表现者应及时就诊，以明确诊断。当出现以下临床表现时应警惕肺癌发生的可能，要及时就医：持续性无痰或少痰的刺激性咳嗽；痰血或咯血；气短或喘鸣，听诊时发现局限或固定性哮鸣音；发热且抗生素治疗效果不佳；不明原因的体重下降。

术后无临床症状或症状稳定者治疗结束后前3年的患者，3～6个月随访一次；治疗结束后第4年开始，每年随访一次。局部晚期非小细胞肺癌放疗、化疗后，无临床症状或症状稳定者治疗结束后前3年的患者，3～6个月随访一次；治疗结束后第4、5年，6个月随访一次。

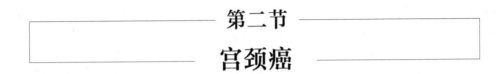

第二节
宫颈癌

一、疾病概况

（一）宫颈癌概述

宫颈癌是原发于宫颈部位的恶性肿瘤，是常见的妇科恶性肿瘤之一。宫颈癌中的癌组织主要以直接蔓延的方式向邻近组织和器官扩散转移，也可通过淋巴转移，血行转移极少见，晚期可转移至肺、肝或骨骼等。

在临床中引起宫颈癌的原因非常多，主要有以下几个方面。

1. 人乳头瘤病毒（HPV）感染

相关研究发现，16、18 型 HPV 与宫颈癌的发生密切相关。大多数情况下，HPV 感染可以被人体免疫系统清除，只有少数女性因持续感染高危型 HPV，会导致宫颈癌前病变并发展为宫颈癌。所以目前在临床中，一般建议患者做宫颈癌筛查，主要筛查的项目就是人乳头瘤病毒和液基细胞学检查。

2. 遗传因素

宫颈癌患者一般都有家族遗传史，所以要考虑宫颈癌可能与患者的遗传基因有关。

3. 性行为及分娩次数

多个性伴侣、初次性生活小于 16 周岁，早年分娩、多产与宫颈癌发生有关。与有阴茎癌、前列腺癌或其性伴侣曾患宫颈癌的高危男子性接触的妇女，也易患宫颈癌。

（二）临床表现

宫颈癌早期无明显临床症状和体征，仅在普查或其他原因作妇科检查时偶然发现。患者主要表现为接触性出血和阴道不规则出血。其中接触性出血和绝经后阴道出血是宫颈癌患者的主要症状。其次，可表现为阴道分泌物增多，分泌物呈白色稀薄、水样、米泔样或血性，有腥臭味。当癌组织破溃感染时，分泌物可为脓性，伴恶臭。晚期宫颈癌由于癌肿的浸润、转移，可出现相应部位乃至全身的症状，如出现尿频、尿急、消瘦、乏力、贫血等症状。

二、防治要点

（一）预防要点

宫颈癌作为一种病因明确的疾病，是可以预防的恶性肿瘤。

① 推广 HPV 预防性疫苗接种（一级预防）。宫颈癌主要是由于高危型 HPV 持续感染所

致，接种预防性 HPV 疫苗可以有效降低持续性 HPV 感染和 HPV 相关临床疾病。不同人群可根据相关医务人员建议选择接种双价、四价、九价 HPV 疫苗。

② 普及、规范宫颈癌筛查，早期发现（二级预防），及时治疗高级别病变，阻断宫颈浸润癌的发生（三级预防）。宫颈癌早期筛查的方法：宫颈/阴道细胞学筛查和 HPV 检测。HPV 检测主要是取宫颈分泌物，检查是否有 HPV 病毒，特别是高风险 HPV 亚型感染。由于宫颈癌筛查的普及，得以早期发现和治疗宫颈癌和癌前病变，其发病率和死亡率明显下降。

③ 开展预防宫颈癌知识宣教，提高预防性疫苗注射率和筛查率，建立健康的生活方式。注意个人卫生，谨慎性行为，避免多次流产及分娩，减少人乳头瘤病毒感染的机会。平衡膳食、加强锻炼，增强机体免疫力，可以消除病毒持续感染的状态，同时要尽量避免吸烟。

（二）治疗要点

治疗方案有手术治疗、靶向药物、放射治疗、化学治疗等。早期宫颈癌可首选外科手术，中晚期宫颈癌首选放射治疗。具体手术治疗方案的选择主要是根据肿瘤的病理类型、大小、期别等，结合患者的身体状况、年龄、生育需求，选择合适的手术方案。

局部晚期宫颈癌的最佳治疗方法是同步化疗与盆腔放疗。经典疗法是一周一次静脉使用顺铂和体外照射联合腔内短距离放射治疗。顺铂、卡铂、紫杉醇、异环磷酰胺和托泊替康等对晚期宫颈癌或转移癌有效。其中顺铂是治疗晚期宫颈癌最有效的化疗药物。

三、康复护理

（一）一般康护

① 治疗间歇期容易产生疲乏感，应注意适当的休息；体能允许的时候，尽量避免久坐或长期卧床；手术或放疗、化疗结束后尽快恢复到以前的日常活动。

② 保持环境安静、整洁、温湿度适宜。日常应该注意会阴部卫生，时刻都保持干爽与清洁，内衣裤与其他衣物分开清洗。

③ 饮食中应该保持清淡饮食，食用富有营养的高蛋白、高维生素的食物，如新鲜水果、蔬菜。注意忌烟酒、辛辣刺激食物和生冷、油腻、厚味饮食，保持大便通畅。

④ 多饮水、勤排尿、预防尿路感染、预防便秘；保持充足睡眠，少熬夜，尽量减少压力。若肿瘤患者疼痛明显，影响睡眠，建议给予适量止痛药物，不让疼痛影响患者生活质量。

⑤ 养成良好的生活方式。不良生活方式和作息习惯，如经常熬夜、情绪波动比较大，压力比较大或是抽烟、喝酒等不良习惯的刺激等，不利于疾病的康复。

（二）特殊康护

1. 安全用药

（1）用药原则　一定要在医生的指导下用药，特别是化疗药物。

（2）药物常见不良反应　经典疗法中使用到的化疗药物相关不良反应同第八章第一节，常见不良反应如骨髓抑制、血细胞减少、肾毒性、神经毒性等。现以宫颈癌最常用的 PD-1 抑制剂——帕博利珠单抗为例。帕博利珠单抗属于癌症免疫疗法，是通过激活免疫反应来产生抗癌作用。与免疫相关的不良反应有免疫性肺炎、免疫性结肠炎、免疫性肝炎、免疫性内分泌疾病，如垂体炎、甲状腺功能紊乱等；与免疫不相关的不良反应有疲劳、咳嗽、恶心、皮疹、瘙痒、食欲降低、便秘、关节痛或腹泻等症状，基本在患者耐受范围内。

（3）用药护理

① 应多与医生沟通，每日监测病情的变化，当出现严重的新发症状，包括严重呼吸困难、缺氧等，应永久停药，采取半卧等舒适体位，有利于呼吸和痰液的排出，并及时就医。

② 可通过观察粪便的颜色、性质、量，抽检血液和粪便，影像学等检查来确定不良反应情况。轻度腹泻可以服用洛哌丁胺、蒙脱石散等止泻药，如果每日水样便次数多于4~6次，或伴腹痛、便血、恶心、夜间发作频繁，严重时出现虚弱、脱水、体重减轻等症状必须及时就医，遵医嘱对症处理，并及时补充水分和电解质。饮食以低脂肪、高蛋白、高热量、低纤维食物为主。排便次数增多时进行肛周皮肤护理。

③ 接受免疫治疗的患者在每个治疗周期前都需要检测肝功能，以评估是否有肝炎症状或体征。定期复测肝功能，指标正常后可恢复肿瘤免疫治疗。避免食用粗糙、坚硬、油炸和辛辣食物，以免损伤食管黏膜诱发出血。

④ 甲状腺功能减退：患者出现怕冷、疲乏、精神萎靡、食欲不振、低血糖、恶心呕吐等症状，医生会建议患者出院后定期监测血电解质和甲状腺功能指标，注意患者的行为和精神变化，若出现异常症状时，应及时就诊给予相应处理。

⑤ 流感样症状护理：居住环境应勤通风，保持空气清新，尽量保持温暖。多饮水，每日饮水量达2000ml。注意体温监测，如有低热，可行物理降温，如体温达38.5℃以上，则需复查，以排除感染的发生，必要时及时就医。注意休息，保持体力，饮食上以清淡为宜。

⑥ 皮肤护理：用药后注意观察皮肤情况，不能挤压局部水疱或丘疹部位，以免破溃发生感染。剪短指甲，防止搔抓增加感染机会，保持全身皮肤清洁完整，可使用中性肥皂清洗，避免热水烫洗，选择柔软宽松的棉质衣服，保持床单整洁干燥。外出时，注意避免日光直晒，以免加重皮肤不良反应。使用手纸要动作轻柔，轻轻擦拭，必要时可采用油剂软膏涂抹。

2. 放疗康护

（1）放疗前

① 心理安慰：宫颈癌患者多为年老患者，她们对疾病了解不多，加上本病的一些特殊表现（如阴道流血、异味等），可给患者带来巨大的精神压力，影响本人及家庭的正常生活。患者可出现羞于启齿、恐惧、抑郁、愤怒、绝望等情绪反应，这些消极情绪可对机体的免疫功能产生抑制作用，使癌细胞生长活跃，病情加重，形成恶性循环。因此，安慰患者，讲解有关放疗知识，消除患者的顾虑，增强治疗信心，使其建立起战胜疾病的信心是十分重要的。

② 健康指导：嘱其保持照射野标记清晰，切不能私自涂改。告知患者保护照射野皮肤对预防皮肤反应的重要性。告知照射野皮肤不宜用肥皂、粗毛巾及热水擦洗，局部不可涂酒精或刺激性油膏，不可在照射部位贴胶布，避免阳光直晒。要选用全棉柔软、宽大、吸湿性强的内衣裤，避免粗糙衣物摩擦。保持会阴及肛周的清洁干燥，避免湿性皮炎的发生。治疗前一天进流质饮食，口服聚乙二醇电解质散排空肠道，必要时灌肠。治疗前备皮、更衣、留置尿管，准备糖水预防低血糖反应。

（2）放疗期间

① 体外照射康护要点：坚持阴道冲洗，注意患者全身反应，定期检查血常规。准备好无菌填塞纱布条，以防大出血患者的急需之用。对填塞后的出血患者应注意有无继续出血现象，必要时配合应用局部止血药物。注意并发症的护理，如放射性直肠炎、放射性膀胱炎。再次嘱患者保护照射野皮肤清洁和干燥，避免局部刺激和擦伤。

② 腔内治疗的康护要点

a. 治疗时协助患者、家属配合医生，患者对疼痛不能耐受，可提醒家属，请医生行止痛处理。

b. 治疗结束后患者无不适症状方可离院。照护患者时，注意观察其排尿情况及有无出血情况，如排尿困难超过 4h 或阴道流血，应及时告知主管医生予以处理。

c. 鼓励患者多饮水、少食多餐，如胃肠道反应严重可补充液体，下腹痛、体温高应考虑盆腔腹膜炎的发生，及时告知医生进行处理。

③局部皮肤康护。告知患者选择宽松、柔软、吸湿性强的全棉内衣、内裤；保持照射部位的清洁、干燥，清洗时应轻柔、勿用力涂擦，禁止使用肥皂、沐浴乳，禁用碘酒、酒精化妆品等刺激性消毒剂，避免冷热刺激。皮肤有脱屑时禁止挠、撕、揭。保持照射标记清晰。出现放疗皮肤反应告知医生对症处理，切勿自行用药。

（3）放疗后　放疗后 3～6 个月根据患者情况坚持每日阴道冲洗一次，预防阴道狭窄、粘连的发生。半年内创面未愈合前应避免性生活。告知患者保持会阴清洁的重要性，指导其学习阴道冲洗的方法。教会患者增加舒适的方法，给以舒适卧位，鼓励以乐观心态面对现实，保持开朗豁达的心态。指导患者合理安排休息与活动时间，劳逸结合。鼓励患者多饮水，增加排尿；帮助制定健康的饮食计划。嘱患者复查及监测血常规，发现问题及时就医。

3. 营养康护

（1）选择营养丰富的食物　宫颈癌饮食可选富含营养、能够提高免疫功能的食物。同时尽量食用优质蛋白，选择易消化、含维生素 C 和胡萝卜素较高的食物，尽量少食或不食辛辣刺激性食物。针对过敏体质患者，在用药期间应少食牛羊肉、海鲜类食品。

（2）注意营养的均衡　早餐可以是包子、馒头或者红薯等，搭配新鲜的蔬菜和水果。中餐可以适当添加优质蛋白含量比较高的食物，如鱼肉、鸡肉、鸭肉、蛋类、豆制品等，从而保证患者的营养。晚餐可以以粥类的食品为主，如五谷杂粮粥、小米粥、玉米粥等，搭配青菜，也可选取馒头作主食。每天合理搭配 2～3 种水果，使患者营养均衡。

（3）适当滋补　如果宫颈癌患者接受放疗、化疗期间出现白细胞减少的情况，或身体较弱的患者可选择进食滋补的食物，如阿胶、红枣、猪蹄、猪尾巴、牛尾巴等含胶原蛋白比较高的、利于骨髓造血细胞生长的食物。适量补充微量元素锌和硒，多食用豆制品补充植物性雌激素。

4. 功能康护

（1）训练目的　宫颈癌通常采用手术治疗，能够在一定范围内有效控制病情，缓解不良症状，但手术范围大，可能会导致膀胱功能障碍引起尿潴留。因此，为了减少尿潴留的发生，宫颈癌术后膀胱功能的锻炼和康复就显得很关键了。

（2）训练方法

① 一般运动：术后早期可在床上翻身及做下肢屈伸运动、缩肛运动，提升与收缩骨盆底

肌肉，坚持 10s，放松 4s，反复进行，每次锻炼 5min。

② 缩肛运动：在不收缩下肢及臀部肌肉的情况下自主收缩耻骨、尾骨周围肌肉，每天 4～6 次，每次收缩坚持 5～10s。

③ 排尿中断训练：每次排尿分几段（即排一下忍一下，再排一下忍一下），可锻炼膀胱内、外括约肌、逼尿肌的收缩和协调能力。

④ 腹肌的训练：行仰卧抬腿法，根据患者的实际情况量力而行，每天 3～4 次，每次锻炼 5min，以增加腹肌的力量。

5. 心理康护

同本章第一节。

6. 并发症预防

（1）贫血　由于阴道流血，治疗不及时可能会出现贫血，表现为头晕、乏力、虚弱、心慌气短、皮肤苍白等症状。患者注意自身监测，如流血量过多，需及时就诊，定期复查血常规。日常生活中，多进食含铁丰富食物，如红枣、动物内脏、阿胶等。

（2）感染　因宫颈癌导致阴道分泌物过多，易导致尿路感染、生殖系统感染的发生。日常生活中应保持会阴部干燥清洁，勤换卫生垫和内裤。注意监测体温及有无四肢酸痛等症状。

（3）血栓　由于盆腔肿瘤压迫和肿瘤本身的原因，患者容易发生下肢深静脉血栓，导致下肢水肿、疼痛、皮炎等，或发生肺栓塞而危及生命。患者应注意双下肢有无肿胀、疼痛、温度过高等症状，如出现异常，及时就诊。

7. 就医提醒

① 宫颈癌早发现、早诊断、早治疗，对于患者预后极其重要，高危人群需要定期进行宫颈癌筛查，比如 HPV 检查。

② 对于有性生活的女性，建议定期就医进行宫颈癌筛查。

③ 对于性生活时阴道异常出血、异常排液的女性，建议及时就诊，避免耽误疾病的诊治。

④ 对于宫颈癌术后患者，如果复查 HPV 阴性，可 3～6 个月复查一次，两年后 1 年复查一次。

第三节
直肠癌

一、疾病概况

（一）直肠癌概述

直肠癌是常见的消化道肿瘤之一。直肠癌的发病率随年龄的增长而逐步上升，尤其 60 岁以后直肠癌的发病率及死亡率均明显增加，男性稍微高于女性。直肠癌不仅有较高的发病率，而且死亡率也居高不下。目前我国直肠癌的防治水平虽有提高，但发展并不平衡，仍需进一步强调早期诊断及早期治疗的重要性。

1. 病因

直肠癌的病因还不是很明确，可能与以下因素有关。

（1）饮食习惯　长期进食高脂肪、高蛋白和纤维素低的食物，以及喜欢进食腊肉、腊鱼等腌制食物、油煎油炸的食物，会增加直肠癌的发病风险。

（2）遗传因素　家族里有家族性腺瘤性息肉病和遗传性非息肉病性直肠癌的患者，患直肠癌的概率明显高于正常人群，而且具有年轻化倾向。

（3）慢性肠道疾病　溃疡性结肠炎和克罗恩病也被认为是一种癌前疾病。长期慢性炎症刺激易增加癌变的机会。

（4）吸烟　长期吸烟会增加直肠癌的发病率。

（5）职业和缺少体育锻炼　活动量少的工作者和平时体育锻炼少的人发生直肠癌的可能性明显增加。

2. 诊断方法

通过体检可早期发现直肠癌，诊断方法主要有以下几种。

（1）大便隐血检查　检查大便里面是否有血，是一种简便、快速的方法，大便隐血试验可以从健康人群及高危人群中检出可疑直肠癌患者，因此大便隐血试验是目前直肠癌普查和筛检的最常用方法。

（2）直肠指检　是诊断直肠癌最直接和最重要的方法，约80%的直肠癌可在直肠指检时触及。

（3）纤维结肠镜检查　可以直接观察直肠内病变的部位、大小、形态，是诊断直肠癌最有效、可靠的方法，90%结肠癌、直肠癌患者通过纤维结肠镜检查而确诊。

（4）CT、核磁共振、腔内B超检查　有助于诊断。

（二）临床表现

直肠癌患者早期大多数没有特异性表现，很容易被忽视，随着时间的进展会出现下列表现。

1. 排便习惯改变

这是比较早出现的症状，排便习惯的改变是指以前每天拉一次大便，现在每天拉很多次大便，或是很久不拉大便，腹泻与便秘交替出现。

2. 直肠刺激症状

排便前常有肛门坠胀、里急后重和排便不尽的感觉，晚期会出现下腹疼痛。

3. 黏液血便

这是最常见的症状，80%～90%的人会出现血便，合并感染时会出现脓血便。

4. 肠梗阻

由于癌肿增大和累及肠管，引起肠腔狭窄，刚开始粪便变形、变细，慢慢会出现腹痛、腹胀、排便困难等症状。

5. 转移症状

当癌肿穿透肠壁，侵犯前列腺、膀胱时会出现尿频、尿急、尿痛、血尿、排尿困难等；若穿透阴道，可见粪便及血性分泌物从阴道排出；发生远处脏器转移时，会出现相应脏器的临床表现，如晚期出现肝转移时会出现腹水、黄疸、消瘦、水肿等。

二、防治要点

（一）预防要点

① 饮食宜多样化，养成良好的饮食习惯，不偏食，不挑食，避免进食腊肉、腊鱼等腌制食物、油煎油炸的食物，多进食新鲜蔬菜、水果等高纤维、高维生素食物，减少食物中动物脂肪的摄入。

② 防止便秘，保持大便通畅。

③ 高度重视定期的防癌普查工作，随时注意自我检查，提高警惕性，建议一般人群每年进行一次大便隐血试验检查，每 5 年进行一次结肠镜检查；积极防治直肠息肉、肛瘘、肛裂、溃疡性结肠炎及慢性肠道炎症；对多发性息肉、乳头状息肉，一旦诊断明确，应尽早进行手术切除，以减少癌变机会。

④ 戒烟限酒，积极参加体育锻炼。

（二）治疗要点

直肠癌的治疗必须采用以手术为主的综合治疗，辅以化疗、放疗及生物免疫、支持治疗等治疗方法。

1. 手术治疗

直肠癌的唯一根治方法是癌肿的早期切除。手术方式取决于癌肿的部位、大小、浸润深度，至少需切除距癌肿边缘上、下各 5cm 的肠段，包括局部淋巴结。

直肠癌根治术：a.局部切除术适用于早期瘤体小、分化程度高的直肠癌。b.腹会阴联合直肠癌根治术，即 Miles 手术，切除范围包括全部直肠、全直肠系膜、肠系膜下动脉及其区域淋巴结、肛提肌、坐骨直肠窝内脂肪、肛管与肛门周围 3~5cm 的皮肤、皮下组织及全部肛门括约肌，并在左下腹行永久性乙状结肠单腔造口。c.经腹直肠癌切除术则保留了肛门，没有造口。

2. 非手术治疗

非手术治疗包括化学药物治疗、放射治疗、中医治疗、基因治疗、靶向治疗、免疫治疗等。

3. 支持治疗

支持治疗包括补充营养与镇痛等。

三、康复护理

(一) 一般康护

① 休息与活动。规律生活，在休养的同时要注意适当的活动及运动，避免重体力劳动和增加腹内压的剧烈运动，如跳、跑、搬运重物等。

② 天气变化时要注意保暖，注意防止感冒、咳嗽，减少腹内压增加的机会。衣服应柔软、宽松、腰带处不宜过紧以免对造口产生压迫。

③ 保持心情开朗，多与社会接触、与他人交流，适当参与社会活动，身体状况允许的情况下可重返工作岗位，有利于身体康复。

(二) 特殊康护

1. 安全用药

（1）用药原则　遵从医师的处方服药，不滥用药物，不自行停药，不自行服用有毒的药物，加用药物须征得医师同意。不随意改变用药的时间和使用方法，一旦出现不良反应，可以先停药，停药后症状如仍不缓解，应及时去医院诊治。

（2）药物常见不良反应　化疗药最常见的副反应为可逆性胃肠道反应，如恶心、呕吐、腹泻、腹痛等。恶心呕吐时常伴有唾液分泌增加、心动过速、出冷汗、头晕眼花等症状。剧烈呕吐可导致嘴唇干燥、唾液黏稠、尿色暗黄、极度口渴等脱水症状。服用卡培他滨的患者除胃肠道反应外，还会出现手足综合征，表现为麻木、感觉迟钝、感觉异常、麻刺感、无痛感或疼痛感，皮肤肿胀或红斑、脱屑、水疱或严重的疼痛。还会有神经系统症状，如头痛、感觉异常、味觉障碍、眩晕、失眠等。同时，止吐药也会产生头痛、嗜睡、肌肉强直等不良反应。因此用药期间应严密观察上述症状，做好详细记录，对症状严重者应汇报医生，以便及时调整药物剂量和给药间隔时间。

（3）用药护理　术前辅助化学治疗有助于缩小原发灶，使肿瘤降期，提高手术切除率及降低术后复发率，术后化学治疗可杀灭残余肿瘤细胞，给药途径以静脉给药为主。静脉输注化疗药时，尽可能采用中心静脉输注，持续输注 $2\sim6h$，速度不能太快，严密观察药物的不良反应，避免发生药物外渗。对呕吐厉害及脱水患者要注意保持水电解质及酸碱平衡。使用化疗药期间，注意保暖，避免吹冷风、用冷水洗手、接触冰凉的物体，避免进食寒凉食物，以免加重化疗药所致的手足综合征的症状。避免去人多的地方活动，天气变化时及时添加衣服，防止感冒。

2. 肠造口的护理

（1）造口的观察

① 造口黏膜颜色：造口实际上是正常肠黏膜，所以正常造口的颜色就像嘴唇的颜色一样，

呈牛肉红或粉红色，表面光滑且湿润。

② 造口的形状：造口一般为圆形或椭圆形。

③ 造口的高度：理想的高度为突出腹壁皮肤 1～2cm，在贴造口用品时能较好地将造口周围皮肤保护周密，防止排泄物对肠造口边缘皮肤的不良刺激；若肠造口高度过于平坦，贴上造口用品后，其开口处与造口底板齐平，易使排泄物由肠造口旁渗透到皮肤，造成造口周围皮肤的损伤。

（2）选择合适的造口护理产品 造口护理产品包括造口袋和其他造口辅助用品。可根据造口情况和经济状况，选用不同类型的造口袋，如一件式造口袋或两件式造口袋。见图 8-1。

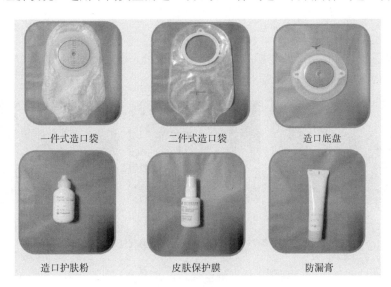

彩图

图 8-1 造口用品

（3）正确更换造口袋的步骤

① 用物准备：造口袋、小毛巾、盆、卫生纸、剪刀、测量尺、污物袋、纱布或棉花、其他造口辅助用品（造口护肤粉、皮肤保护膜、防漏膏等）。

② 摘除旧的造口袋：从上到下摘除造口袋，动作要轻柔，防止损伤皮肤，观察摘除的造口袋底盘的渗漏的位置，然后闭合贴造口袋减少异味，如图 8-2。

③ 清洗造口：使用温水彻底清洗，不要使用酒精、碘等消毒用品，使用柔软的卫生纸或毛巾轻柔擦拭，防止用力过猛损伤皮肤表皮，切记要擦干。如图 8-3。

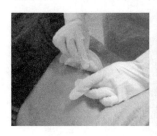
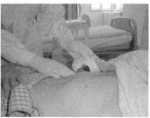
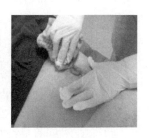

彩图

图 8-2 摘除造口袋   图 8-3 清洗造口

④ 观察造口：观察造口的颜色、大小，观察有无造口出血、狭窄、回缩、脱垂、造口疝等并发症，观察造口周围皮肤情况，有无红疹、破损等。如图 8-4。

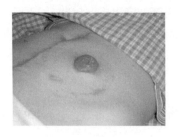

图 8-4　观察造口

⑤ 皮肤保护与异常情况的处理：根据造口周围皮肤情况，使用造口护肤粉、皮肤保护膜、防漏膏，建议常规使用。如图 8-5。

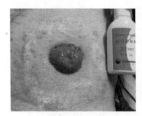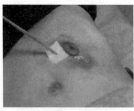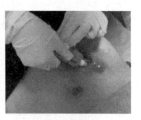

洒造口护肤粉　　　　　　涂或喷皮肤保护膜　　　　　　抹防漏膏

图 8-5　造口皮肤保护与异常情况处理

⑥ 测量造口：使用造口测量尺分别测量造口的长和宽。如图 8-6。

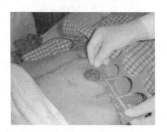

图 8-6　测量造口

⑦ 裁剪造口袋底盘：将测量的尺寸在造口底盘上做标记，沿标记小心裁剪，开口比造口大 2mm。如图 8-7。

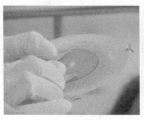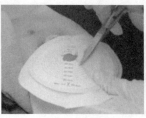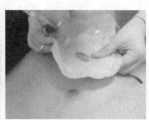

图 8-7　裁剪造口袋底盘

⑧ 贴造口袋底盘或造口袋：对好位置，从下到上粘贴，用手按压底盘，使之贴紧。如图 8-8。

⑨ 抚压底盘：用手在内圈抹拭，再抹拭外圈。如图 8-9。

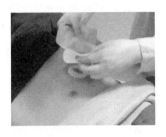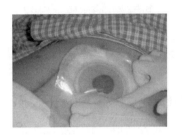

图 8-8　粘贴造口袋底盘或造口袋　　　　　图 8-9　抚压底盘

⑩ 封口：用夹子封闭造口袋。如图 8-10。

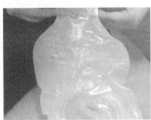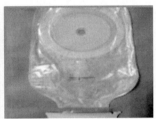

图 8-10　封口

（4）造口袋更换的注意事项　①严密观察造口及周围情况，预防造口并发症；②注意保护造口周围皮肤，预防为主；③及时排放袋内排泄物，排泄物至造口袋的 1/2 或 1/3 满即可排放；④造口底盘粘贴时间不是越长越好，一般为 5～7 天；⑤根据造口情况和经济条件选择合适的造口袋；⑥发现异常时及时去造口门诊就诊或咨询专业医护人员。

（5）肠造口灌洗

① 优点：a.指导永久性结肠造口患者进行结肠灌洗，可以训练有规律的肠道蠕动，养成定时排便的习惯；b.清洁，灌肠后 24～48h 内无粪便排出，不必使用造口袋；c.减少臭味，增强自尊和社交信心；d.由于排便的减少可减少对造口周围皮肤的刺激；e.节省开支，提高生活质量。灌洗的时间为术后 1 个月左右，放疗、化疗后 3～6 个月以后；需备有造口灌洗用具。

② 方法：a.去除造口用品，清洁造口及造口周围皮肤；b.连接灌洗装置，在集水袋内装入 500～1000ml 37～40℃温开水；c.润滑灌洗锥头，将灌洗锥头插入造口，使灌洗液经灌洗管道缓慢进入造口内，灌洗时间约 10～15min；d.灌洗液完全注入后，把管夹关紧，在体内尽可能保留 10～20min；e.开放灌洗袋，排空肠内容物。灌洗结束后需留意下次排便的时间，如灌洗后 48h 有大便排出，这就表明应该每 48h 灌洗 1 次。造口灌洗应定时进行，每天 1 次或每 2 天 1 次，最好长期进行。

3. 营养康护

①原则上饮食做到饮食规律、合理，以高蛋白、高维生素食物为主。

② 饮食搭配与卫生：注意粗、细粮和荤、素食物的合理搭配，不饮酒，不抽烟，多喝水，多吃水果和蔬菜，少吃有异味和产气多的食物（如葱、蒜和豆类食物），注意饮食卫生。要细嚼慢咽，避免吃东西太快。

③ 如造口患者没有糖尿病、肾病、胃病、心血管疾病等需要特别注意限制饮食的疾病时，可和正常人一样享受美味食品，避免进食洋葱、红薯等食物即可。

④ 肠造口术后初期，术后禁食，静脉补液；2～3 天造口排气后（待肠蠕动恢复后）可进流质食物，一周后给予半流质食物。选择易消化的少渣食物。

4. 心理康护

详细评估患者当前的身体及心理情况、营养状况、家庭及经济状况，当患者得知自己确诊为癌症时，尤其为直肠下段癌，需做永久性人工肛门，会产生焦虑、恐惧心理。患者由于身体结构改变、自身形象紊乱、心理压力大，对以后能否融入社会、适应社会有心理障碍。应详细了解患者病情及情绪，耐心细致地解释手术的必要性，解除患者思想顾虑及恐惧心理。

5. 并发症预防

（1）造口坏死　造口缺血坏死是造口术后早期常见并发症之一。正常的肠黏膜红润、有光泽，当发生缺血坏死时呈黑色或紫色，肠黏膜失去光泽。轻度坏死可保守治疗，用生理盐水纱布湿敷，一般创面可自行愈合。重度坏死需手术治疗。

（2）造口出血　早期造口出血通常发生在术后 72h 之内，一般不会造成严重后果，可用 1%肾上腺素溶液浸湿的纱布压迫或用云南白药粉外敷后用纱布压迫止血。更多的出血情况则可能是肠系膜小动脉未结扎或结扎线脱落，此时应拆开 1～2 针黏膜和皮肤缝线，找寻出血点加以钳扎，彻底止血。晚期造口出血常见于造口护理不当引起造口黏膜糜烂出血。护理造口时应动作轻柔，用软手纸轻轻擦拭造口，防止损伤黏膜。破损黏膜可以在清洗后涂抹造口护肤粉以促进愈合。

（3）造口水肿　术后 2～5 天可见造口黏膜水肿，一般不必特殊处理。如果造口黏膜水肿加重，呈灰白色，则应检查造口肠管血运是否良好，并用生理盐水溶液持续湿敷，加用红外线烤灯照射。

（4）造口狭窄　由于造口周围瘢痕挛缩，引起造口狭窄，观察患者是否有腹痛、腹胀、恶心呕吐、停止排气排便等症状，轻度狭窄者应在造口处拆线愈合后进行扩肛：患者食指戴指套，涂上润滑油，徐徐插入造口至第二关节处，停留 5～10min，每天 1～2 次。

（5）造口脱垂　与造口脱垂的相关因素有肥胖、腹内压增高及慢性阻塞性肺疾病等，轻度脱垂无须特殊处理，中度脱垂可手法复位后并用腹带稍加压包扎，重度脱垂需要手术处理。

（6）造口回缩　可能是造口肠段系膜牵拉回缩、造口感染等因素所致。轻度回缩时，可用凸面底盘的造口袋，严重者需要手术重建造口。

（7）造口旁疝　主要因造口位于腹直肌外或腹部肌肉力量薄弱及持续腹内压增高所致。指导患者避免增加腹内压，如避免提举重物、治疗慢性咳嗽和排尿困难、预防便秘，小而无症状的造口旁疝首先应采取非手术治疗，常用特制腹带或弹性腹带治疗，以减轻症状，提高生活质量。严重时需做手术修补。

（8）皮肤黏膜分离　常因造口局部皮肤坏死、缝线脱落或缝合处感染等引起。分离较浅者，可用水胶体敷料保护，再用防漏膏阻隔后粘贴造口袋；分离较深者，多用藻酸盐类敷料填塞，再用防漏膏阻隔后粘贴造口袋。

（9）粪水性皮炎 由于造口位置差、皮肤有褶皱，使造口袋与皮肤粘贴困难，或造口底盘裁剪过大及造口护理不当造成排泄物渗漏，腐蚀了造口周围皮肤。针对患者情况，指导患者选择合适的造口护理产品并正确地护理造口。

6. 就医提醒

每 3～6 个月定期到门诊复查，行化疗、放疗者，定期检查血常规，出现白细胞和血小板计数明显减少时，应及时到医院就诊。

第九章
其他常见疾病营养与康护

第一节
骨质疏松症

一、疾病概况

（一）骨质疏松症概述

　　人的骨骼由钙、磷、有机物质构成。骨骼是活的组织，不断地新陈代谢，有两支"队伍"一直在工作，分别是成骨细胞和破骨细胞。成骨细胞负责建设，破骨细胞在破坏，使新的骨质代替旧的骨质，旧的骨质被吸收。如果成骨细胞的建设作用强于破骨细胞的破坏作用，骨量就会增加，骨骼就会变得坚固。反之，吸收过多、过快，骨量就会减少，骨骼变得疏松，随着骨量的流失，再致密坚硬的骨头也会变得疏松以至于不堪一击。骨质疏松是静悄悄的流行病。

　　骨质疏松症是一种以骨量降低和骨组织微结构损坏为特征，导致骨脆性增加和易于发生骨折的代谢性骨病。骨质疏松导致的骨折危害巨大，是老年人致残和致死的主要原因之一，发生髋部骨折后一年之内，20%的人会死于各种并发症，约50%的人致残，生活质量明显下降，被称为"沉默的杀手"。正常与异常骨质比较见图9-1。

彩图

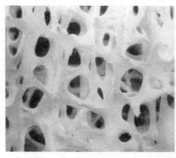

正常

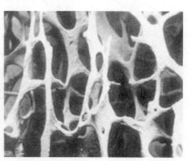

异常

图9-1　正常与异常骨质比较

导致骨质疏松症的主要原因有以下几点。

① 妇女过早绝经。

② 遗传因素、体形瘦小。

③ 钙质不足、缺乏运动。

④ 吸烟、酗酒、过量饮用咖啡或浓茶。

⑤ 长期服用某些药物，如类固醇、过量的甲状腺激素等。

由此可见，"瘦小老太太"尤其需要注意骨质疏松。

双能 X 射线吸收法（DEXA），DEXA 测量值是目前国际学术界公认的骨质疏松诊断金标准。DEXA 骨密度测量结果：T 值大于−1 正常，−1～−2.5 为骨量减少，小于−2.5 为骨质疏松。

（二）临床表现

1. 骨痛

轻者无症状，仅在 X 射线摄片或骨密度测量时被发现。较重者常诉腰背疼痛，或全身骨痛。以腰酸背痛最为常见，占疼痛者中 70%～80%。还有就是比较广泛的骨关节病，如肩背、颈部、髋部或腕、踝部酸痛，软组织抽搐，尤以小腿肌肉抽搐最明显，同时还感到全身无力。疼痛部位广泛，且疼痛程度与坐、卧、站立或翻身等体位有关，症状轻重不一。夜间休息的静息疼或翻身疼痛是骨质疏松症疼痛的特征性表现。症状与骨质疏松程度平行，有的呈长期性，早晚尤甚，也有发作几天至几个月的。

2. 驼背

驼背是骨质疏松症典型症状。

3. 容易发生骨折

骨折是骨质疏松症最常见和最严重的表现。

二、防治要点

（一）预防要点

1. 健康的饮食

（1）多摄入含钙量高的食物，主要是豆制品、奶制品和一些动物性食品、坚果类食品，如豆浆、核桃、杏仁、牛奶、鸡蛋、鱼、排骨。

（2）少食腌制食品，忌吃得过咸、嗜喝咖啡、饮酒、吸烟。

2. 积极的生活方式

（1）坚持适当的体育锻炼　运动锻炼有利于血钙向骨内输送和破骨细胞向成骨细胞转变，促使骨形成大于骨吸收，从而改善骨代谢，增强骨强度。

比较适合的运动有：力量训练，如水中行走等力量运动，可增强肌肉力量，可防止骨质疏松；负重的有氧运动，如散步、爬楼梯等负重运动可锻炼双腿的骨骼，减少骨质流失；柔韧性训练，如太极拳、太极剑、老年健身操等柔韧运动可以使身体保持平衡，防止摔倒，但应少做大幅度的运动，如弯腰、跑步等。

（2）规律接受日照　接受阳光照射有助于防治骨质疏松，但受体质所限，老年人如果晒得时间过长可能诱发皮炎、白内障、老年斑。晒太阳的时间段最好在每天下午 3 时以后到傍晚时分，每天半小时左右，在这一时段阳光中的紫外线偏低，能使人感到温暖柔和。

（3）保持健康体重。

（4）定期体检。

3.《防治骨质疏松知识要点》11 点提示

① 骨质疏松症是可防可治的慢性病。

② 人的各个年龄阶段都应当注重骨质疏松的预防，婴幼儿和年轻人的生活方式都与日后骨质疏松的发生有密切关系。

③ 富含钙、低盐和适量蛋白质的均衡饮食对预防骨质疏松有益。

④ 无论男性或女性，吸烟都会增加骨折的风险。

⑤ 不过量饮酒。每日饮酒量应当控制在标准啤酒 570ml、白酒 60ml、葡萄酒 240ml 或开胃酒 120ml 之内。

⑥ 步行或跑步等运动能够起到提高骨强度的作用。

⑦ 平均每天至少 20min 日照。充足的光照会对维生素 D 的生成及钙质吸收起到非常关键的作用。

⑧ 负重运动可以让身体获得及保持最大的骨强度。

⑨ 预防跌倒。老年人 90%以上的骨折由跌倒引起。

⑩ 高危人群应当尽早到正规医院进行骨质疏松检测，早诊断。

⑪ 相对不治疗而言，骨质疏松症任何阶段开始治疗都不晚，但早诊断和早治疗会大大受益。

（二）治疗要点

世界卫生组织推荐的关于骨质疏松症治疗的方法是：药物疗法、运动疗法、饮食疗法。其中运动疗法是基础，它在骨质疏松的预防和治疗中有着至关重要的作用，运动应该贯穿在人的整个生命过程中，就是采用药物疗法，也应当要以运动疗法为基础。

1. 改善营养状况

补充足够的蛋白质有助于治疗骨折。提倡低盐、高钙的均衡膳食。

2. 运动疗法

① 有氧运动：在身体条件允许的情况下坚持慢跑、徒步、太极拳、老年瑜伽等一些运动，这些能够增加缺少的骨量，并且还能使患者身体中的各关节更灵活。太极拳、八段锦等，能增加髋部及腰椎骨密度，增加肌肉力量，改善韧带及肌肉、肌腱的柔韧性，增强平衡能力，降低跌倒风险。

② 抗阻练习：一般情况下，还可以在家中进行一些抗阻的练习，比如臂力器、哑铃等。

这些运动能够使老人达到一个抗击重量的练习，并且很大程度上加强身体的肌肉功能和增加骨量，从而促进骨骼的正常化。

③ 振动训练：站在振动仪上维持或进行相关动作的练习，接受振动刺激来提高肌肉力量水平，改善平衡能力和肌耐力，对骨骼密度的增长有积极作用。

④ 对于身体基本条件差、骨质疏松性骨折风险高、椎体骨质疏松骨折及不能耐受较高强度的人，可以选择较低冲击性训练如水中运动、太极拳、平衡及步态训练等。

⑤ 如果已发生骨质疏松性骨折，早期应在保证骨折断端稳定的前提下，加强骨折邻近关节被动运动，如关节屈伸等及骨折周围肌肉的等长收缩训练等。后期以主动运动、渐进性抗阻运动及平衡协调与核心肌力训练为主。

总之，运动疗法需要遵循个体化、循序渐进、长期坚持的原则，运动过程中特别注意防止跌倒。

3. 药物疗法

骨质疏松症使用钙剂及维生素 D 作为基础的药物治疗，与骨吸收抑制剂或骨形成促进剂联合使用，如阿仑膦酸钠、唑来膦酸、依降钙素，绝经期女性可补充雌激素或孕激素。有疼痛者可服阿司匹林、吲哚美辛（消炎痛）等药。但是，使用药物前一定要到正规的医院进行检查，明确自己应该使用的药物类型，在医生指导下进行药物治疗。

三、康复护理

（一）一般康护

1. 体位与休息

当骨质疏松症出现疼痛时采取正确的体位，可缓解疼痛。剧烈疼痛时，应卧床休息数天到一周左右，使用硬板床，仰卧位时应在双下肢下垫一个软枕，软枕的高度以感到舒适为宜，这样双胯及双膝处于轻微的弯曲状态，可以使全身肌肉放松，从而减轻疼痛。在侧卧位时，应使腰椎在同一水平线上，可以在腰的后面垫一个枕头，下肢保持胯部和膝盖的弯曲；俯卧位时床垫要平，以免腰部过度向后伸展造成了腰椎局部压力过大，加重疼痛。疼痛消失后即应开始锻炼并逐日增加活动量，疼痛剧烈者可佩戴支架。

2. 饮食护理

① 合理选择和搭配食物，主食应以米、面、杂粮为主，注意粗细搭配，副食以高蛋白质、低脂肪饮食为主，尽可能做到食物多样化并能满足人体对各类营养的需求。

② 多食富含钙的食物，如奶制品、鱼类、虾蟹、坚果类、青菜等，每天喝 2 杯牛奶可有效预防骨质疏松。

③ 多摄入富含维生素 D 的食物，如沙丁鱼、动物肝脏、蛋黄和瘦肉，也可以加用适量的鱼肝油，但需注意不能过量摄入。

④ 多摄入富含维生素 K 的食物，如绿色蔬菜、纳豆、海藻等。

温馨提示：食盐摄入过量、吸烟、酗酒、饮用过多咖啡和碳酸类饮料等，均不利于骨质疏松的预防，应注意避免；含磷高的食物（如过多的粗粮、过多的豆类等）也应当适量限制；含草酸多的蔬菜如菠菜、苋菜、空心菜等最好用开水焯过之后再加工食用。

3. 活动与环境

避免跌伤，厕所应安装扶手，做好安全防范。

（二）特殊康护

1. 安全用药

（1）用药原则　根据医嘱给药，正确掌握给药方法，密切观察药物的不良反应。

（2）药物常见不良反应

① 钙剂服用不当，易形成肾脏结石。

② 性激素服用不当可造成阴道出血，雄激素可造成肝损害。

③ 服用二膦酸盐对食管有刺激可导致口咽部溃疡、食管炎、食管溃疡和食管糜烂等情况。

④ 服用降钙素的常见不良反应有食欲减退、恶心、颜面潮红等。

（3）用药护理

① 补钙是治疗骨质疏松的基础。各种钙片制剂含钙量不一，应选择含元素钙量高、吸收率高、不良反应少者。分次饭后服用比一次空腹服用效果好。通常钙剂没有不良反应，个别有便秘、腹胀，补钙过多可能引起高钙尿症，易形成泌尿系结石，注意多饮水。1, 25-二羟维生素 D_3 可以促进小肠钙吸收和骨的矿化，更适合老年人，建议老年人 600～800U/d。维生素 D 与钙剂联合用药可加强疗效。

② 鲑鱼降钙素喷鼻剂的使用注意：鲑鱼降钙素鼻喷剂的主要成分是鲑鱼降钙素。其主要成分鲑鱼降钙素主要是通过和特异性受体相结合抑制破骨细胞活性抑制骨盐溶解，阻止钙由骨释放。特别是在骨吸收增加的情况下，如在骨质疏松时通过降低骨转换水平从而治疗骨质疏松。除此之外，鲑鱼降钙素也有一定的止痛功效，可以用于治疗中期和晚期的绝经后骨质疏松，也可以用于治疗老年性骨质疏松。为防止进行性骨量的丢失，使用药物的时候最好能够配合钙和维生素 D 同时使用。使用时注意事项如下。

a.使用鲑鱼降钙素喷鼻剂的慢性鼻炎患者应定期检查有无鼻黏膜炎症，因为鼻黏膜炎症时，可以增加药物的吸收。

b.由于鲑鱼降钙素是一种多肽，所以也可能出现过敏反应。对有过敏史的患者，用药前应进行皮试。

③ 阿仑膦酸钠片的应用注意：必须在每天第一次进食、喝饮料或应用其他药物治疗的半小时之前，用一大杯（200ml）白开水送服。因为其他饮料包括矿泉水、食物和一些药物有可能会降低药物的吸收，并且在服药后至少 30min 内避免躺卧。

2. 营养康护

（1）营养要素与食物选择

① 充足的钙：钙是骨矿物质中最主要的成分，尤其对老年女性更要注意每日钙的摄入。钙最好的食物来源是奶及奶制品，如牛奶、羊奶等鲜奶，以及以其为主要原料经加工制成的各种食品。研究发现奶及奶制品的摄入量与骨强度呈正相关。血脂高的老年患者可选脱脂奶；

对于乳糖不耐受的老年人，可选酸奶、奶酪等一些特殊加工的低乳糖奶制品，或可食用一些烹饪得当带骨的小鱼、小虾、坚果类，有必要的情况下也可适当补充钙剂。当然补钙不是越多越好，一定要控制好补钙的量，总钙量不超过 200mg/d，过多会增加肾结石的发病风险。

② 少食钠盐及高磷食物：高钠饮食可导致钙的重吸收减少，使尿钙排泄增多，呈现钙代谢负平衡。膳食磷的供给量是 600mg/d，适宜的钙磷比例有利于钙的吸收利用，但磷摄入过多反而会影响维生素 D 的合成，减少肠钙吸收，增加骨质疏松的风险。

③ 适量的蛋白质：蛋白质可促进钙的吸收和储存，但要遵循适量原则，过量会导致钙的流失，建议摄入量占总能量的 15%。牛奶中的乳清蛋白、蛋类中的白蛋白以及骨头里的骨白蛋白都含有丰富的胶原蛋白，是连接纤维和组织的重要物质，也是合成骨基质的重要原料。

④ 充足的维生素：维生素 D 可促进钙的吸收和利用，有利于防止骨质疏松的发生。适量多晒太阳可增加维生素 D 的合成。维生素 A 和维生素 C 促进骨基质中胶原蛋白和糖胺聚糖的合成，应足量供给。日常生活中，可选择新鲜的水果和蔬菜，除了含维生素外，还含多种矿物质、植物化学物及膳食纤维等，每周摄入 250g 水果就可以明显增加男性与女性的骨密度。必要时，可适当补充维生素制剂。

⑤ 大豆及豆制品：包括黄豆、黑豆、青豆等，除了富含钙、维生素等，还有特殊的营养成分大豆异黄酮。它可以和雌激素受体结合，表现出弱雌激素的作用，与成骨细胞内的雌激素受体结合，加强成骨细胞的活性，促进骨基质的产生、分泌和骨矿化过程，从而预防骨质疏松症的发生。

⑥ 合理烹饪：谷类或部分蔬菜中含酸性物质，可与钙结合形成不溶性钙盐从而降低钙的吸收，可以在烹调过程中采取有效措施去除干扰钙吸收的因素。如大米中的植酸，淘洗过程中可先用适量温水浸泡，像面粉、玉米粉等可先发酵一段时间，使植酸水解。对草酸含量高的蔬菜，烹饪前可在沸水中焯一下，这样可去除部分草酸。

（2）营养食谱举例 食谱举例如下。

早餐：馒头（小麦标准粉 80g），牛奶 300g，凉拌豇豆（紫豇豆 100g）。

午餐：米饭（稻米 110g），清蒸鲫鱼（鲫鱼 100g），小白菜豆腐汤（小白菜 100g、白豆腐 100g），炝炒油菜（油菜 150g）。

晚餐：米饭（稻米 90g），豆腐干炒鸡胸肉（香干 100g、鸡胸肉 30g），冬寒菜鸡蛋汤（冬寒菜 100g、鸡蛋 40g）。

全天花生油共 25g。

该食谱提供能量 2127kcal，蛋白质 109g，脂肪 60g，碳水化合物 297g，钙 100mg。

3. 功能康护

功能康护主要包括康复辅具的使用和跌倒预防。对于行动不便者，可选择拐杖、助行架等辅助器具，以提高行动的能力，防止跌倒事件的发生。另外，可进行适当的环境改造，如将楼梯改为坡道，浴室、卫生间增加扶手，以增加环境的安全性。骨质疏松性骨折者可佩戴矫形器，以缓解疼痛矫正姿势，预防再次骨折。衣服和鞋穿着要合适，大小适中，且有利于活动。选择合适的衣裤。

4. 心理康护

骨质疏松症患者由于疼痛、害怕骨折、发生骨折后限制活动等，容易出现焦虑等不良心理反应。要协助患者及家属适应其角色与责任，尽量减少对患者康复治疗不利的心理因素。

5. 并发症预防

老年骨质疏松易引发驼背和胸廓畸形，可出现胸闷、气短、呼吸困难，甚至发绀等表现。肺活量、肺最大换气量和心排血量下降，极易并发上呼吸道和肺部感染；或引发髋部骨折，常因感染、心血管病或慢性衰竭而死亡；幸存者生活自理能力下降或丧失，长期卧床加重骨丢失，使骨折极难愈合。主要预防措施包括预防骨质疏松的发生，合理饮食与加强运动，定期进行骨密度监测，及时进行治疗等。

6. 就医提醒

老年患者经常出现腰背疼痛或全身骨痛、发生骨折等，应及时就医。

附：鲑鱼降钙素喷鼻剂的使用

① 首次使用或许久未使用喷雾器之前，打开瓶盖，将鼻喷瓶远离身体，用力按压瓶帽两侧，重复操作，直至释放均匀细小的气雾。至此，鼻喷瓶已准备好备用。若是带有喷雾装置的药剂，初次使用，用力按压瓶帽至出现"咔嗒"声，然后放松，重复操作 3 次，瓶帽缺口显示绿色，说明鼻喷瓶已准备好了。无论何时，若喷药嘴阻塞，请用力按压以排除阻塞，千万不要用针或其他尖锐的物体，以免损坏喷药装置。

② 头略向前倾，按住一个鼻孔，将喷嘴插入另一个鼻孔，保持瓶口与鼻腔成直线，以便鼻喷剂充分扩散。

③ 缓缓吸气，同时按压瓶帽一次，即喷出一个剂量的药。喷药一个剂量后，用鼻子深吸气几次，以免药液流出鼻孔，不要立即用鼻孔呼气，用口呼气。

④ 如果一次用药需 2 喷，就在另一个鼻孔重复操作一次，注意左手喷右侧鼻孔，右手喷左侧鼻孔，避免直接喷向鼻中隔。

⑤ 每次用完后盖上瓶盖，以免瓶口堵塞。

⑥ 为保证药量充足，在贮存和运输的过程中应直立放置。未使用时放置在冰箱里（2~8℃），不得冷冻。鼻喷瓶一旦开启使用，必须直立放置于室温条件下（不超过 25℃），最长可使用四周。

—— 第二节 ——

肥胖症

一、疾病概况

（一）肥胖症概述

肥胖是引起高血压、糖尿病、心脑血管病、肿瘤等慢性非传染性疾病的危险因素和病理基础。近 30 年间，我国居民肥胖率有明显上升趋势，已成为全世界肥胖率升高速度较快的国家之一。WHO 明确认定，肥胖症已经是全球最大的慢性疾病。

肥胖症是一种以体内脂肪过度蓄积和体重超常为特征的慢性代谢性疾病，由遗传因素、环境因素、内分泌调节异常等多种因素相互作用所引起。

目前尚无关于肥胖症的统一诊断标准，有以下指标可供参考。

① 体重指数。可用于测量身体肥胖程度，$18.5 \leqslant BMI < 24.0$ 为正常，$24.0 \leqslant BMI < 28.0$ 为超重，$BMI \geqslant 28.0$ 为肥胖。但是，BMI 不能准确地描述体内脂肪的分布情况，往往容易将肌肉发达的人误判为肥胖。

② 标准体重。标准体重=身高（cm）−105，或 IBW（kg）=[身高（cm）−100]×0.9（男性），IBW（kg）=[身高（cm）−100]×0.85（女性）。超过标准体重 10.0%～19.9%为超重，超过标准体重 20.0%为肥胖。

③ 腰围。腰围是衡量脂肪在腹部蓄积（即中心性肥胖）程度的简单、常用指标，是 WHO 推荐的用于评价中心型肥胖的首选指标。其测量是沿髂前上棘和第 12 肋下缘连线的中点水平环绕一周。男性腰围≥85cm、女性腰围≥75cm 作为中心性肥胖的指标。

（二）临床表现

① 轻度肥胖症：多无症状。

② 中重度肥胖症：会引起气急、关节痛、肌肉酸痛、体力活动减少、焦虑、忧郁等。临床上肥胖症、血脂异常、脂肪肝、高血压、冠心病、糖耐量异常或糖尿病等疾病常同时发生，即代谢综合征。此外，肥胖症引起脂肪分布异常。按脂肪组织块的异常分布情况，分为中心型肥胖和外周型肥胖两种体型。中心型肥胖多见于男性，脂肪主要分布在腹腔和腰部，又称为苹果型、男性型。外周型肥胖多见于女性，脂肪主要分布在下腹部、臀部、大腿，又称为梨型、女性型。中心型肥胖者发生代谢综合征的危险性较大，而外周型肥胖者减肥更为困难。

二、防治要点

（一）预防要点

主要是减少热量摄入，以及增加热量消耗。

1. 饮食控制

应采取低脂低热量饮食。每日供给热量控制在 1200kcal 以下，其中脂肪占 20%～30%，蛋白质类占 15%～20%，糖类占 55%～65%。避免油煎食品、方便食品、快餐、巧克力等，少吃甜食，少吃盐，适当增加膳食纤维、非吸收食物及无热量液体以满足饱腹感。

2. 增加体力活动

饮食控制应该与运动相结合。运动量因人而异，原则上应该是采取循序渐进的方式，运动项目以简单易行为主，可以结合个人爱好，鼓励多步行，减少静坐时间。

3. 预防

三级预防对老年肥胖症有重要意义。

① 一级预防：又称普遍性预防，是针对人口总体的措施，应以稳定肥胖水平并最终减少肥胖发生率，从而降低肥胖症患病率为目标。通过改善饮食和提倡运动，以及减少吸烟和饮酒等来改变生活方式，最终减少肥胖相关疾病，达到普遍性预防的目的。

② 二级预防：又称选择性预防，目的在于对肥胖高危人群进行教育，以便使他们能和危险因素作有力的斗争。这些危险因素可能来自遗传，使他们成为肥胖症的易患人群。

③ 三级预防：又称针对性预防，是针对已经超重或者有肥胖生物学指标，但仍不属于肥胖的个体进行，目的在于预防体重的增加和降低肥胖相关疾病的患病率。存在肥胖相关疾病，或有心血管疾病，以及 2 型糖尿病等肥胖相关疾病高危因素的个体应成为主要提醒对象。

（二）治疗要点

治疗的主要环节是减少能量摄入及增加能量消耗。减轻体重强调以行为、饮食、运动为主的综合治疗，必要时辅以药物或手术治疗。继发性肥胖应针对病因治疗。各种并发症及伴随疾病应给予相应处理。

1. 行为治疗

建议老年人采取健康的生活方式，控制饮食、合理运动，自觉长期坚持是治疗肥胖症最重要的措施。

2. 医学营养治疗

核心原则是使个人能量代谢处于负平衡状态。控制总进食量，采用低热量、低脂肪饮食。应注意平衡膳食原则，保证蛋白质、碳水化合物、脂肪、维生素和膳食纤维等营养素的合理摄入。

3. 运动治疗

运动方式和运动量应结合老人的具体情况，循序渐进。

4. 药物治疗

在医生指导下用药，常用的药物有奥利司他、苯丁胺、氟西汀、二甲双胍等。

三、康复护理

（一）一般康护

1. 体位与休息

避免长时间久坐或久站，改变体位时要注意预防直立性低血压或跌倒等意外的发生。养成良好的睡眠习惯，如果老人有呼吸系统疾病建议侧卧睡眠。

2. 饮食与搭配

（1）制订饮食计划 根据老人的体重、劳动强度、病情等制订个性化饮食计划，达到减少热量摄入、控制体重的目标。饮食均衡，摄入食物多样，谷类为主，避免高脂肪和高热量饮食，多吃蔬菜水果，食物烹饪方式应多采用清蒸、煮，避免油炸。同时注意进餐环境等，使自己在少吃一些的同时感觉良好。

（2）改变不良饮食习惯 老人要改变不良饮食行为，建立良好饮食习惯。不进食油煎食品、巧克力、甜食等高热量食物。在家中定时定量进食，使用小容量的餐具，养成细嚼慢咽的习惯。适量增加膳食纤维如玉米、红薯等的摄入，每次进食前先喝汤或喝水以增加饱腹感，减少主食的摄入量。

（二）特殊康护

1. 安全用药

（1）用药原则 一定要在医师的指导下用药，不滥用减重药物，一般情况下采用非药物治疗，如需药物治疗，也必须在医师的指导下用药。

（2）药物常见不良反应 目前临床上所应用的减重药物，不良反应相对是比较低的。一般患者在服用药物的过程当中，不会出现任何的不适。但有一些体质比较敏感的患者，在用药之后可能会出现一些不良反应。如奥利司他，有些患者服用之后会出现胃肠排气增多、大便紧急感、腹泻、大便次数增多等胃肠道反应。如果老人吃完药物以后症状非常明显，应及时就医。

（3）用药护理 服用减重药物应遵医嘱，不随意改变用药的时间和使用方法，一旦出现不良反应，可以先停药，停药后症状如仍不缓解，应及时去医院诊治。

2. 营养康护

（1）营养要素与食物选择

① 碳水化合物：是主要提供能量的物质之一，也就是主食。常见的主食有小米、大米、面、粉条，应坚持复杂碳水化合物膳食。主食也可选择杂粮粥，如绿豆、红豆、玉米、燕麦杂粮粥，既含有较多的膳食纤维，也减少了能量摄入，还有利于血糖平稳。主食的量过高或过低，都将影响机体的代谢。要严格控制晚餐后和睡前主食的摄入。

② 蛋白质：要保证优质蛋白质的供给，多食用鱼类、瘦肉类、奶类、豆制品等，但也不宜过量，蛋白质过多摄入将会导致肝、肾功能损伤。

③ 脂肪：尽量使用富含脂溶性维生素和必需脂肪酸的植物油。应尽量少吃或不吃油炸及动物内脏类食品，减少烹调油、肥肉、动物油脂等含饱和脂肪酸和胆固醇多的动物脂肪的摄入。

④ 维生素、矿物质：肥胖症患者易引起维生素和矿物质的缺乏。新鲜的蔬菜、水果，如冬瓜、丝瓜、大白菜、白萝卜、菠菜等，富含无机盐、维生素、膳食纤维和水分，且属于低能量食物，既能增加饱腹感，又可预防便秘，可多选用。食盐摄入过多可能造成老人的血压波动，还可能刺激食欲从而吃得更多，故建议老人每日食盐摄入量应控制在 3～5g，也就是不超过一个啤酒盖大小。

⑤ 酒精：少喝含酒精的饮料，因酒不利于脂肪和糖代谢，能量高且营养素含量少，故应尽量少饮或适量饮酒，提倡戒酒。

（2）营养食谱举例　肥胖老年人低能量饮食营养食谱举例。

早餐：豆浆250g，玉米面花卷50g，拌黄瓜200g。

午餐：荞麦米饭（稻米80g、荞麦20g），清蒸鲈鱼100g，素菜汤（豌豆尖150g），烧冬瓜200g，大豆油5g，酱油2g。

晚餐：玉米糁米饭（稻米80g、玉米糁20g），青笋烧兔（青笋150g、兔肉150g）、炒生菜200g，大豆油10g，酱油2g。

全日用油15g。

3. 功能康护

体育锻炼应长期坚持，并根据老人的年龄、性别、肥胖程度及爱好选择适合的运动方式。

（1）训练目的　减少体内脂肪的储存，以防过多脂肪在体内堆积，对人体造成不便，引发更多疾病。

（2）训练方法　提倡有氧运动，如快步走、打太极拳、慢跑、游泳、跳舞、做广播体操、登山、球类活动等。以中等强度的体力活动为宜，运动心率一般应达到150－年龄（次/min），不宜超过170－年龄（次/min）。运动应循序渐进，先由小运动量开始，再逐步增加。运动量宜每天累计达8000～10000步，有效的运动可以使身体更健康。

4. 心理康护

（1）提供心理支持　家人应多与老人接触和交流，鼓励老人表达其感受，耐心倾听。讲解疾病有关知识，向老人说明身体外形的改变是疾病发生、发展过程的表现，只要积极配合检查和治疗，部分改变可恢复正常，消除紧张情绪，树立自信心，也可安排老人与曾患相同疾病并已治疗成功的人进行交流。注意老人的心理状态和行为，预防自杀。必要时还可安排心理医生给予心理疏导。

（2）恰当修饰　指导患者改善自身形象，恰当的修饰可以增加心理舒适和美感。如可指导肥胖症患者选择合身的衣服。

（3）建立良好的家庭互动关系　鼓励家属主动与患者沟通并参与对患者的护理，促进患者与家人之间的互动关系，以减轻患者内心的抑郁感。

（4）促进患者社会交往　鼓励患者加入社区中的各种社交活动；教育周围人群勿歧视患者，避免伤害其自尊。

5. 并发症预防

常见并发症有皮肤皱褶处易发生皮炎、擦烂，并容易出现合并化脓性或真菌感染；肥胖者慢性消化不良、脂肪肝、轻至中度肝功能异常也较常见；同时并发动脉硬化症、高血压等。

6. 就医提醒

老年人肥胖多伴有慢性疾病。从生理学角度来说，肥胖使老年人的机体器官负担进一步加重，耗氧量进一步增加，由于腹部脂肪堆积，使膈肌抬高，肺活量明显下降，机体耐受能力进一步降低；老年人的骨质相对疏松，肥胖时，脊柱及四肢关节负荷加重，易引起腰背疼痛，关节变形。如果老人有肥胖症并伴有高血压、冠心病、糖尿病、胆石症、感染、骨关节疾病等，或者已经出现并发症，应及时就医。

第三节

老年人消瘦

一、疾病概况

（一）老年人消瘦概述

老年人消瘦是指在老年人群中，由于机体需要与营养素摄入之间不平衡，导致体内蛋白质与脂肪减少速度过快，体重下降超过正常标准体重 20% 或体重指数（BMI）低于18.5 的情况。老年人消瘦的发生率较高，主要与身体代谢和疾病有关。老年人由于牙齿老化、咀嚼困难、味觉和嗅觉退化，消化、吸收功能减退，自由活动能力下降，常合并一些急性和慢性疾病，特别是消化性溃疡、癌症、严重的心肾疾病、糖尿病等均会引起老年人营养缺乏。另外由于抑郁、孤独等精神心理和经济问题等原因，容易发生营养不良而致消瘦。

（二）临床表现

老年人消瘦主要体现为体重减轻、精神萎靡、表情淡漠、疲倦烦躁、抵抗力降低、伤口难以愈合等。消瘦使老年人的免疫力低下，并加速衰老进程，还会导致伤口愈合延迟，疾病并发症增加，恢复时间延长，进而可能导致行动障碍、肌无力、跌倒、骨折风险增加、自理能力下降等，这些严重影响老年人的生活质量。

二、防治要点

（一）预防要点

老年人消瘦的防治越早进行越好，并且方式可以多样化。对于消瘦的老年人，可以通过合理的膳食来增加体重。以下方式有助于恢复良好的营养状况，老年人可以根据自身具体情况加以采用。

1. 保证充足的食物摄入，提高膳食质量

增加营养丰富、容易消化吸收的食物。选择食物时，更应保证奶类、瘦肉、禽类、鱼虾和大豆制品的摄入，每天可以喝 1～2 杯中老年奶粉或者纯牛奶，按照饮食习惯烹制合口的膳食。牙齿不好的老年人，应该选择较软易嚼烂的食物，以保证能量和优质蛋白质的摄入，使体重维持在正常范围。

2. 适当增加进餐次数

老年人由于胃肠功能减退，如果一次进食较多，食物不易消化吸收，可少食多餐，每天进餐4～5次，即在早餐和午餐，午餐和晚餐中间各增加一餐，这样既可以保证需要的能量和营养素，又可以使食物得到充分吸收利用。对于已经出现营养不良或低体重的老年人，更应注意循序渐进慢慢增加食量，使消化系统有适应的过程。

3. 适当使用营养素补充剂

部分老年人由于生理功能的下降及疾病等因素不能从膳食中摄取足够的营养素，特别是维生素和矿物质，可在医生建议下适当使用营养素补充剂。

（二）治疗要点

及时治疗原发病，老年人中支气管炎、肺气肿、肿瘤、心脑血管病、胃肠疾病等发病率增加，这些疾病容易导致消瘦。因此，积极治疗原发病是改善营养状况的重要措施。可采用肠内营养和肠外营养治疗。

三、康复护理

（一）一般康复

1. 体位与休息

需要注意休息，取舒适体位，不可过于劳累。

2. 饮食与搭配

选购的食物必须新鲜、干净，食品不宜在冰箱内长期存放。如食物味淡，可在用餐时蘸醋或酱油，根据老年人的口味习惯提供膳食。羹汤类食物能增加与味蕾的接触，亦有利于提高食欲。根据食谱制作菜肴时要注意颜色的搭配，食物色、香、味齐全有利于刺激食欲。经常更换不同的食品类型和不同的烹调方法，也有助于增进食欲。

3. 清洁与排泄

消瘦老年人的皮下脂肪明显减少，会导致皮肤干燥、肌肉出现萎缩、器官组织反应性自我调节能力下降等，会增加压力性损伤发生率，因此清洁与排泄时要做好预防工作。

4. 活动与环境

老年人个人情况允许的前提下，建议多做户外活动，维持健康体重。老年人的营养不仅与膳食有关，而且还与运动（户外活动、日光照射）密切相关。根据老年人的体力和年龄，适当锻炼。两餐之间在室内或者户外进行活动，可改善情绪、增进食欲。老年人适当多做户外活动能延缓机体功能衰退。

（二）特殊康复

1. 安全用药

（1）用药原则　以饮食治疗为主，在膳食治疗效果不佳的情况下，可选用营养补充剂，且一定要在专科医师的指导下进行恰当有效的肠内营养（或）和肠外营养治疗。

（2）药物常见不良反应　因采用的均为营养制剂，主要发生的不良反应为肠内营养和肠外营养的不良反应。

（3）用药护理

① 肠内营养：肠内营养是经胃肠道提供营养物质的营养支持方式。肠内营养的途径有口服和经导管输入两种，其中经导管输入包括从鼻孔插入的鼻胃管、鼻十二指肠管、鼻空肠管和胃空肠造瘘管输入，对于需要长期营养支持（大于 4 周）的老人而言，应选用造瘘管。

第一次鼻饲（从鼻胃管内注入）、灌注速度过快、吸收不良、浓度太高、乳糖不耐受（乳糖是一种双糖，其分子是由葡萄糖和半乳糖组成的，乳糖在人体中不能直接吸收，需要在乳糖酶的作用下分解才能被吸收，缺少乳糖酶的人群在摄入乳糖后，未被消化的乳糖直接进入大肠，刺激大肠蠕动加快，造成肠鸣、腹泻等的症状），会导致老人出现腹泻、腹胀、便秘的症状。初次行肠内（管子直接插入肠腔内）喂养时建议在医院内进行，应从低浓度开始，逐渐增加浓度，降低灌注速度，并配合胃肠动力药，密切监测胃肠内容物潴留量；对于乳糖不耐受的患者，应给予无乳糖配方。待老年人基本适应肠内营养时可行居家肠内营养支持。

进行居家肠内营养支持时要注意：a.首先要注意体位，因为老年人胃肠功能不良，吞咽及咳嗽反射减弱，容易发生反流，有误吸的风险，一定注意在进行喂养过程中保持床头抬高30°～45°，这样可以减少反流的发生。b.老年患者，尤其是糖尿病患者，肠内营养要选择合适的制剂。如果是自制的食物匀浆，要注意蛋白质、脂肪、碳水化合物、维生素等各种营养素的需求配比，一般蛋白质占30%，碳水化合物占50%，脂肪占15%，维生素占5%。在肠内营养支持期间要注意监控血糖，循序渐进调整推注速度，避免血糖过高或过低。c.尽量要保持肠内营养制剂在37℃左右，如果老人肠道功能很好，那么常温制剂就能耐受。但是如果老人对温度很敏感，可以把肠内营养液加热，可使用微波炉或者加热棒增加肠内营养制剂的温度。d.经常推注药物或者一些自制的食物匀浆时，尽量用纱布或者细筛子过滤后，再进行肠内营养管饲，输注前后每间隔2～4h用温开水30～50ml冲洗管道，以避免堵管。e.避免营养液污染，营养液应现配现用，配置好的营养液可置于4℃冰箱内存放，24h 内用完。f.进行居家肠内营养喂养过程中，若老人出现腹泻、便秘、腹痛、腹胀、恶心、呕吐等胃肠道反应，应暂缓喂养。g.保持喂养管固定妥善，每日检查喂养管周围的皮肤情况，若发现皮肤有发红、溃烂、管道脱出等情况，应及时就诊。

② 肠外营养：顾名思义，就是不通过肠道吸收营养，而是从静脉血管端供给营养的一种营养支持方式。全部营养从肠外供给称全胃肠外营养，临床主要以营养袋为载体来应用。肠外营养制剂补充一般在医院内进行，由专业的医护人员输注，输注过程中患者不能自行调节速度；同时注意保护静脉导管，避免翻身、活动、更衣时导管脱出。

③ 注意事项：凡是具有肠道功能者应首选肠内营养制剂，因为肠内营养能增加肠黏膜

的血流，直接为肠黏膜提供营养物质，刺激肠道激素和消化液的分泌，促进肠上皮的修复，刺激肠蠕动，维护正常的肠道菌群。使用肠内营养制剂过程中，应遵从医嘱，不随意改变服用的剂量和使用方法，一旦出现不良反应，可以先减量或停用，症状如仍不缓解，应及时就医。

2. 营养康复

（1）营养要素与食物选择　消瘦老年人首先要积极治疗相关疾病，其次可以试用以下方法来增加体重。

① 增加餐次：除一日三餐外，可增加2～3次间餐。除了应多给予老年人关怀和照顾外，还应通过增加餐次和食物品种来增加食物摄入量。

② 保证优质蛋白质食物的供给：给予足量的动物性食物，如奶、蛋、鱼、虾、禽肉、猪牛羊肉等食物，含有消化吸收率较高的优质蛋白质和多种微量营养素，对维持老年人体重和肌肉合成量十分重要。建议老年人每日蛋白质的摄取可参考"1234"摄入法：1个鸡蛋（如胆固醇高者，可只吃2～3个鸡蛋白，建议水煮）；2杯牛奶（250ml/杯，早晚一杯，若乳糖不耐受，改喝2～4杯酸奶）；3两（150g）瘦肉[红肉1两（50g）+去皮鸡、鸭肉2～3两（100～150g），或海鱼3两（150g），或河鱼3两（150g）]；40g豆制品（如豆腐、豆浆、腐竹等），如不吃肉，可增至150～200g。

必要时补充肠内营养或乳清蛋白粉，蛋白质的摄入宜均匀分配至三餐，不宜将大量蛋白质集中在一餐食用。

③ 多吃海鱼、海藻等富含ω-3多不饱和脂肪酸的食物。

④ 适量运动，运动可增进食欲，有助于食物的消化吸收，特别是户外活动，多晒太阳，并适当增加动物肝脏、蛋黄等维生素D含量较高食物的摄入。

⑤ 鼓励增加深色蔬菜和水果以及豆类等富含抗氧化营养素食物的摄入，如果摄入不足，可适当补充多种抗氧化营养素补充剂。

⑥ 适当吃点零食。可选择能量较高、喜欢吃的零食，如牛奶、坚果、含糖分较高的水果、饼干、蛋糕等作为零食，但若有糖尿病要注意碳水化合物的选择。

⑦ 注意调节心情，保持心态平和，保证睡眠时间充足。

⑧ 经常监测体重变化。每周（至少每月）要测一次体重，并做好记录，凡是消瘦患者出现体重较上个月减少1～1.5kg立即到医院前来就诊，及时调整和认真执行增重计划。

（2）营养食谱举例

早餐：二米粥（小米20g、大米50g），牛奶150g，水煮鸡蛋（鸡蛋60g），凉拌豆干（香干100g）。

加餐：香蕉200g。

午餐：二米饭（小米80g，稻米80g），清蒸鲫鱼（鲫鱼100g），小白菜豆腐汤（小白菜100g、北豆腐100g），炝炒油菜（油菜150g）。

加餐：葡萄干20g。

晚餐：米饭（稻米70g），香菇炒鸡胸肉（干香菇10g、鸡胸脯肉50g），冬寒菜汤（冬寒菜100g）。

全天花生油摄入共25g，该食谱提供能量2129kcal，蛋白质98g，脂肪64g，碳水化合物303g，钙1255mg。

3. 功能康护

根据老年人身体状况，积极开展力所能及的功能康护计划，如慢走、太极拳、广场舞等。计划的制定要在社区医生的评估和指导下进行，充分体现以老年人功能康护为中心，根据老年人的身体状况，制定康护目标。制定功能康护计划时要注意听取家庭成员的建议，让家庭成员积极参与到老年人功能康护训练中来。计划应结合老年人意愿，涵盖具体时间、频次、训练方法及内容等。在康护过程中要特别强调安全防护，注意以训练后身体不感觉到疲倦为宜，同时不要独自一人开展康护训练。注意安全、有效、有序地开展功能康护。

4. 心理康护

胸怀宽阔，乐观豁达，笑口常开，有利于神经系统和内分泌激素对各器官的调节，能增进食欲，增强胃肠道的消化吸收功能。鼓励老年人参加有益的社交活动，调节情绪，积极的心态能消除精神紧张、清醒头脑、消除疲劳、促进睡眠，且能改善急躁、焦虑等情绪，达到乐而忘忧的健康状态。向老人讲解营养不良出现消瘦的原因，鼓励老人积极配合医师治疗原发病，避免因精神紧张刺激而进一步加重症状。

5. 并发症预防

（1）跌倒　老年人消瘦会增加跌倒发生的风险，跌倒后易引发坠积性肺炎、压疮等一系列并发症，给老年人的健康带来极大的危险。因此老年人要做好跌倒预防工作，具体要求详见第十一章第一节跌倒的预防。

（2）肌少症　肌少症越早干预越好，增强个体肌肉质量及肌肉力量，应该在中青年时期即开始做好肌肉储备。良好的肌肉储备将是一个人步入老年后的一笔巨大财富。肌少症的防治措施包括：运动疗法、营养疗法、药物治疗。详见第九章第九节。

（3）贫血　消瘦病患者体内蛋白质减少，易发生缺铁性贫血。贫血的预防应做到以下几点。

① 老年人要增加食物摄入量：增加主食和各种副食品，保证能量、蛋白质、铁、维生素B_{12}、叶酸等的供给，提供造血的必需原料。

② 调整膳食结构：一般来说，老年人膳食中动物性食物摄入减少，植物性食物中铁的利用率差，因此，贫血的老年人应注意适量增加瘦肉、禽类、鱼虾和动物肝脏的摄入。动物性食品是膳食中铁的良好来源，吸收利用率高，维生素B_{12}含量丰富。新鲜的水果和绿叶蔬菜可提供丰富维生素 C 和叶酸，促进铁吸收和红细胞合成。吃饭前后不宜饮用浓茶，因为茶叶中鞣酸等物质对铁的吸收有干扰，导致合成红细胞减少而贫血。

③ 选择含铁的强化食物：如强化铁的酱油、强化铁的面粉等。国内外研究表明，食物强化是改善人群铁缺乏和缺铁性贫血最经济、有效的方法。

④ 适当使用营养素补充剂：当无法从膳食中获得充足的营养素时，可以有选择地使用营养素补充剂，如铁、B 族维生素、维生素 C 等。

6. 就医提醒

在出现不明原因的持续体重下降，且通过食补无法纠正的情况，请及时就医。

第四节

老年白内障

一、疾病概况

(一) 老年白内障概述

老年性白内障也叫年龄相关性白内障，是最为常见的白内障。该病是随着年龄增长所发生的晶状体浑浊，是晶状体老化后的退行性变（图9-2、图9-3）。老年性白内障是多种因素综合作用的结果，年龄、职业、性别、紫外线辐射、糖尿病、高血压和营养不良等均是其致病因素。多见于50岁以上人群，发病概率随年龄增长而增高。

彩图

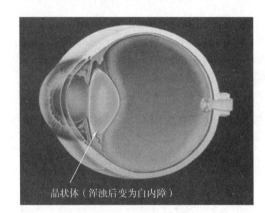

晶状体（浑浊后变为白内障）

图9-2 白内障

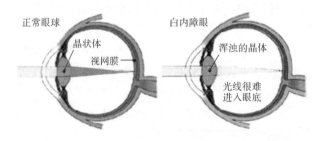

图9-3 白内障晶状体的变化

1. 白内障的危害

（1）生理危害 视物模糊，影响正常生活起居，过马路看不清红绿灯，熟人迎面走过看不清，公交车到跟前才看清是几路车，结果还没来得及上车，公交车已经走了。更有甚者，直接导致失明，生活不能自理。

（2）心理危害　生活的不便造成心理的负担，变得更加孤独。

（3）家庭、社会危害　给家庭带来不便，给社会带来负担。

2. 白内障的认识误区

白内障由于其发病不疼不痒、阶段性发展不明显等特点，在早中期，一般不会引起老年人的重视，只有发展到快看不见了才会引起人们的警觉。人们对白内障的认识有误区且缺乏相关知识，已成为白内障治疗道路上的绊脚石。

误区一：白内障要到看不见了才去做手术。

其实，白内障到了晚期，晶状体膨胀甚至溶解，继而引发青光眼，会导致不可逆转的失明。此时，手术难度更大，视力恢复也更慢。

误区二：白内障手术很痛苦。

有的白内障患者往往担心在眼睛上"动刀子"是件很危险的事，从而一再拖延，耽误手术治疗的黄金时间。其实白内障手术方法有很多种，有的手术全程只要几分钟，术后恢复也特别快。

因此，白内障只要影响到正常生活、工作，就应考虑手术，如果不及时治疗，将可能诱发青光眼、葡萄膜炎等并发症，导致视力不可逆转的伤害，甚至失明。

（二）临床表现

① 视力下降。这是白内障最明显也最主要的症状。根据患者晶状体浑浊的部位和类型的不同，出现的视力下降的严重程度不一。若晶状体中央部出现浑浊，可严重影响患者的视力，在强光下，视力严重变差。部分患者可继发青光眼，严重的会导致晶状体脱位，甚至失明。

② 视物模糊。

③ 单眼复视或多视。

④ 可有近视，伴有散光。

⑤ 可出现畏光和眩光。眩光是晶状体浑浊使进入眼内的光线散射所致。

⑥ 色觉改变。浑浊晶状体对光谱中位于蓝光端的光线吸收增强，使患者对这些光的色觉敏感度下降。

⑦ 视野缺损。晶状体浑浊使白内障患者产生不同程度的视野缺损。

二、防治要点

（一）预防要点

（1）定期做眼部检查。

（2）注意用眼卫生，经常做眼保健操，有助于改善眼部血液循环。

（3）避免用眼过度，不可长时间使用电子产品。

（4）尽量避开强光和紫外线辐射，上午 10 点到下午 2 点，紫外线最强，少外出。在户外活动时，戴上遮阳帽或太阳镜，避免日光直接照射。

（5）勤做预防白内障眼部按摩操，即"八步明目护眼功"。

① "八步明目护眼功"的益处："八步明目护眼功"是一套针对中老年眼睛生理特点，结合中医十二经脉理论编制而成的眼部穴位按摩功，对缓解视疲劳、促进眼部血液循环和新陈代谢，改善眼部症状，如视物模糊、眼睛干涩、迎风流泪、怕光、飞蚊症等效果明显，并对白内障及各类眼部疾病有预防和辅助治疗作用。

② "八步明目护眼功"的穴位：按摩的 8 个穴位分别是睛明穴、攒竹穴、瞳子髎穴、太阳穴、承泣穴、鱼腰穴、丝竹空穴、四白穴（如图 9-4）。

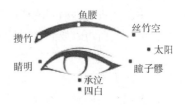

图 9-4　眼部穴位图谱

攒竹：眉毛起始凹陷处；鱼腰：眉毛中心点；丝竹空：眉梢外侧凹陷处；瞳子髎：外眼角向后 0.5 寸凹陷处；太阳：眉梢与外眼角连线向后 1 寸凹陷处；承泣：瞳孔直下，下眼眶上边缘处；四白：瞳孔直下 1 寸处；睛明穴：眼内眦角稍上方凹陷处。

③ "八步明目护眼功"按摩方法：穴位按摩的顺序：攒竹、鱼腰、丝竹空、瞳子髎、太阳、承泣、四白、睛明。每个穴位分为压功和揉功，每一步 1min 左右，在操作时压功要配合呼吸。

④ 禁忌证：以下五类人群不适宜：有青光眼、眼底出血、高度近视、视网膜脱落、白内障术后 3 个月内。

（二）治疗要点

在发病初期和未成熟期（膨胀期），注意营养素的摄入，遵医嘱用药，以延缓病情发展。中后期最有效的治疗方法是手术治疗，分为晶状体摘除术和人工晶状体植入术。尽管目前有包括中药在内的十余种抗白内障药物可选用，但其疗效均不十分确切，手术治疗是目前治疗白内障最有效的方法。

视力下降影响工作和生活时，就应考虑手术治疗。白内障超声乳化加人工晶体植入术是目前最好的手术方法。它是利用高频的超声波振动，将浑浊的晶状体粉碎成乳糜状的小粒被吸出眼外。它只需要做一个约 3mm，甚至是 2.2mm 的切口便可实施白内障的摘除。具有手术切口小、创伤小、手术时间短、术后恢复快、视力好等优点。

三、康复护理

（一）一般康护

1. 饮食与卫生

饮食清淡，易消化，多食含维生素丰富的食物。保持眼部卫生，勤洗手，勿用力揉眼，毛巾要清洁柔软。

2. 活动与安全

从事室外活动时遵医嘱佩戴合适的眼镜。定期接受眼科检查，以确定视力下降的程度，明确视力减退对老年人的影响，帮助老年人制订生活计划，预防跌倒等意外。避开强光紫外线，强光特别是太阳光紫外线对晶体损害较重，照射时间越长患白内障的可能性越大。在光线比较强烈的情况下，在户外活动时，应戴有色眼镜或大檐帽。减少辐射，手机在接通头 3～5s 不要立即通话，平时携带时把电池的一面朝外。看电视的距离要求是电视屏幕对角线的 7 倍。

3. 合理用眼

每次用眼时间不要太长，看书、看报、看电视，每次用眼时间不要超过 30min，避免眼睛疲劳，要经常进行望远，放松眼肌。

4. 预防和治疗全身性疾病

老人常合并其他慢性全身性疾病，糖尿病患者的白内障比正常人来得早且发展速度快，所以糖尿病患者尤其要控制好血糖。

（二）特殊康护

1. 安全用药

（1）用药原则　遵医嘱用药。

（2）药物常见不良反应　白内障治疗用眼药不良反应少见。

（3）用药护理　早期根据医嘱使用谷胱甘肽滴眼液，口服维生素。按时滴眼药，正确使用滴眼液，点药前要洗净双手，眼药瓶口不要接触眼睛和手，以防污染。点药时头部向上仰，将下眼睑拉下点药，勿压上眼睑。如需使用两种以上眼药，间隔 10～15min 即可。

2. 营养康护

① 多喝水，少盐饮食。戒烟戒酒，少辣椒、蒜等辛辣刺激性食物。保持体液的正常代谢，如体液发生紊乱，会产生异常的化学物质，损害晶状体，导致白内障。

② 补充维生素。经常补充含维生素 A、维生素 C、B 族维生素、微量元素和蛋白质多的食物，如瘦肉、鱼类、蛋类、乳类、豆制品、动物肝脏、水果、绿色蔬菜、花生、小米等。

③ 常饮茶。茶叶中含有一种鞣酸物质，具有抗氧化反应作用。白内障的发生是由于体内氧化反应所产生的自由基作用于晶状体所致，故经常饮茶可防止白内障的发生。有研究表明，每日饮茶 5 杯，对防止白内障的发生和发展具有良好效果。

④ 多吃富含锌的食物，如青鱼、沙丁鱼、瘦肉、花生、核桃等。

⑤ 多吃富含硒的食物，如芦笋、蘑菇、谷物、鱼、虾等。

⑥ 尽量避免脂肪含量高的食物等。如人造黄油、动物脂肪、油炸食品，这些食物，加速氧化反应，引起晶体浑浊。

食疗方：鸡肝明目汤。

组成：水发银耳 25g，鸡肝 100g，枸杞子 15g。

做法：鸡肝洗净切片，加水豆粉、料酒、姜、盐、味精拌匀，与银耳、枸杞子同煮汤，佐餐食用。

功效：补益肝肾。

主治：白内障，属肝肾两亏型，视物模糊，头晕耳鸣，腰膝酸软，面白畏寒，小便清长。

3. 心理康护

老年人因视力障碍影响饮食起居和社会交往而产生焦虑、悲观情绪，担心失明出现恐惧等。家人应给予关心和爱护，给予适当的生活照顾。让患者保持心情舒畅，避免过度情绪激动，保证全身气血流通顺畅，提高机体抵抗力。

4. 并发症预防

慎用散瞳剂如阿托品，尤其在膨胀期，易诱发急性闭角型青光眼；晚期易并发继发性青光眼晶状体脱位，做到早预防、早发现、早诊断、早治疗。

5. 就医提醒

老年人如出现头痛眼痛、视力下降等症状，应立即就医，预防急性青光眼。当老人出现不明原因的视力下降，特别是在强光下视力反而不如弱光下等情况时，应及时就医诊断，警惕是否存在白内障。

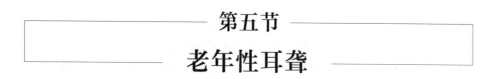

第五节
老年性耳聋

一、疾病概况

（一）老年性耳聋概述

老年性耳聋是指随着年龄增长逐渐发生的进行性听力减弱，重者可致全聋的一种老年性疾病。通常情况下 65～75 岁的老年人中，发病率高达 60%，这是由多种因素共同作用而引起的。遗传、环境、饮食、精神因素等与老年性年聋关系密切。心脑血管疾病、糖尿病等也是加速老年性耳聋的因素。迄今为止，尚无确切的方法可以逆转听力老化的进展。在日常生活中注意预防和保健，可通过改善内耳微环境、益气升阳中药等缓解症状，可大大延缓听力老化进程，也可通过佩戴合适的助听器提高生活质量。

（二）临床表现

1. 听力下降

听力呈进行性缓慢的双侧听力下降，多以高频为主。首先对门铃声、电话铃声、鸟叫声等高频声响不敏感，然后逐渐对所有声音敏感性都降低。声音分为高频和低频，振动频率比较高的声音叫作高频声音，准确定义是 2000Hz 以上频率的声音属于高频。通俗来说，就是尖、细、高的声音，如女高音唱的就是高频声音，同样男低音唱的就是低频声音。对高频声音敏感度下降说明耳朵在接收高频率声音的时候，需要更大声响（分贝）才能听得见。

2. 常有听觉重振现象

即小声听不到，大声又嫌吵。

3. 言语分辨率降低

主要症状是虽然听得见声音，但分辨很困难、理解能力下降，这一症状开始仅出现在特殊环境中，如公共场合有很多人同时谈话时；但症状逐渐加重后，引起与他人交谈困难，老人逐渐不愿讲话，出现孤独现象。

4. 耳鸣

部分老年性耳聋的老年人会伴有耳鸣，常为高频声。开始时仅在夜深人静时出现，以后症状会逐渐加重。

二、防治要点

(一) 预防要点

1. 重视卫生

耳内发痒、进水时，用干净棉签轻轻伸进去卷几下就好，忌不停挖耳。耳朵通过咽鼓管与鼻咽腔相通，伤风感冒时，不要用力擤鼻涕，以防将脓性分泌物挤压进耳内，从而减少中耳炎的发病机会。

2. 根治耳病

引起耳聋的疾病很多，如中耳炎、鼓膜穿孔、耵聍阻塞、耳内疤痕、耳硬化症等。其中许多疾病起始于青少年时代，症状断断续续，对这些耳病应下决心将其根治。另外，高血压、糖尿病、慢性肾功能不全、甲状腺功能减退、白血病等疾病，都影响听力，应及早治疗。

3. 防止感染

导致流行性感冒、病毒性肺炎、病毒性肝炎、带状疱疹、脑炎等疾病的病毒，有时还会在耳朵内部和听神经上兴风作浪，使得听力减退。这种影响有时可种下祸根，老年才发病，所以要重视这些疾病的防治。

4. 不滥用药物

链霉素、卡那霉素、庆大霉素、奎宁、磺胺、水杨酸钠或心得宁等，都会损害听神经，不宜滥用。另外，酗酒、吸烟、煤气中毒等也同样会使听神经遭难，都应该避免。

5. 减少脂肪性食物摄入

有资料表明，许多耳聋老年人同时患有高脂血症。这并不是巧合，而是由于高脂血症引起动脉硬化，使得内耳结构和听神经受损，致使听力减退。所以，中年发胖后，要避免吃过多的脂肪性食物。

6. 避免噪声

听耳机、看电视时应放低音量。隆隆的机器声、严重的城市交通噪声等,强度一般接近70~80dB,长期接触,耳朵也易受损伤。

7. 按摩

学会用手掌按压耳朵和用手指按压、环揉耳屏,每天3~4次,以增加耳膜活动,刺激局部血液循环,预防听力下降。

(二) 治疗要点

目前尚无确切的方法可以逆转听力老化的进程,但并不是说老年性耳聋无法防治。如果能在日常生活中注意避开噪声,加强锻炼,慎用药物,则可大大延缓听力老化进程。应用扩血管药物治疗或使用助听器来恢复或部分恢复已丧失的听力,尽量保存并利用残余的听力。

根据听力下降程度,助听器成为老年性听力障碍的最主要干预手段。听力损失越久,大脑听觉中枢对声音的反应就越差。长时间听力损失,不仅造成听力障碍,还会导致沟通障碍、心理障碍、出行安全等一系列问题。建议尽早佩戴助听器以改善听觉状况,克服言语交流障碍,防止听觉中枢退化。重度以上老年耳聋患者可考虑人工耳蜗植入。

三、康复护理

(一) 一般康护

1. 饮食与卫生

合理膳食,建议低糖、低盐、低脂肪、高纤维素饮食,及时补充锌元素。注意劳逸结合,保持健康的生活方式。养成良好的生活习惯,注意耳卫生,远离噪声,避免经常戴耳机听音乐,避免经常挖耳垢、过度紧张和劳累等可损伤听力的不良行为。

2. 活动与交流

坚持适当的体育锻炼,但不宜过于激烈。多同他人交流,树立生活信心,建立对他人的信任,消除焦虑等不良情绪,多参加社会活动,及时寻求心理支持,减轻心理压力。

(二) 特殊康护

1. 安全用药

(1)用药原则 遵医嘱使用改善内耳微环境、益气升阳中药等缓解症状。

(2)药物常见不良反应 遵医嘱用药物,观察药物疗效及副反应。补充维生素类药物及微量元素等,老年性耳聋治疗用药不良反应少见。

(3)用药护理 合理用药,避免使用具有耳毒性的药物(如链霉素、卡那霉素、新霉素等),必须使用时应严格掌握适应证,并力求小剂量、短疗程用药。同时加强用药期间的听力监测，一旦出现听力受损征兆立即停药，并积极治疗。

2. 营养康护

饮食有节，合理营养。应少吃高脂肪类食物，戒烟戒酒，以清淡健康饮食为主。现推荐几个食谱。

① 枸杞粥：枸杞子 15g，大米适量，煮粥服食。

② 猪肾粥：猪肾 2 枚，大米 60g，葱白适量。猪肾洗净切块与米合煮成粥，加入葱白及调料服食。

③ 羊骨粟米粥：羊骨适量，粟米 100g，陈皮 5g，生姜 3 片。全部放入煮粥，加入盐等调味服食。

④ 猪肉山萸补骨汤：瘦猪肉 100g，山茱萸、补骨脂、知母各 10g，龟板 20g。将药物先煎去渣，加猪肉煮熟，吃肉饮汤。

⑤ 黄酒炖乌鸡：雄乌鸡 1 只，黄酒 1kg。将鸡宰杀去内脏洗净，放入锅内，加入黄酒，煮开后用文火炖至肉烂，用盐调味，食肉饮汤。

3. 功能康护

（1）学会自检听力　由于老年性听力损失是逐渐发生的，因此容易被忽视。可通过以下情况自检：a.在正常音量下看电视会听漏一些词语；b.听不见鸟叫声了；c.面对面交流时常打岔或要求对方重复；d.在嘈杂的地方很难加入对话；e.不分场所，说话音量会不自觉地加大；f.打电话不顺畅，经常要求对方提高音量；g.出现耳鸣、失眠、眩晕症状。

老年人如果出现了这些情况，就可能存在听力损失，应当及时到医院进行听力测试以明确诊断，合理选择助听装置并科学验配。如果不及时进行听觉干预，长期下去会加速听觉功能退化，影响生活质量。

（2）尽早佩戴助听器　老年性耳聋宜早配助听器，不要等耳聋发展到很严重时才使用。而且建议坚持长期佩戴助听器，使退化的听觉功能慢慢得以恢复。但要理解，佩戴助听器可以一定程度帮助提高听力，但受到各种因素的制约，没有任何助听器可以立即恢复全部听力，不同的人使用效果也不完全一样。

有些老年人担心长期佩戴助听器会加重耳聋。可以肯定地说，老年性耳聋患者若能做到适时合理地选戴助听器，就不会加重耳聋。但通常需要注意以下几点。

① 助听器不同于一般商品，必须由专科医生进行全面的检查，根据每个人不同的听力下降程度确定选用哪种类型的助听器，到专业的选配中心选配。不可自行选配、随意佩戴，以免损害残存的听力。

② 佩戴助听器初期听到的声音存在差异。老年性耳聋者长期生活在"安静环境"中，一旦佩戴助听器，听到外界各种放大的声音，可能一时不能适应，加上初期的堵耳效应，会觉得厌烦，需要逐步适应。

③ 老年性耳聋，双耳的耳聋程度常不一致，宜佩戴在听力较差的一侧，使另一只耳朵仍能聆听大自然的声音，以求双耳听觉和谐一致。

④ 若一耳为中度耳聋，另一耳已达重度，则应佩戴在听力较好的一侧，这样可获得最佳的听音效果。

⑤ 对于双耳耳聋程度一致的中重度耳聋，可双耳轮流佩戴，以减轻疲劳感。

⑥ 对于存在重振现象的老人，佩戴助听器后，必须练就一手能够及时调整增减音量的技巧，以免声音突然变大，造成不适应。

⑦ 一旦出现异常现象，应及时到医院检查并进行进一步处理。

（3）人工耳蜗植入调试方法　人工耳蜗植入后是在一周到一个月开机，但是开机后并不代表着就能听了，开机完成后就得需要长期的调试，这个过程是由耳蜗公司或者是医院专业的听力师来调试。我们的听觉通路，包括神经听觉中枢，在随着时间不断地积累听觉的刺激，听觉的经验也不断地发生变化，所以就要不断地调试机子，以适应这种变化。人工耳蜗植入后，首先就是要防潮、防水、防静电，然后避免强磁场，避免植入体的机械性碰撞，要保护好体外的言语处理器，及时更换电池线路。一般的维修和保养要在厂家（耳蜗公司专门的工作地点）进行，由专业人员来保养。

4. 心理康护

听力障碍的老年人可能会因沟通障碍而产生自卑、烦躁等负面情绪，应争取家人的情感支持。

5. 并发症预防

积极预防和治疗全身性疾病（如高血压、糖尿病等），做好心理护理，预防自卑、焦虑等情绪的发生。

6. 就医提醒

关键是及时治疗原发病，勿滥用药物，听力发生障碍时及时就诊。

第六节
老年人长期卧床与压疮

压疮是老年卧床患者最常见的并发症。发生压疮不仅增加患者的痛苦，而且会加重家庭和社会经济负担。压疮是可以预防的，预防压疮是老年护理工作重要环节之一。

一、疾病概况

（一）老年人长期卧床与压疮概述

压疮也称压力性溃疡或褥疮，是指身体局部组织长时间受压，发生血液循环障碍、组织营养不良，致使皮肤坏死破溃。

1. 压疮的危险因素

有压力、剪切力、摩擦力、潮湿、运动功能减退、感觉功能障碍、低蛋白血症与贫血等因素，其他相关因素有年龄、老年患者心脏血管功能减退、毛细血管弹性减弱、末梢循环功能减退、局部受压后的皮肤及皮下组织缺血缺氧等。据研究证实，压疮发病率与年龄呈正相关，据统计，40 岁以上患者的压疮发生率是 40 岁以下患者的 6～7 倍，年龄预警值设定为 54.44 岁。除此之外，尚有吸烟、应激临床反应、性别等因素。老年人更易发生压疮，主要原因包括内因，如皮肤的老化，慢性病伴有功能、营养不良；外因有躯体受压、剪切力、摩擦力、伤口渗液、大小便失禁等。

2. 老年人为压疮的高发人群

老年人由于身体功能退化、活动能力差、卧床、免疫功能降低、营养不良、照料不妥等因素成为压疮的高发人群。研究表明：住院老年人中压疮的发生率为 10%～25%，发生压疮的老年人死亡率增加了 4 倍，压疮不愈合死亡率增加了 6 倍，而 71% 的压疮出现在 70 岁以上的老年人中。

（二）临床表现

1. 压疮好发部位

好发生于骨隆突部位，最常见的好发部位是骶尾部、足跟。患者斜卧位多发于肩胛骨、骶骨、坐骨、足趾；患者仰卧位多发于枕部、肩胛部、手肘、骶尾部、足跟；患者侧卧位多发于耳廓、肩峰、肋部、髋部、膝的内外侧、踝部；患者俯卧位多发于面颊、肩峰、乳房、生殖器、膝部和足趾。

2. 压疮发生时间

身体某部位只要受压过久就可能发生，可能在数小时内发生。

3. 压疮的形状

由于受压引起深浅不一的皮肤和肌肉受损、发炎，而表现为不同形状，轮廓常呈圆形或火山口状。

4. 压疮的颜色

根据压疮的程度不同，溃疡创面可呈红色、灰白色、黑色等。

5. 压疮是否疼痛

疼痛不明显。

6. 压疮的危害性

压疮继发感染时有恶臭或脓性分泌物流出，穿入深部组织，使肌腱和骨膜发炎、变厚、硬化，并破坏其骨质及关节，引发全身中毒反应（如图 9-5）。患者往往伴有营养不良。

7. 压疮的分期

根据压疮形成后的严重程度可以将压疮分为四期。第 I 期：瘀血红润期，表现为红、肿、热、痛。第Ⅱ期：炎性浸润期，出现水疱。第Ⅲ期：浅度溃疡期，水疱破溃，出现继发感染。第Ⅳ期：坏死溃疡期，创面出现感染性坏死。

彩图

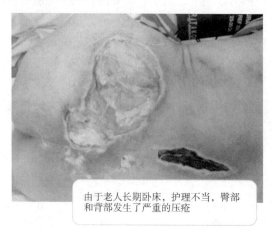

由于老人长期卧床，护理不当，臀部和背部发生了严重的压疮

图 9-5　压疮

（1）第Ⅰ期　伤口特点：局部皮肤完整，有指压不变白的红肿，与周围组织相比，可能有疼痛、硬结、松软、热或凉等表现。肤色较深者不易判断，可归为高危人群。如图 9-6。

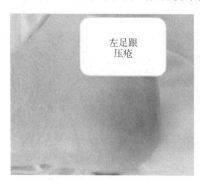

左足跟压疮

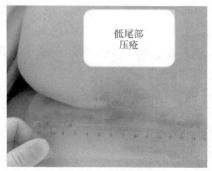

骶尾部压疮

图 9-6　压疮Ⅰ期

（2）第Ⅱ期　伤口特点：真皮层部分缺损，表现为有光泽或干的浅表、开放的溃疡，伤口呈粉红色，没有腐肉或瘀肿（瘀肿显示可疑深部软组织损伤），也可表现为一个完整或破溃的水疱。如图 9-7。

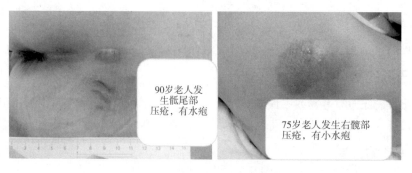

90岁老人发生骶尾部压疮，有水疱

75岁老人发生右髋部压疮，有小水疱

图 9-7　压疮Ⅱ期

（3）第Ⅲ期　伤口特点：全皮层缺损，可见皮下脂肪，但没有骨骼、肌腱或肌肉暴露；有腐肉，但未涉及深部组织，可有潜行和窦道。鼻梁、耳、枕部和踝部没有皮下组织，因此Ⅲ期压疮较为表浅。而在一些肥胖的部位，伤口会非常深。如图9-8。

（4）第Ⅳ期　伤口特点：全皮层缺损，伴有骨骼、肌腱或肌肉的暴露。伤口可能会部分覆盖腐肉或焦痂，常常会有潜行和窦道，可能深及肌肉和/或支撑组织（如筋膜、肌腱或关节囊），有时伴有骨髓炎。鼻梁、耳、枕部和踝部没有皮下组织，因此，Ⅳ期压疮会比较浅表。如图9-9。

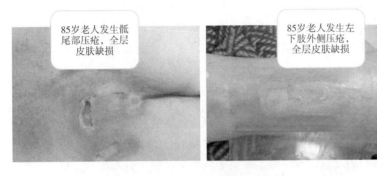

图9-8　压疮Ⅲ期

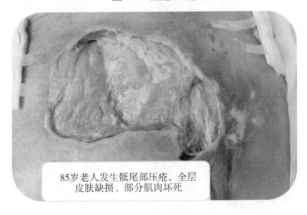

图9-9　压疮Ⅳ期

二、防治要点

（一）预防要点

1. 勤翻身

一般卧床患者要2h内翻身一次，方法是"侧卧30°-平卧位"不断轮流翻身。

2. 避免摩擦力和剪切力

摩擦力是由两层相互接触的表面发生相对移动而产生。摩擦力作用于皮肤可损害皮肤的保护性角质层而使皮肤屏障作用受损，增加皮肤对压疮的敏感性。如皮肤与衣、裤或床单表面进行的阻力摩擦。剪切力是由两层组织相邻表面间的滑行而产生的进行性相对移位所引起，由压力和摩擦力协同作用而成，与体位有密切关系。如半坐卧位时，骨骼及深层组织由于重力作用向下滑行，而皮肤及表层组织由于摩擦力的缘故仍停留在原位，从而导致两层组织间产生牵张而形成剪切力。剪切力发生时，因由筋膜下及肌肉内穿出供应皮肤的毛细血管被牵拉、扭曲、撕裂，阻断局部皮肤、皮下组织、肌层等全层组织的血液供应，引起血液循环障碍而发生深层组织坏死，形成剪切力性溃疡。由剪切力造成的严重伤害早期不易被发现，且多表现为口小底大的潜行伤口。当剪切力与压力共同作用时，阻断血流的作用将更加显著。因此，剪切力比垂直方向的压力更具危害。体位变换后需合理摆放体位。长期卧床患者，可采用 30°斜侧卧位，避免采用使压力加大的躺卧姿势，如 90°侧卧位或半坐卧位；且在病情允许情况下床头抬高角度限制于 30°内，避免身体下滑而形成剪切力；长期坐位患者，除需注意维持其稳定性及全范围活动性外，还应注意保持合适坐姿以减轻剪切力和压力对皮肤和软组织的作用。

3. 保持局部皮肤的清洁和干燥

保持床单、皮肤的清洁干燥，衣服要选择透气、吸汗的棉质衣料。每次更换尿布时，应以清水清洁会阴部，减少排泄物刺激皮肤。擦身后，需以干毛巾擦干身体水分，特别是皮肤皱褶处。秋冬季节若皮肤出现干燥、脱屑等现象，可使用乳霜滋润皮肤。不可让老人直接卧于橡胶单或塑料布上。

4. 促进局部血液循环

经常为压疮患者按摩背部及受压的局部，以促进血液循环。如果皮肤已经发红，则禁止按摩，以免损伤组织。

5. 使用减压装置

压疮高危的患者可以使用气垫床、水垫等进行减压。目前市场上有各种全身及局部减压设备、材料，使用效果得到认可。如图 9-10 和图 9-11。

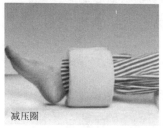
减压圈

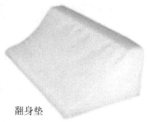
翻身垫

图 9-10　预防压疮设备

彩图

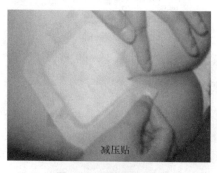
减压贴

图 9-11　预防压疮材料

6. 预防压疮的两个误区

（1）预防压力用橡胶气圈　过去曾用的橡胶气圈，研究证明其没有显示出能减缓压力的效用，反而会使局部血液循环受阻，造成静脉充血与水肿，同时妨碍汗液蒸发而刺激皮肤，不宜使用。

（2）预防潮湿用烤灯或油性敷料　使用烤灯等会使皮肤干燥，导致组织细胞代谢及需氧量增加而造成细胞缺血，甚至坏死。凡士林、氧化锌软膏等油性剂无透气性、无呼吸功能，其水分蒸发量维持在较低的水平，远低于正常皮肤的水分蒸发量，导致皮肤浸渍，不建议使用。

（二）治疗要点

第一步是要找出伤口存在的问题；第二步清洁伤口，采用清创术；第三步是评估全身的状况；第四步是选用适当的敷料。卧床压疮是一个慢性伤口，慢性伤口换药是一个系统的工程。不同个体不同处理，伤口愈合的不同时期，采取不同的处理方式。特殊伤口有特殊处理，如大而深的伤口要做皮肤肌肉移植手术，建议就医处理。

三、康复护理

（一）一般康护

1. 改善全身营养状况

保证充足的营养，若无疾病的限制，可补充足够的热量、蛋白质、维生素、微量元素等。对不能经口进食的部分老人，可在医院经肠内营养管进行肠内营养或肠外营养，比如静脉输入脂肪乳、白蛋白、氨基酸等。

2. 保持心情愉快

长期卧床老人往往情绪低落、精神抑郁，总认为自己是家庭的累赘，家人及护理人员应该用关切的眼神、乐观开朗的情绪来关爱、感染老人，增加老人的信心，减轻其自卑感。

（二）特殊康护

1. 安全用药

（1）用药原则　遵医嘱使用全身治疗药物，如增强免疫功能、抗炎类药物；局部用药以促进创面愈合类药物，如各类营养、生肌敷料，在造口护士的指导下使用。

（2）药物常见不良反应　观察局部药物疗效及副反应。常用的外用药物如美皮康、水胶体敷料等，不良反应发生较少，一般是局部过敏，如出现皮肤瘙痒、湿疹等表现，经停药或更换药物品种可缓解。

（3）用药护理　压疮的治疗现临床上采取的方法较多，药物主要以防腐生肌、营养类为主，如赛肤润、美皮康、水胶体敷料或透明薄膜、聚维酮碘软膏或优拓等局部用药。

Ⅰ期压疮：为避免再受压，可以不用敷料或用薄的亲水性敷料，比如赛肤润。

Ⅱ期压疮：水疱处理注意保护皮肤避免感染，未破的小水疱（直径<5mm）应减少摩擦，预防感染，让其自行吸收，破损处可贴美皮康、水胶体敷料或透明薄膜。

水疱大应及时处理，注意保护皮肤避免感染，大水疱（直径≥5mm），患者无水肿时，先消毒抽出水疱中液体，后用美皮康、水胶体或泡沫敷料。患者水肿时，消毒后，水疱低位剪开小缺口，涂聚维酮碘软膏或优拓，最后用纱布覆盖，或采用美皮康或泡沫敷料。

Ⅲ、Ⅳ期压疮：清除坏死的组织，控制感染，建立愈合的环境，保护伤口及周围皮肤。

2. 营养康护

压疮的发生原因之一就是营养不良，保证营养的供给是各类患者的基本护理要求，可通过肠内和肠外营养途径确保营养的供给。注意平衡膳食，保证摄取足够的优质蛋白与低脂肪、低盐、高维生素的食物，适量摄取含钙、铁的食物。在保证营养总能量供给的前提下，因老年人的消化功能下降，应尽量保证优质蛋白占摄取蛋白质总量的50%以上。必需氨基酸种类齐全、营养价值高，能有效促进组织更新与修复，具体包括蛋、奶、肉、鱼等动物蛋白和大豆蛋白等。

3. 功能康护

关键是对症康护，如做好压疮的"四勤"护理：勤翻身、勤整理、勤清洗、勤活动。 对于长期半坐卧位的老人，不定期要抬高其下肢，防止身体下滑而形成剪切力。为老人翻身或更换床单时，要避免拖、拉、拽、推等动作；使用便盆时，要抬高老人的臀部，防止擦破其尾底部皮肤。坐轮椅的患者，如果是高危患者应避免直接坐在轮椅上或者椅子上，至少每1h更换体位一次；保持良好的坐姿，保持大腿水平位；避免伤口受压；如果能自己移动体位，每15min抬空身体一次；如果在轮椅上不能更换体位，则应挪到床上定时改变体位等。

4. 心理康护

发生压疮患者往往病情较重，出现抑郁、焦虑等不良情绪，要及时进行心理护理，鼓励患者树立战胜疾病的信心。

5. 并发症预防

压疮发生的主要并发症是感染，重在预防，及时清洁创口，及时用药，预防全身感染的发生。

6. 就医提醒

一旦老人压疮达Ⅱ期有水疱，且当水疱直径>5mm或有溃疡创面，建议去医院换药处理。

长期卧床的老年人患压疮的概率比较高，且老年人的各项器官都在走向老化，机体抵抗力差、免疫力差，所以一旦发生压疮就很难痊愈。因此，应该及时采用针对性的预防和护理措施，避免压疮的发生，提高老人的生活质量。

———— 第七节 ————

老年人髋部骨折

一、疾病概况

（一）老年人髋部骨折概述

老年人由于骨质疏松导致骨质脆弱，在跌倒或撞击等情况下极易发生骨折，尤其是髋部（俗称胯部）骨折，这种情况在日常生活中非常常见。老年人机体代谢较慢，骨折一旦发生就很难愈合，老年髋部骨折包括股骨颈骨折、股骨转子间骨折和股骨转子下骨折，占全身骨折的 20%～45%。全球新发老年髋部骨折预计到 2050 年将高达 630 万例，其中约 90% 的老年髋部骨折仅是因为从站立位跌倒而引起。女性的骨质疏松概率较男性高，更容易发生髋部骨折，其发生骨折风险为 17.5%，而男性为 6%。因髋部骨折导致的死亡率和致残率较高，骨折后约一半的老年患者无法恢复独立生活能力，故老年人髋部骨折也常被人称为"人生最后一次骨折"。

（二）临床表现

1. 畸形

患肢多有屈髋屈膝及外旋畸形，下肢短缩。

2. 疼痛

髋部有自发疼痛，移动时患肢疼痛更为明显。

3. 活动受限

腿部活动受限，难以自主活动，不能站立和行走，不过少数患者在骨折后仍能行走，但随着疼痛逐渐加重，也会出现无法行走的症状。

4. 髋部出现肿胀及瘀斑

二、防治要点

（一）预防要点

髋部骨折需针对其病因进行预防，因此 50 岁以上人群应警惕骨量流失，老年人注意避免外伤，如家里地板要防滑，在冰雪天气外出做好防滑措施等。一经出现髋部疼痛无法缓解等疑似髋部骨折的症状，应及时进行 X 射线检查，以取得最佳治疗时机。

① 均衡营养和适量蛋白质的摄入是老年骨质疏松性骨折生活方式管理的基础。

② 锻炼身体是老年骨质疏松性骨折生活方式管理的最主要内容。大量的研究表明，平时身体锻炼不足是髋部骨折发生的主要原因，中等或较高强度的身体锻炼可降低20%～42%的髋部骨折风险。研究还发现，负荷锻炼可以增加骨强度，长期的一般强度运动既可维持股骨近端骨密度，还可增强肌力，改善平衡，降低跌倒风险。

③ 补充足量钙和维生素D是降低老年骨质疏松性骨折可能性的基础保障。维生素D是钙剂在肠道被有效吸收的保障，补充足量的钙和维生素D是老年骨质疏松性骨折干预的重要基础措施。老年人群、绝经期女性应特别注意补充钙元素，预防骨质疏松；肥胖患者应控制体重，预防骨质疏松，避免过多负重。具体请见骨质疏松章节内容。

④ 尽量不做或少做容易磨损关节的活动，如爬山、爬楼梯和跑步等。

⑤ 避免在负重状态下反复做髋关节伸屈动作，或做剧烈跳跃和急停急转运动。

（二）治疗要点

髋部骨折需根据患者的年龄及骨折特点和类型，来选择不同的治疗方法。对于绝大部分患者，首选手术治疗；无移位股骨颈骨折、身体情况差或合并有严重内科疾病无法耐受手术的患者，以保守治疗为主。

1. 保守治疗

保守治疗在临床中应用越来越少。部分患者基础疾病较多且重、不能耐受手术或部分患者及家人拒绝手术治疗时，可采取保守治疗。保守治疗方法包括手法整复、穿防旋鞋、皮牵引等。给予手法复位后卧床休息，患肢皮牵引（需要较长时间，一般为8～12周）或穿防旋鞋4～16周之后逐步离床活动。长期卧床会导致坠积性肺炎、压疮、泌尿系统感染、深静脉血栓、关节僵硬及肌萎缩等严重并发症的发生，病死率很高。因此，非手术治疗主要用于不能耐受麻醉和手术的患者，如无手术绝对禁忌证，应尽早进行手术治疗。

2. 手术治疗

① 恢复正常的髋关节解剖对位关系；避免骨折断端的吸收及远期短颈畸形，防止内翻、短缩畸形；对于老年患者，进行人工关节置换术，可以获得早期的下床活动，避免卧床造成并发症，降低病死率。

② 手术时机的选择：患者如果没有绝对禁忌证，应尽早完善相关检查，在48h内尽快完成手术；如果内科疾病较重，手术风险相对较大，需进行内科调整，一旦病情允许，尽早行手术治疗，以减少骨折并发症，降低病死率。

三、康复护理

（一）一般康护

1. 体位与休息

卧床休息期间保持患肢外展中立位，忌内收，患肢外展夹板固定，脚尖向上或患足穿防旋鞋，如丁字鞋。该鞋可自行制作，即将一只适宜的平底鞋的跟底部钉在一根木条或夹板上，保证鞋与夹板的位置呈"丁"字形（见图9-12）。注意不可侧卧、盘腿及负重，以防发生髋内翻畸形和再骨折。

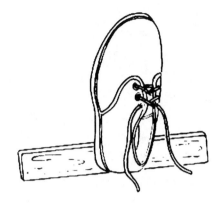

图9-12　丁字鞋

2. 饮食与卫生

老年骨折患者由于活动受限，胃肠蠕动减慢、进食差、易便秘，故应加强营养，宜摄入易消化、富含优质蛋白、维生素及纤维素食物，以促进骨折愈合。忌肥腻、辛辣、生冷、硬的食物。此外，注意饮食均衡、卫生。

3. 清洁与排泄

因患者长期卧床，应保持床单位整洁，指导患者在床上正确使用大小便器，按时翻身叩背，学会缩唇呼吸，有效咳嗽、咳痰的方法，视患者具体情况佩戴抗血栓压力带，积极预防压疮、肺部感染、下肢深静脉血栓、泌尿系统感染、便秘等并发症的发生。

4. 活动与安全

在医护人员的指导下进行股四头肌的等长舒缩、踝关节屈伸及足部活动，术后待麻醉消失后即可主动进行关节活动，如踝泵练习、屈膝训练、抬臀运动、上肢活动等，由被动到主动，循序渐进，避免过度劳累。

（二）特殊康护

1. 安全用药

（1）用药原则　老年髋部骨折主要是由于骨质疏松症所导致，用药治疗主要是防治骨质疏松症类药物。骨质疏松症是需要长期治疗的慢性疾病，持续有效的药物治疗能够有效降低高危患者发生骨折的风险。现阶段研究提示，标准的药物治疗可以增加患者的骨密度，减少骨折的发生率，提高生活质量，降低再入院率。

（2）药物常见不良反应　抗骨质疏松症药物详见本章第一节。

2. 营养康复

（1）营养要素与食物选择　推荐钙含量丰富食物，如杏仁、开心果、葵花籽等坚果类食物，它们均属于高钙食物，含有的蛋白质和其他营养物质可以强壮骨骼，适量坚果可以从多方面促进骨骼健康。

（2）建议食物　建议多食用以下食物，如芝麻酱、紫菜、发菜、海虾、虾皮、河虾、河蚌、海鱼、蟹肉、黄花菜、黑木耳、雪里蕻、芥菜、红苋菜、榨菜、油菜、香菇、牛乳、鱼肝油、猪油、鸡蛋、黑豆、黄豆、豆腐干等。

（3）禁忌食物　如过量饮酒、大量饮用咖啡会影响钙的吸收，所以应限量适度饮酒，少喝碳酸饮料，注意饮食卫生。

（4）营养食谱举例

① 枸杞子拌豆腐。主料：豆腐 250g，鲜枸杞子 30g。制法：豆腐、鲜枸杞子泡水半小时，煮熟混合拌食。功效：滋补肾阴，养血壮骨，适用于各型骨质疏松患者，对伴有阳痿、夜尿多者尤为适宜。

② 蘑菇炒洋葱。主料：蘑菇 300g，洋葱 100g。制法：蘑菇提前用水泡 1～2h，洋葱洗净切片，混合煸炒食用。功效：抗骨质疏松，活血化瘀，适用于各型骨质疏松患者，对伴有冠心病者尤为适宜。

③ 香菇白菜。主料：香菇 25g，白菜 200g。制法：香菇、白菜用水泡半小时，混合煸炒食用。功效：抗骨质疏松，滋阴养胃，适用于各型骨质疏松患者，对伴有胃胀、咳嗽痰多者尤为适宜。

④ 瘦肉猪血豆腐。主料：猪血 500g，豆腐 300g，猪瘦肉 100g，胡萝卜 100g。制法：猪血、豆腐、肉均洗净，用水泡半小时，与胡萝卜混合煸炒或煮汤食用。功效：抗骨质疏松，益气养血，适用于各型骨质疏松患者。

⑤ 排骨豆腐虾皮汤。主料：猪排骨 250g，豆腐 400g，洋葱 50g，虾皮 25g。制法：猪排骨、虾皮清洗用水泡 1h，与豆腐、洋葱混合煮熟食用。功效：强筋壮骨，润滑肌肤，滋养五脏，清热解毒，适用于各型骨质疏松患者。

3. 功能康护

为老年患者提供积极、可行的髋部骨折术后康复方案，将有效提高其术后康复的效果。患者及家属在入院得知大体的治疗过程及出院时间等信息后，康复锻炼便可开始。越早为患者制定个体化的康复目标，让患者了解康复过程中可能出现的困难及对策，就越有利于增强患者自我恢复的效率和信心，从而获得更好的治疗效果。

康复计划的一致性和连贯性非常重要，因为大多数患者将会在医院及社区等不同场所接受为期数月的康复锻炼。

关节置换的患者患肢需垫软枕，抬高 30°，悬空足跟，两腿之间夹梯形枕，保持患肢外展中立位。患者一定要做到"四不"，即不用力屈患髋、不盘腿、不坐矮板凳、不跷"二郎腿"。患者在医护人员帮助下，可取健侧卧位，双腿之间夹软枕，避免患肢内收，防止髋关节脱位。

功能锻炼：指导患者术后早期积极进行主动、被动活动，如主动进行肌肉等长收缩训练，被动进行肌肉按摩和关节屈伸练习等。术后待麻醉消失后，患者即可进行主动关节活动，如踝泵练习、屈膝训练、抬臀运动、上肢活动等，所有功能锻炼，由被动到主动，循序渐进，避免过度劳累。

康复训练：老年髋部骨折患者术后的康复训练十分重要，原则上下床活动越早对患者的一般情况恢复越有利。

（1）第一阶段（术后第 1～4 天）　主要以肌肉的静止收缩运动和远端关节的运动为主，目的是促进下肢血液循环，预防血栓形成。

① 股四头肌等长收缩训练：仰卧位，下肢伸直不离床，股四头肌主动收缩，缓慢运动，每次持续 5～10s，每天 90 次左右（图 9-13）。

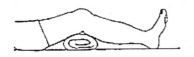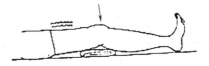

图 9-13　股四头肌等长收缩

② 踝部运动：仰卧位，主动地进行足趾伸屈运动，踝关节跖屈、背伸运动，每个动作保持 10s，再放松，每天 90 次左右（图 9-14）。

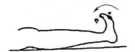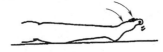

图 9-14　踝部运动

③ 臀肌收缩运动：患者取仰卧位伸直腿，上肢自然放于身体两侧，收缩臀部肌肉，保持 10 秒，放松，每天 60 次左右。

④ 髌骨（膝盖骨）推移运动：仰卧位，陪护人员轻轻推动髌骨上、下、左、右活动，每天 30 次左右。

（2）第二阶段（术后第 2～8 周）　主要以增强肌肉力量和关节小范围主动运动为主。

① 直腿抬高运动：行髓内钉内固定的患者取仰卧位，下肢伸直抬高。要求足跟离床 20cm，在空中停顿 2～3s，逐步增加停顿时间，每天 90 次左右；行关节置换的患者术后暂不做主动的直腿抬高练习，可由患者家属给予被动的活动，抬高角度小于 30°（图 9-15）。

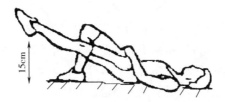

图 9-15　直腿抬高运动

② 屈髋屈膝运动：患者取仰卧位，陪护人员一手托在患者膝下，一手托住足跟，在不引起疼痛的情况下行屈髋、屈膝运动，但屈髋角度不宜过大，应小于 45°，每天 30 次左右。

③ 卧位到坐位训练：双手撑起，患肢外展，利用双手和健肢支撑力将患肢移至床边，患者坐起。

④ 坐位到站立：患者移至床边，先健肢着地，双手扶助行器，利用健肢和助行器支撑力站立，患肢不负重着地，站立 2min 即可，以防止直立性低血压，循序渐进，逐渐增加站立时间。

⑤ 行走训练：关节置换患者及稳定型转子间骨折髓内钉内固定患者术后第 2 天，拍片检查后，在身体条件允许状态下即可下地行走。在床旁扶助行器站立，正确使用助行器，行走时必须有陪护人员保护，以免发生意外，时间根据患者体力而定，一般每次不超过 15min，每天 3 次；粉碎程度严重的转子间骨折患者，术后需卧床 1 个月，复查后根据患者具体情况，决定下地时间。

（3）第三阶段（术后第 9~12 周） 此阶段主要以继续增强髋部肌肉力量和提高关节活动灵活性为主。

① 屈髋练习：取站立位，双手扶助行器，健肢单腿站立，身体保持与地面垂直。患肢屈髋屈膝，屈髋以 90°为限，加强髂腰肌肌力。

② 伸膝练习：取站立位，双手扶助行器，健肢单腿站立，身体保持与地面垂直。患肢直腿抬高，加强股四头肌肌力。

③ 髋外展练习：取站立位，患肢髋关节外展，以 40°为限，加强臀外展肌肌力。

④ 静态脚踏车练习：此方法有助于增强下肢肌肉和髋部活动协调性。开始踏脚踏板时，先向后踏，当觉得向后踏动作已很轻松、舒服时，再向前踏。当动作连贯后，再增加次数及频率，每日 2 次，每次 15min，逐步增加到每日 3 次，每次 20~30min。

（4）第四阶段（术后满 3 个月以后） 此期患肢可逐渐负重，逐步由用助行器向拄双拐、拄单拐、弃拐杖过渡。因为身体平衡已经建立，可扶双拐或单拐较熟练行走，每日 3 次，每次 10~15min。当控制身体平衡能力达到完全熟练时，可弃拐每天用正常步伐走 3~4 次，每次 20~30min，这样可最终恢复到正常步行状态。另外注意，行髋关节置换术的患者上楼时健肢先上，患肢后上，下楼时患肢先下，健肢后下。6 个月后可选择散步进行日常锻炼。

4. 心理康护

疾病给患者及家属造成突发的心理应激，应重视其心理护理，多与患者及家属沟通与交流，让其做好长期卧床的心理准备，尽量消除患者紧张、焦虑等负面情绪，增强患者战胜疾病的信心，使其积极配合治疗。

5. 并发症预防

（1）肺部感染 卧床老年人的活动能力下降，易导致咳嗽反射减弱，使得呼吸道分泌物不易清除，随重力作用流向肺部，从而引起肺部感染。老年患者临床表现不典型，有时仅表现为食欲缺乏、尿失禁、体力下降、精神状态异常，而发热、咳嗽、白细胞增多等典型肺炎表现不明显，容易漏诊和误诊。应监测患者体温、呼吸、意识状态等变化，观察咳嗽、咳痰情况，保持室内温湿度适宜，病情允许情况下鼓励老人早期下床活动，深呼吸并有效咳嗽，长期卧床、咳痰无力的老人可采用叩背等措施促进排痰。

（2）尿路感染 是髋部骨折患者最容易并发的感染性疾病之一，发生率为 2%~5%。老年人症状往往不典型，表现为全身感染症状，或直接导致、加重感染性休克。因此护理上应使老人外阴及肛周保持清洁，穿着宽松衣物，勤换内裤，鼓励老人白天多饮水、勤排尿，养成定时排尿的习惯，避免憋尿，卧床老人应经常变换体位，促进尿液及沉渣排空。

（3）压力性损伤 髋部骨折患者由于病情原因，活动受限，需要卧床休息，同时因其手术体位特殊、手术时间较长、术中摩擦力大，使老人成为压力性损伤的易发人群，因此应注重老人皮肤护理，保持皮肤清洁，避免皮肤过度干燥、潮湿、用力按摩或擦拭，常规应每 2h 给患者变换体位 1 次，减轻局部组织长期受压。

（4）下肢深静脉血栓 深静脉血栓多发于下肢，是老年髋部骨折围手术期常见且风险极高的并发症，发病隐匿，具有高发生率、高致残率、高病死率、低确诊率的特点。主要表现为患肢肿胀、疼痛，部分患者还会出现皮温升高、皮肤颜色改变等。老年髋部骨折患者须常规进行静脉血栓预防，根据深静脉血栓危险度评分情况选择预防措施，包括基础预防、物理预防、药物预防。低风险患者采取基础预防：抬高患肢 20°～30°，促进静脉回流，指导患者多饮水，床上活动、功能锻炼。中等风险患者排除出血风险，无抗凝及物理预防禁忌，采取基础预防+物理预防+药物预防。高风险患者排除出血风险，无抗凝及物理预防禁忌，采取基础预防+物理预防+药物预防，药物预防延长至 35 天。

6. 就医提醒

如老人不慎摔倒致伤，伤后髋部疼痛，下肢活动受限，不能站立和行走，有时仍能行走，但数天后，髋部疼痛加重，甚至完全不能行走。应怀疑有髋部骨折，请及时拨打 120，立刻就医。

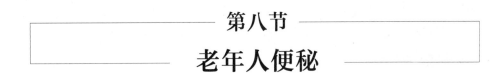

第八节

老年人便秘

一、疾病概况

（一）老年人便秘概述

在医学上，无论老年人患上哪种疾病，护士都会叮嘱老人要预防便秘，因为老年人如果经常便秘容易诱发心脑血管意外，如用力排便会造成血压升高、心肌梗死、脑出血、脑梗死等疾病的突发，甚至导致猝死！同时，便秘导致宿便堆积在肠道内发酵、腐化，产生各种毒素，如果长期便秘，毒素就会扩散到全身，从而危害人体健康。美国医学家曾跟踪调查发现，长期便秘的人结、直肠癌发病率为正常人的 4 倍多，患结、直肠癌的概率也大大提升。所以要防治好便秘。

便秘是指排便困难，排便次数每周少于 3 次且粪便干结，便后无畅快感。便秘是老年人的常见症状，随着年龄的增长而加重，其发生率为 5%～30%，长期卧床老年人可高达 80%，严重影响老年人的生活质量。有时甚至需要手法辅助排便，如果持续 6 个月以上排便困难就属于便秘疾病了。老年人发生便秘的常见原因有以下几点。

1. 生理因素

老年人消化系统功能减退，唾液腺、胃肠及胰腺的消化酶分泌减少，与排便相关肌肉收缩力减弱，胃肠蠕动减慢，再加上反应逐渐迟钝，便意减弱，这是发生便秘的主要原因。

2. 饮食习惯

老年人食物摄入量过少、过于精细，富含粗纤维的蔬菜水果摄入较少，饮水过少，导致肠腔内残渣体积缩小，在肠内停留的时间较长而干硬变结。

3. 心理因素

有的老年人心理压力较大，影响消化系统功能；或因睡眠不足、环境改变、精神抑郁等，使排便神经反射功能紊乱。有的老年人有意识地抑制便意，有便意却不去解决，久而久之，直肠对大便的刺激敏感性就会降低，加上粪便在肠腔内停留时间过久，水分被吸收过多，也会发生便秘。

4. 缺乏运动

平时缺乏运动或年老体弱、久病卧床，使原本已减弱的排便功能更进一步衰减。

5. 排便习惯

有的老年人没有定时排便的习惯，并且还有一部分人排便时不专心，如考虑问题、读书看报、玩手机等。

① 当排便的精力分散，就会降低其对排便的敏感性和反应性，久而久之就会发生便秘；
② 当习惯由于环境改变无法继续时，也会发生便秘；
③ 长期服用缓泻药，降低了直肠对肠内容物的敏感性，从而导致便秘或使原有便秘加重。

6. 某些药物的使用

某些对于肠道功能有影响的药物，会抑制肠的蠕动，使粪便在肠腔内停留时间过长而造成便秘。

7. 有原发疾病

许多原发疾病如直肠炎、痔疮、肛裂、肛周脓肿、结肠良性肿瘤、结肠恶性肿瘤、肠梗阻、慢性肺气肿、严重营养不良、多次妊娠、全身衰竭、肠麻痹、甲状旁腺功能亢进、糖尿病并发神经病变、截瘫等都可能会造成便秘。

（二）临床表现

便秘的症状包括腹痛、腹胀、消化不良、乏力、食欲不佳、舌苔变厚、头痛等。粪便干、硬，触诊腹部较硬实且紧张，有时可触及包块，难以排出，有时感觉排便不尽。

二、防治要点

（一）预防要点

1. 养成良好排便习惯

最适宜老年人的排便时间是在早餐后，因为餐后胃肠活动最活跃、对刺激最敏感，长此以往就能养成良好的排便习惯。

2. 纠正不良排便习惯

排便时应集中精神，排便时看报、看书、听广播会影响排便反射的连续进行；不能忽视便意，有便意就应该马上去排便，防止神经反射弱化；对于不习惯坐便器者，改为蹲位排便可使肛管直肠角增大，更有利于粪便通过；对于习惯长期服用泻剂排便者，应在医生指导下恢复正常排便习惯。

3. 纠正不良饮食习惯

多吃含粗纤维的谷类和蔬菜、瓜果、豆类等食物，以增进粪量，刺激肠蠕动；多吃含维生素类的食物，可促进消化液的分泌；也可多吃一些润肠软便的食物，如蜂蜜、芝麻、核桃、香蕉、红薯等；禁食生冷、辛辣及煎炸刺激性食物。

4. 养成多饮水的习惯

在无心血管疾病、肾脏疾病的情况下，可适当增加饮水量，每日喝水 2000～2500ml，以软化大便；养成每日清晨饮一杯温开水或蜂蜜水的习惯，以刺激排便；不宜多饮茶或含咖啡的饮料，以防利尿过多。

5. 积极参与体育活动

调查表明，60 岁以上的老年人因年老体弱而极少行走者的便秘发生率在 15.4%，而坚持锻炼者的便秘发生率仅为 0.21%，因此要鼓励患者参加力所能及的运动，如散步、走路，或者每天双手按摩腹部肌肉，以增强胃肠蠕动。对长期卧床的患者，应勤翻身，并对其进行腹部的按摩或者热敷。

6. 注意药物对排便的影响

不少药物都有致便秘的不良反应，如止痛药、抗酸剂等。也有些老年人自服通便药，使肠壁的排便反射减弱，形成对泻药的依赖，反而使便秘加重。

（二）治疗要点

目前，便秘治疗提倡个体综合治疗，主要包括改善生活方式、饮食习惯，药物治疗和手术治疗。

1. 药物治疗

要在医生指导下合理使用药物，如泻药、促胃肠动力药、促分泌药、灌肠药、润滑栓剂类等，但注意不能擅自使用药物治疗，防止对药物产生依赖性、耐药性，导致便秘更加严重。

2. 手术治疗

当所有方法无效时，且便秘已经严重影响到本人生活质量时，可考虑手术治疗，但此方法较为少见。

三、康复护理

（一）一般康护

1. 体位与休息

定时排便，用餐后 1h 或临睡前按时蹲厕，培养便意；排便时取坐位，勿用力过猛；保证良好的排便环境，便器应清洁而温暖。体质虚弱的老年人采用坐便器，面前可放置凳子，安排老人在坐位时把脚踩在小凳子上。不要过度焦虑便秘所带来的困扰，注意休息，保证充沛精力面对每一天。

2. 饮食与搭配

应加强科学的生活管理，多吃含纤维素、维生素的食物，如水果、蔬菜等，以增进粪量，刺激肠蠕动。多运动，适当增加饮水量，忌食生冷、辛辣及煎炸刺激性食物。

（二）特殊康护

1. 安全用药

（1）用药原则　一定要在医师的指导下用药，可以选用针灸疗法，使用中药、缓泻剂、促胃肠动力药、促分泌药、灌肠药等方法治疗。切记不可滥用药物。

（2）药物常见不良反应　常用药物包括乳果糖、开塞露、聚乙二醇、番泻叶、莫沙必利、西沙必利等。泻药为增加肠内水分，促进肠蠕动，软化粪便或润滑肠道促进排便的药物，长久服用则会形成药物依赖，发展为顽固性便秘。大黄及番泻叶中含有蒽醌，长期或大量服用，易发生结肠黑变病；若番泻叶服用量大，易发生剧烈腹痛、胃肠胀气等；若长期使用缓泻剂或灌肠，会导致肠道失去正常功能，反而造成慢性便秘。

（3）用药护理　服用治疗便秘的药物，应遵从医嘱服用，不随意改变用药的时间和使用方法，一旦出现不良反应，应先停药，停药后症状如仍不缓解，应上医院诊治。

2. 营养康护

（1）疾病相关营养要素与食物选择　便秘的人要多吃富含纤维素的食物，如水果蔬菜，以促进肠道蠕动、增加粪量，也要多吃含维生素的食物，可促进消化液的分泌。推荐一些缓解便秘的食物。

① 红薯：富含植物纤维，植物纤维无法被人体吸收，会残留在肠道内，增加肠蠕动及粪量，是便秘的上好食疗食物，对防治慢性便秘更佳。

② 西梅：膳食纤维含量非常丰富，在蔬菜和水果中数一数二，每一个西梅干大约含有 1g 的膳食纤维，而一个香蕉仅仅含有 2.5g 的膳食纤维。膳食纤维具有不可溶性，不会被人体吸收，而且会吸收水分，可以软化大便，促进胃肠道蠕动，从而促进排便。建议每天膳食纤维的摄入量为 20～35g，每天吃 20 个西梅就能达到需要量。摄入西梅可以促进自发排便，改善大便的性状，是一种比较好的食疗手段。

③ 麦麸：麦麸也就是我们常说的小麦皮。小麦被磨面机加工后，变成面粉和麦麸两部分，麦麸就是小麦的外皮，是一种有效的纤维类轻泻药，每餐可以摄入 2～6 汤勺的麦麸，煮粥、泡牛奶、泡水喝都可以。需要注意的是，部分患者对麦麸不耐受或者过敏，这类患者不能摄入。

④ 柑橘类水果和豆类：如柑橘、豌豆、绿豆等，这类食物所含的纤维可刺激结肠菌群生长，从而增加粪便的体积。

⑤ 含益生菌丰富的食物：研究显示，补充益生菌对便秘者有好处，可以改善排便频率和粪便性状。这些益生菌包括乳双歧杆菌、干酪乳杆菌、大肠埃希菌。在选购时可选择一些含益生菌丰富的产品，如酸奶。

⑥ 蜂蜜：具有很好的润肠通便功效，同时又能加快肠胃的蠕动，调节消化系统功能，彻底从源头上改善便秘从而有效防止便秘的产生。

（2）营养食谱举例

① 芝麻粥：黑芝麻 6g，粳米 50g，蜂蜜少许。烧热锅，放入芝麻，用中火炒熟，有香味时取出。粳米洗净，放入锅内，加清水适量，用大火烧沸后，转用小火煮，至米八成熟时，放芝麻、蜂蜜，拌匀，继续煮至米烂成粥。每日 2 次，作早、晚餐服用，具有润肠通便作用。

② 二仁通幽汤：桃仁 9 粒，郁李仁 6g，当归尾 5g，小茴香 1g，藏红花 15g。将以上 5 味合煮于砂锅，30min 后去渣即可。有润肠通便、行气化瘀消胀的功效。

③ 黑芝麻土豆汁：土豆和黑芝麻各适量。先将适量土豆洗净，捣烂绞取汁浆（量在 1/3 到 1/2 杯，150g 以上）；再取黑芝麻数勺，用土豆汁冲服。每早空腹服半杯，增强大肠蠕动。

④ 麻仁栗子糕：芝麻仁、火麻仁各适量，栗子粉、玉米粉各 30g，红糖少许。将芝麻仁、火麻仁淘洗干净，晾干、研末，与栗子粉、玉米粉、红糖拌匀，加水适量，和面成糕，上笼用大火蒸 45min 即可。佐餐食用，可补脾健胃、益肾宽肠。

⑤ 蜂蜜香油汤：蜂蜜 50g，香油 25g，开水约 100ml。将蜂蜜、香油盛在碗内，用筷子或小勺不停地搅拌，使其起泡。将开水约 100ml，晾至温热（约 45℃）时，徐徐注入蜂蜜香油的混合液，再搅匀使其 3 种物质成混合液状态，即时服用。早晨空腹饮用。蜂蜜补虚润肠，与香油同用润肠功效更佳。加水作汤，用于津亏便秘、热结便秘、习惯性便秘，服用后可缓解症状。

3. 功能康护

（1）训练目的　主要是通过一系列康复运动，达到缓解和解除便秘的目的。需要注意的是，一切运动均以自身能接受的程度进行，不要过于勉强自己，过度劳累反而得不偿失。

（2）训练方法　快速步行或者慢跑都对治疗便秘有很好的效果。下面介绍几种促进排便方法。

① 腹部按摩法：取仰卧位，用手掌从右下腹开始沿顺时针向上、向左、再向下至左下腹，按摩至左下腹时应加大力度，每次 5～15 圈，每天 2～3 次，站立时亦可。

② 收腹运动和肛提肌运动：收缩腹部与肛门肌肉 10s 后放松，重复训练数次。

③ 卧床锻炼：屈腿运动，仰卧于床上，将一条腿屈膝抬高到胸前，每条腿练习 10～20 次，每天 3～4 次；蹬腿运动，取平躺位，在空中做蹬自行车运动，每次练习 5～10min，每天 3～4 次。

4. 心理康护

不管是老年人还是年轻人都有便秘的问题，因此不要因为便秘而感到焦虑、痛苦、烦躁、紧张，这些不良情绪反而还会加重便秘的情况。要树立好信心，改善不良生活习惯、排便习惯和饮食习惯，必要时及早就医，相信一定会战胜便秘。

5. 并发症预防

一般来说，便秘的并发症较为少见。但由于大便干燥、粪块长期压迫肠道黏膜、长期便秘导致排便时腹压增高等均可能带来一些并发症，具体如下，应提早留意预防。

① 肛门直肠疾病：痔疮、肛裂，甚至有一些肛周的溃疡。主要是由于大便干硬，加之用力排便，从而对肛周皮肤造成磨损，久而久之便产生了这些疾病。

② 压迫性溃疡：由于粪块长期压迫肠道黏膜，导致肠道黏膜缺血，进而引发溃疡，有时甚至会引起肠道穿孔。

③ 疝气：长时间便秘会由于人为用力排便导致反复的腹压增高，这是造成各种疝气发生

的重要原因。

④ 心脏疾病加重或发作：长期便秘者，往往会屏气用力排大便。此时，全身各个器官都处于高度紧绷状态，尤其是腹部，腹部压力升高，导致增加心脏回心血量，血压升高，增加心肌耗氧量，进而造成心肌缺血或心绞痛，严重时可诱发重度心律失常或心源性猝死。

6. 就医提醒

一旦发生比较严重的、持续时间较长的便秘，应引起高度重视，及时到医院专科进行检查、治疗。

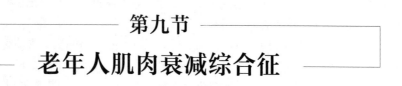

第九节

老年人肌肉衰减综合征

一、疾病概况

（一）老年人肌肉衰减综合征概述

在机体正常老化过程中，年龄的增大往往带来进食量、活动量的减少。一些老年人体重逐渐减轻，身材逐渐变瘦，越来越容易疲劳，时常走不动路，拿不起东西，最麻烦的是越来越易生病，此时要高度怀疑是否患上肌肉衰减综合征。

肌肉衰减综合征（简称"肌少症"）是一种与年龄增长相关强、进展性、广泛性的全身骨骼肌质量与功能丧失，合并体能下降、生存质量降低及跌倒与死亡等不良事件风险增加的临床综合征。

肌肉是人老化过程中质量丧失最多的部分。随年龄增长，肌肉的流失速度不断加快，肌肉质量不断下降。40～70 岁，肌肉质量每 10 年下降 8%；70 岁以后，每 10 年下降 15%。

（二）临床表现

① 免疫力降低，增加疾病的易感性。当肌肉减少 30%将影响肌肉的正常功能，可能出现肌肉松弛、皮肤皱褶增多、体重下降、身体虚弱、抵抗力下降等症状。

② 增加摔倒和骨折的风险。

③ 经不起疾病消耗。肌少症起病隐匿，会导致老人出现衰弱、跌倒倾向，行走困难，步态缓慢，机体功能障碍，四肢纤细和无力等表现。

④ 生活质量下降，增加丧失生活自理能力的风险。提重物、下肢负重、久行久站等活动受到限制。

⑤ 肌肉减少还会导致和加剧骨质疏松、关节炎等疾病的发生和发展，成为高血压、糖尿病、高血脂等慢性病的重要诱因。

⑥ 增加死亡风险，当肌肉质量小于 70% 时，死亡风险较高。

二、防治要点

（一）预防要点

合理营养和运动是最重要的手段。

1. 合理膳食，纠正营养不良

营养不良是肌少症发生的重要原因，也是干预的主要方向。

① 给予足够的能量摄入和蛋白质摄入是保证肌肉量和肌肉质量的必要条件，尤其是足量的蛋白质摄入。老年人蛋白质合成效率下降，推荐摄入量应维持在 1.0～1.5g/（kg·天），优质蛋白质比例最好能达到 50%，并均衡分配到一日三餐中。

② 补充维生素 D：对肌肉减少症的老年人要补充足够的维生素 D。维生素 D 的补充形式可以是维生素 D_2 或维生素 D_3，使血清 25-羟维生素 D_3＞100nmol/L 应作为一项辅助疗法，1 周内补充 50000IU 剂量的维生素 D 是安全的。《中国老年人肌少症诊疗专家共识（2021）》指出，要补充维生素 D，维生素 D 是调节钙磷代谢的重要因子，不仅对维持骨骼健康很重要，而且对肌肉功能有直接影响，鼓励老人每天户外晒太阳半小时，补充普通维生素 D 对增加肌肉强度、预防跌倒和骨折很有意义。

2. 合理运动

缺乏身体活动或身体活动水平下降是肌肉减少的主要原因之一。身体活动可以预防、减缓肌肉的减少。运动是身体活动的一种，对所有人，尤其是对老年人，相比其他任何干预手段，运动是一种最为有效的改善生活质量、提高身体功能、减缓肌肉减少的措施。运动的方式很多，其中以抗阻运动对防止肌肉减少最为有效。老年人运动方式的选择需要因人而异，渐进性抗阻训练对老人是安全的、有效的。建议采用有氧运动和抗阻训练相结合的方式进行运动。由于个体差异，最好制定个性化运动方案。

建议每天都到户外进行有氧运动 1～2 次，每次 30～60min，如慢走、散步、太极拳等；若身体素质较强，可尝试快走、广场舞、各种球类等。建议每周进行 3 次抗阻运动，隔天进行一次，每次 20～30min，如伏地挺身、俯卧撑，或借助健身器械（如弹力带）进行。

（二）治疗要点

1. 去除诱因

肌肉衰减综合征最常见的诱因为老化、慢性疾病、营养不良、久坐不动的生活方式。随着体力活动水平降低，生理系统功能适应性下降，运动能力会进一步下降，从而陷入恶性循环。慢性疾病往往伴发炎症反应及蛋白质分解代谢增强。有效控制慢性疾病可减轻机体的炎症反应，对于保持肌肉容量，维持肌力和肌肉功能有重要作用。

2. 药物治疗

胰岛素促进蛋白质的合成，生长激素影响肌肉蛋白质的代谢，发挥肌肉营养作用。服用睾酮、雄激素等药物，促进肌肉蛋白质合成；对于绝经后中老年妇女，雌激素替代疗法可减缓肌肉衰减。

三、康复护理

(一) 一般康护

1. 饮食与休息

老年人强调长期平衡膳食，应当根据食欲、咀嚼功能、食物摄入量和体重变化，合理安排饮食，加强营养干预，增加优质蛋白质的摄入。注意休息，劳逸结合，防止过度劳累。

2. 运动与安全

运动可能延缓衰老，强调抗阻力运动，可有效提高骨骼肌力量，一旦发生肌肉衰减综合征，将严重影响老年人的生活质量和自理能力。老年人发生意外摔伤的概率很高，膝伸屈肌和踝伸屈肌强度衰减是跌倒风险增加的主要因素，一定要做好跌倒的预防。

(二) 特殊康护

1. 安全用药

（1）用药原则　遵从医嘱用药。

（2）药物常见不良反应　常用药物有氨基酸和维生素 D，在使用该类药物时注意药物的不良反应，可致过敏反应，偶有恶心、呕吐、胸闷、心悸等反应；可使用胰岛素促进蛋白质的合成，应防止低血糖反应。

（3）用药护理　输注复方氨基酸溶液一般较少发生不良反应，其他药物不良反应遵医嘱对症处理。注意观察不良反应的发生，一旦发生不良反应应先停药再就医。

2. 营养康护

① 摄入充足的食物，均衡营养。一般推荐老年人每日摄入谷类 200～250g（其中全谷类和杂豆 50～150g），薯类 50～75g，蔬菜 300～450g，水果 200～300g。蔬菜水果应尽量选择深色的，以获得其中富含的抗氧化营养素，减少肌肉有关的氧化应激损伤。

应采用多种方法增加食欲和进食量，每天至少 12 种食物。早餐宜有 1～2 种以上主食、1 个鸡蛋、1 杯奶，另有蔬菜或水果。中餐和晚餐宜有 2 种以上主食，1～2 个荤菜、1～2 种蔬菜、1 种豆制品。

老人饭量小，注意在餐前和就餐时少喝汤水，少吃汤泡饭。建议采用少量多餐的方式，如三餐两点或三餐三点制。加餐时食物选择上以粗粮点心、薯类、牛奶、水果、坚果为宜，坚果每日可食 10g。

② 摄入充足的蛋白质。每日蛋白质摄入应达到 1.0～1.5g/kg 标准体重[标准体重的简单计

算方法：身高（cm）−105]，其中优质蛋白（如畜禽鱼类、奶类、蛋类）应占到至少一半。举例：一名体重 60kg 的老年人，一天要摄入 1.5×60=90g 蛋白质，100g 猪里脊肉含有 20g 蛋白质，一个鸡蛋重约 50g，约含蛋白质 7g，每一杯牛奶（250ml）约含蛋白质 8g，100g 黄鱼约含有 17g 蛋白质。一日三餐中，每餐大约要摄入 30g 蛋白质，早餐一杯牛奶、一个鸡蛋获得 15g 蛋白质，再加上一些豆制品、肉等才能达标。老年人的饮食不能太素，切忌一碗白粥一个包子解决一餐。

③ 摄入充足的钙。钙对维持肌肉正常生理活动和骨骼健康具有非常重要的意义，应多摄入富含钙且易消化吸收的奶类，以及大豆及其制品。每天摄入奶量至少应达到 300ml，乳糖不耐受者考虑饮用低乳糖奶、舒化奶或酸奶。老年人应每天食用 15g 大豆或等量的豆制品，若以大豆的蛋白质含量来折算，15g 干大豆相当于 35g 豆腐干、45g 北豆腐、11g 内酯豆腐或 220g 豆浆。如果调整饮食后钙摄入量仍不达标，建议服用钙营养补充剂，一般碳酸钙就可以，如果有胃肠道反应可以买氨基酸螯合钙、柠檬酸钙。

④ 低 25-羟维生素 D 水平可通过减少肌肉合成和改变肌肉收缩特性使肌肉力量下降，建议检测 25-羟维生素 D 水平。维生素 D 补充剂量低于 700IU/d 或血清 25-羟维生素 D 浓度低于 60nmol/L，应考虑补充维生素 D，建议每天 700～1000IU，以减少跌倒和骨折的发生。

⑤ 在控制总脂肪摄入量的前提下，多吃富含 ω-3 多不饱和脂肪酸的海产品，如海鱼和海藻等。深海鱼相对富含维生素 D，有条件者可适当增加食用。

⑥ 应尽量避免饮酒、浓茶和咖啡。

3. 功能康护

（1）运动方式　主要是加强运动，运动方式主要有以下几种。

① 有氧训练：建议采用低强度、持续时间较长的运动，如慢跑、太极拳、水中运动等。

② 抗阻训练：又称阻力运动或力量运动，通常指身体克服阻力达到肌肉增长和力量增加的过程，属于一种无氧运动。主要包括负重抗阻运动、对抗性运动、克服弹性物体运动、使用力量训练器械等，如坐位抬腿、静力性靠墙蹲、举哑铃、拉弹力带等训练。

③ 柔韧性和平衡训练：训练部位要涉及肩、肘、腕、髋、膝、踝等关节，原则上需要循序渐进，长期坚持，量力而行，每周训练次数不低于 2 次，每次训练不低于 10min。

（2）注意事项

① 运动方式和运动强度须先咨询医生。像爬山、反复下蹲等负重练习可能增加髋、膝、踝关节的负担，已有关节病变的老人应慎重。

② 运动要量力而行、循序渐进，强度不要过大，持续时间不要过长，可分多次运动，不要参与剧烈和危险项目。最好有运动前的热身准备和运动后的整理活动。

③ 谨防跌倒。

（3）监测体重变化　老年人应时常监测体重变化，使体重保持在一个适宜的稳定水平。如果没有主动采取减重措施，与自身一段时间内的正常体重相比，体重在 30 天内降低 5% 以上，或 6 个月内降低 10% 以上，则应引起高度重视，应到医院进行必要的检查和营养就诊。

4. 心理康护

该类患者常见的心理问题有焦虑和抑郁，关键是及早干预，家人、社区多予以关心和心理支持。

5. 并发症预防

老年人肌肉衰减综合征如不能及时治疗和干预，易引发代谢类疾病，如糖尿病、心脑血管疾病等。应及早干预和治疗，以预防并发症的发生。

6. 就医提醒

子女应多关注老年人的健康状态，多留意老年人的体型、体重变化，时常关心、定期督促老年人监测体重，如发现老年人的体型、体重在短期内变化较大，应尽快带老年人到医院进行检查。

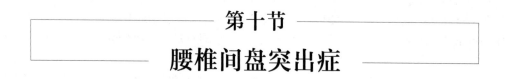

第十节
腰椎间盘突出症

一、疾病概况

（一）腰椎间盘突出症概述

腰椎间盘突出是腰腿痛的常见原因。随着年龄的增长，腰椎间盘会发生退行性改变。这种退行性改变是椎间盘后侧的纤维环破裂，椎间盘各部分从纤维环破裂处突出。一旦突出的椎间盘压迫马尾神经或周围的脊神经，就可能引起腰腿痛。

腰椎间盘突出症是指因腰椎间盘变性、纤维环破裂和髓核突出，压迫刺激了脊神经或脊髓而导致的一系列症状和体征出现的综合征，是腰腿痛最常见的原因之一（图9-16）。退变和损伤是椎间盘突出症的基本病因。突出与以下因素有关：a.脊椎椎间盘退行性改变，人在20岁以后椎间盘开始持续渐进性退变，这是腰椎间盘突出的主要原因；b.职业，汽车和拖拉机驾驶员、负重工人等，容易因腰椎间盘承受压力过大而引起椎间盘突出症；c.外伤；d.妊娠，女性妊娠期间整个韧带系统松弛，易于使椎间盘膨出；e.其他，吸烟、遗传因素等。

（二）临床表现

1. 腰背痛

据统计，约50%患者表现为先腰背痛后腿痛，约33%患者为腰背痛和腿痛同时出现，约17%患者先腿痛后腰背痛。具体表现为起病缓慢的腰背部局限或广泛的钝痛，活动时加重，卧床休息后减轻。当椎间盘突发突出时，腰背痛急性发作，腰疼严重伴有坐骨神经痛和腰部各种活动受限。

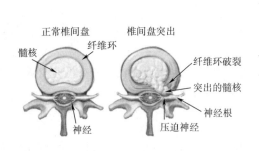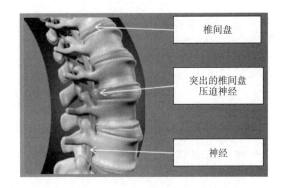

图 9-16　突出的椎间盘压迫神经根

2. 坐骨神经痛

约 95% 的患者伴随坐骨神经痛，主要和椎间盘突出压迫神经有关。疼痛沿坐骨神经呈放射状，腿痛重于腰痛是椎间盘突出症的重要表现。还可能出现下肢相应区域麻木、间歇性跛行等症状。

彩图

3. 其他

如压迫马尾神经，可能出现大小便功能障碍，感觉异常。

一般通过 CT 或磁共振检查不难诊断。经过严格筛选的腰椎间盘突出症患者，经过手术治疗以后，绝大多数效果都很满意，疼痛立即解除，感觉很快好转，肌力逐渐恢复；少数患者仍会残留部分症状、体征，如腰痛、肢体麻木等。

二、防治要点

(一) 预防要点

造成腰椎间盘突出症的原因较多，预防腰椎间盘突出症的方法需根据不同的工作性质和生活状态而改变。

1. 避免久坐

长期伏案工作的人群，坐位维持某个姿势不要超过 1h，可通过活动腰部、让骨盆前后移动等来预防；长期使用腰力工作的人群，日常生活中应注意姿势的矫正，减少腰部的受力，增强腰部对应的核心肌肉力量，以拥有更强有力的腰部肌肉，保护椎间盘少受力，让脊柱更加稳定；经常弯腰的工作人群应该定时做伸腰、挺胸活动；睡眠时床不宜太软，最好是睡硬板床。

2. 避免腰部受伤

需负重、弯腰搬举重物时，应防止长期或突然承受较大应力，使椎间盘在原先退变的基础上诱发椎间盘突出。避免腰部急骤变换姿势，腰部负荷突然增加，尤其是快速弯腰、侧屈或旋转，是形成纤维环破裂的主要原因。

3. 控制体重

过度肥胖较为容易导致腰椎间盘突出。

4. 戒烟

吸烟降低矿物质含量，降低平均氧张力和平均氧饱和度，影响血流量，减少椎间盘营养代谢，加速椎间盘退变。此外，吸烟所致咳嗽会增加椎间盘压力。

5. 加强锻炼

适度的锻炼，促使腰背肌肌肉的力量加强，可以减少脊柱的受力，减少脊柱受伤的可能。

(二) 治疗要点

有明显症状时应该及时到医院就诊。

1. 非手术治疗

适用于早期症状不严重的患者，治疗方法包括卧床休息、理疗、针灸、推拿按摩、骨盆牵引、使用腰围等。硬膜外注射皮质激素，可减轻局部神经粘连。

（1）骨盆牵引　牵引的目的是减轻椎间盘的压力，促使髓核不同程度地回纳；牵引可解除腰椎后关节的负载，同时可以解除肌肉痉挛。常用的牵引式有手法牵引、骨盆牵引等。骨盆牵引使用骨盆专用牵引带固定于骨盆位置，砝码重量为 7～15kg，床的足端抬高 15～30cm 以作反牵引，持续 2 周（图 9-17）。

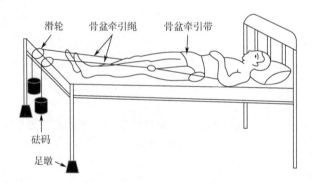

图 9-17　简式骨盆牵引

（2）理疗、推拿　很多患者会采取理疗、推拿等物理方法治疗，这种方法可以减轻椎间盘的压力，可使痉挛的肌肉松弛。此时要特别注意中央型椎间盘突出的患者不宜推拿。

（3）佩戴腰围　急性期下床活动要佩戴腰围；开展体育活动，加强腰背肌及腿部肌肉的锻炼，增加脊柱的稳定性；腰部用力强度大的职业人员可佩戴弹性腰围，以便用力时保护腰部；治疗后的患者应佩戴腰围，同时应加强背肌锻炼，但要注意腰围不宜长期佩戴。

2. 手术治疗

适用于非手术治疗无效、马尾受压的患者，如椎板切除术和髓核摘除术、椎间孔镜等微创手术治疗，目的是直接切除病变的腰椎间盘髓核，解除神经压迫。

三、康复护理

（一）一般康护

1. 体位与休息

保持良好的姿势，在平时生活中注意坐、站、行和劳动的姿势；急性期最好卧硬板床休息，卧床时间须 4 周或至疼痛症状缓解，如需起床活动须戴腰围，避免加重病情；3 个月内避免弯腰拾物动作。

2. 饮食与卫生

卧床期间应进食易消化、吸收食物，多饮水，注意饮食卫生。

3. 清洁与排泄

保持个人清洁，预防便秘，如马尾神经受压引起大小便障碍，做好大小便的护理，及时清洗会阴部，预防感染。

4. 活动与环境

避免受寒、受湿。寒冷或潮湿易引起小血管收缩、肌肉痉挛，使椎间盘的压力增加，也可能造成退变的椎间盘破裂；参加剧烈运动前应进行准备活动。

（二）特殊康护

1. 安全用药

（1）用药原则 一定要在医师的指导下用药，不滥用抗生素。

（2）药物常见不良反应 在无禁忌证情况下，腰椎间盘突出症患者一般可口服消炎镇痛类药物，如布洛芬缓释胶囊、美洛昔康等，这类药少数患者服用会出现恶心、呕吐、腹痛、腹泻、便秘、胃烧灼感或轻度消化不良、胃肠道溃疡及出血、转氨酶升高、头痛、头晕等症状；伴有肌肉痉挛者可以使用肌肉松弛类药，如氯唑沙宗、替扎尼定等，这类药不良反应以恶心等消化道症状为主，其次是头昏、头晕、嗜睡等神经系统反应。不良反应一般较轻微，可自行消失或在停药后缓解。

（3）用药护理 口服药物出现不良反应应注意观察，一般停药后可缓解，如不缓解则应就医，必要时检查肝功能，有胃病者慎用布洛芬缓释胶囊、美洛昔康这类药物。

2. 营养康护

腰椎间盘突出症患者饮食做到饮食规律、合理，即以高蛋白、高维生素食物为主，选择营养价值高的植物或动物蛋白，少食多餐，保持营养均衡，要补充钙、蛋白质和各类维生素，禁食辛辣、刺激食物，戒烟、酒。当活动受限或卧床时，多饮水，多吃富含纤维素的食物，预防便秘。饮食中要避免寒凉、煎炸的食物类，防止消化系统压力过大。

平时可以多食用含有增强骨骼强度、肌肉力量的食物，如奶类、豆类、虾米、海带等。

3. 功能康护

腰椎间盘突出症患者需卧床休息，随卧床时间的增加，患者腰腹部肌肉力量和耐力减弱，同时卧床易出现骨质流失、肌原纤维蛋白合成减少，造成患者出现预后腰痛，从而更易发生腰椎损伤类疾病。而关节、肌肉、脊髓神经共同构建了腰椎的稳定，腰椎间盘突出症患者术后仅能纠正关节和脊髓神经稳定，因此进行核心肌群训练，锻炼腰背部肌肉力量，对恢复腰椎的稳定、预防腰椎间盘突出具有重要意义。腰椎间盘突出症患者无论是非手术或手术治疗，均可进行功能锻炼。

① 术后第 1 日开始直腿抬高锻炼，防止神经根粘连；术后四肢运动、按摩预防静脉血栓形成及静脉炎的发生。直腿抬高锻炼方法：a.仰卧位，伸直双下肢；b.一侧下肢尽可能伸直，放于床上，脚尖指向鼻尖，收缩股四头肌，绷紧整个下肢；c.对侧下肢直腿抬起，维持与床面呈 45°～60°，坚持 10s 以上，如不能维持，可适当继续抬高至 90°；d.缓慢放下下肢于床上，不要掉下来，双下肢交替进行，每次各 20 次，每天 5～6 次练习。如图 9-18。

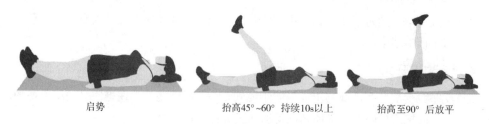

启势　　　　　　抬高45°~60° 持续10s以上　　　　抬高至90° 后放平

图 9-18　直腿抬高练习

② 行核心肌群训练：人体腹背肌肉均属于腰椎稳定的核心肌群，由康复师进行指导，根据患者病情和耐力情况制订训练计划，每周进行 3 次，每次 30～45min。

臀桥运动：取仰卧位，双膝屈曲，脚掌着地，双手自然放于身体两侧，向上抬高臀部、腰部，感受腰腹部及臀部肌肉用力，坚持 5s 后放下，每次做 15 个。运动一段时间后视患者训练效果指导患者进行单桥运动、侧桥运动及在平衡球上完成臀桥运动。如图 9-19。

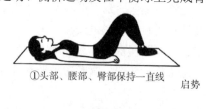

①头部、腰部、臀部保持一直线　　启势

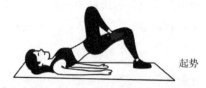

②双臂放松，腹部、臀部用力绷紧，双脚并拢抬
起臀部，也可同时上屈单膝

图 9-19　臀桥运动

平板支撑：患者取俯卧姿势，肘关节和肩关节与身体保持直角，用脚趾和前臂支撑身体，腰腹部肌肉收紧，保持身体呈一条直线。平板支撑能够通过加强腰、腹、臀部肌肉力量，

减少脊椎和背部压力，从而减少患者术后再次受伤的概率。但是平板支撑对患者手臂、肩部等部位肌肉骨骼要求较高，在训练过程中应严格按照康复师制定的方案进行。见图9-20。

飞燕式运动：患者进入缓解期后进行。首先取俯卧位，双手不用力，四肢及胸部向上抬，坚持10s后放下，每次完成10个来回，进行为期8周的练习。飞燕式运动对腰背部肌肉均有很好的锻炼作用。通过训练这些肌肉，能够促进肌肉功能的恢复，增加肌肉耐力，加强核心肌肉对脊椎稳定性的保护作用。同时，核心肌群训练可矫正患者弯腰、驼背等不良姿势，以降低不良姿势对腰椎承重的影响。见图9-21。

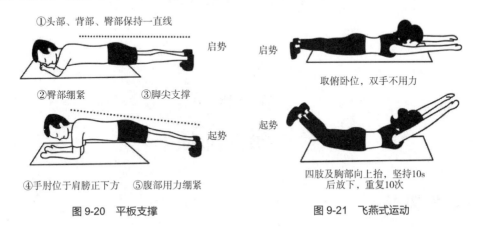

图 9-20　平板支撑　　　　　　图 9-21　飞燕式运动

核心肌群训练属于肌肉针对性训练，能够有效促进肌肉组织血液循环，加速水肿的消退，改善患者术后疼痛情况及腰椎功能。

4. 心理康护

研究表明，腰椎间盘突出症患者的心理负担处于较重状态，焦虑、抑郁的发生率较高，生活质量较差，其影响因素主要与年龄、家庭人均月收入、照顾者身体状况、有无医保、患病时长及疼痛程度等相关。需要医护人员及家属提供全面的关怀与治疗，提高患者的生活质量，消除患者的负面情绪，降低患者的心理负担。老年患者常伴有焦虑情绪，如决定手术担心手术风险出现恐惧的情绪，应正确面对，家属多关心、体贴和安慰患者，加强患者的心理健康。

5. 并发症预防

（1）腰椎滑脱　两个腰椎体之间是腰椎间盘，腰椎间盘突出后，髓核位置发生移动，所以腰椎的稳定性就会降低，使原本排列整齐的椎体发生错位和滑脱，而且很难复位，错位后的腰椎极易刺激周围的神经而加重腰、腿痛的症状。

（2）腰椎管狭窄　腰椎间盘突出症大多由腰椎退变引起，而退变可能使腰椎间隙变窄，另一个方面，腰椎间盘突出导致的骨质增生可使腰椎间孔进一步狭窄，增加神经根受压可能性。腰椎管狭窄的症状表现为间接性跛行，以及臀部、大腿、小腿无力，还可能出现排尿、排便异常及会阴部刺痛、麻木等。

6. 就医提醒

① 当老人出现腰部酸胀不适时，应及时到医院进行检查。

② 如果老人出现腰、背部放射性疼痛，肢体麻木感，伴有活动受限，应立即到医院就诊。

第十章
老年人常见心理问题的营养与康护

第一节
老年期抑郁症

一、疾病概况

(一) 老年期抑郁症概述

老年期抑郁症指的是老年期（年龄在 60 岁以上）首发的，以情绪低落为表现的一种心理疾病。国内外研究显示，其患病率为 10%～15%。退休后老年人社会地位的改变、躯体疾病的困扰，以及生活应激事件等，都可能导致老年期抑郁症。抑郁症对老年人的影响与年轻人不同，老年期抑郁症经常与其他疾病一起出现，且持续时间更长。

(二) 临床表现

老年期抑郁症发作的临床症状常不太典型，与青壮年患者存在一些差别，认知功能损害和躯体不适的主诉较多见。

1. 情感低落

情感低落是抑郁症的核心症状。主要表现为持久的情绪低落，患者常闷闷不乐、郁郁寡欢，感觉度日如年；既往有的兴趣爱好也变得没意思，觉得生活变得枯燥乏味、没有意思；提不起精神，高兴不起来，甚至会感到绝望，对未来无比失望，无助与无用感明显，自责自罪。半数以上的老年期抑郁症患者还可有焦虑和激动，会紧张担心、坐立不安，有时躯体性焦虑会完全掩盖抑郁症状。

2. 思维迟缓

抑郁症患者思维联想缓慢，反应迟钝。自觉"脑子比以前明显不好使了"。老年期抑郁症患者大多存在一定程度认知功能（记忆力、计算力、理解和判断能力等）损害的表现，比较明显的为记忆力下降，需与老年期阿尔茨海默病相鉴别。阿尔茨海默病多为不可逆的，而抑郁症则可随着情感症状的改善会有所改善，预后较好。

3. 意志活动减退

患者可表现为行动缓慢，生活懒散，不想说话（言语少、语调低、语速慢），不想做事，不愿与周围人交往；总是感到精力不够，全身乏力，甚至日常生活都不能自理；不但对生活的热情、乐趣减退或丧失，越来越不愿意参加社交活动，甚至还会闭门独居、疏远亲友；食欲差，不愿进食，体重下降等。

4. 失眠

失眠是老年期抑郁症的一大典型症状，表现为入睡困难，睡眠浅且易醒、早醒等，以早醒为主要特征。凌晨醒后情绪非常低落，对于即将到来的白天及如何度过非常苦恼。

5. 容易发脾气

老年期抑郁症的症状表现为表情阴郁、无精打采、困倦、易流泪和哭泣。患者常用"郁郁寡欢""凄凉""沉闷""空虚""孤独""与他人好像隔了一堵墙"之类的词来描述自己的心情。患者经常感到心情压抑、郁闷，极端易怒或烦躁，常因小事大发脾气。

6. 躯体症状

老年期抑郁症与典型抑郁症的区别在于很多起始表现为躯体不适感，如肌肉的疼痛、头痛、颈部痛、腰酸背痛、腹痛和全身的慢性疼痛；胃肠道症状如呃逆、反酸、嗳气、便秘、腹泻等；类心血管系统疾病症状，如胸闷和心悸等；自主神经系统功能紊乱，如面红、潮热出汗、手抖、尿频等不适。

7. 自杀观念和行为

严重抑郁症发作的患者常伴有消极自杀观念和行为。老年期抑郁症患者的自杀危险性比其他年龄组患者大得多，尤其在抑郁与躯体疾病共病的情况下，自杀的概率较高。因此，患者家属需加强关注，严密防备。

二、防治要点

（一）预防要点

老年期抑郁症的发生与老人长期的独处、孤独或者突然遭受了巨变有非常大的关系。因此，要对老年期抑郁症进行预防，就要尽可能减少老人的孤独感和社会的隔绝感，增强老人自我价值。具体措施有以下几点。

1. 家人的关爱与陪伴

绝大多数老年人都会感觉到非常孤独，自己不再年轻，活动的范围很局限，还有一些老年人失去伴侣之后，孤独感会更加强烈，子女一定要多回家陪陪老人说话，及时给予心理的开导、精神安慰。如果观察到老人的言行有异常，及时带老人去就医。

2. 培养兴趣爱好

多鼓励老年人参加集体活动，或者参加一些力所能及的劳动。如跳广场舞、下棋打牌、绘画及游戏，也可以给老人报一个老年大学课程，让老人走出家门，和周围的老邻居、其他患者等一起活动，多沟通交流。

3. 多参与社交

参与社交是预防老年期抑郁症的一个重要方式。多出去结交朋友可以开阔眼界，心情不好的时候可以和别人交流宣泄郁闷，遇到高兴的事情，也可以相互分享。很多老年人常常喜欢回忆年轻的事情，而一群老年人聚在一起回想当年，其实也非常的美好。

4. 尽量避免环境改变

老年人对陌生环境的适应能力较差，因此要避免或者减少住处的搬迁次数。

5. 抗抑郁食疗

鱼油、坚果类、香蕉都能够帮助人们安定神经、缓和情绪，对老年人身体保健也有帮助作用，平常可以适当摄取。

6. 早发现、早治疗

老年期抑郁症是一种心理疾病，起病隐匿，越早发现治疗效果越好，患者可以使用老年抑郁量表（GDS）进行自查。

（二）治疗要点

目前有多种治疗方法，包括药物、心理治疗或心理咨询、电休克疗法，以及较新的重复经颅磁刺激等。有时，这些治疗方法会结合起来使用。医生会根据症状的类型和程度、既往治疗史、可能存在的其他疾病等因素，来推荐适合老人的疗法。

1. 心理治疗

心理治疗可改善老年患者的无助感、自尊心低下、无力感及负性认知等。对轻度抑郁患者或重度抑郁恢复期患者，可使用心理治疗，但中重度抑郁症的初始治疗需与药物治疗相结合。常用的心理治疗方法包括认知行为治疗（CBT）、人际心理治疗（IPT）、问题解决疗法（PST）等。

2. 药物治疗

如果非药物干预无效，且抑郁症状严重，明显影响日常生活或有自杀风险，就应考虑使用抗抑郁药进行正规治疗。医生会根据老人的情况尽可能选择安全性好、不良反应弱的药物，如艾司西酞普兰、舍曲林等。

3. 电休克治疗

电休克治疗（ECT）在治疗老年期抑郁症中扮演着重要的角色。当老年人因不良反应或与其他药物的相互作用而无法服用传统的抗抑郁药物时，或者当抑郁症非常严重并干扰日常生活时（例如饮食、洗澡和梳洗）时，或者当自杀风险非常高时，ECT 便成为一项安全有效的治疗方法。

4. 其他治疗方法

① 重复经颅磁刺激治疗（rTMS）是近年逐渐使用在老年期抑郁症治疗中的新方法。
② 多晒太阳，有氧运动作为老年期抑郁症的一种补充或替代治疗。
③ 行为康复合并抗抑郁治疗。
④ 多食可抗抑郁食物，如香蕉、深海鱼油等。

三、康复护理

（一）一般康护

1. 休息与活动

睡眠障碍是抑郁症老年人最常见的症状之一，应保证合理的休息和睡眠。让老人生活有一定规律，鼓励老年人白天参加娱乐活动和进行适当的体育锻炼，尽量减少白天睡眠时间，注意劳逸结合，避免久坐、久立、久卧。晚上不看紧张刺激的电视节目或书籍，不剧烈活动，入睡前饮热牛奶、热水泡脚或洗热水澡，必要时遵医嘱给予安眠药。创造舒适安静的入睡环境，保证老年人充足睡眠。

2. 饮食与搭配

抑郁常导致老年人食欲减退，有的老年人因厌食或自罪观念而拒食，易出现营养不良，故应合理安排老人的饮食，饮食应有规律，并注意合理搭配，保证营养供给，多食高蛋白、富含维生素的食品，少食多餐，让老人吃平时喜欢吃的食物，烹调食物尽量符合老年人的口味，以增进食欲。应注意多饮水，避免辛辣刺激食物，密切观察老人的食物和水分的摄取，要观察记录老人的排便情况。必要时鼻饲或静脉营养。

3. 安全护理

老年期抑郁症患者应有专人护理，最好是亲属。如果亲属工作忙，也可请人照护，24h 不应离人。应给患病老年人提供安全环境，严防自杀。凡能成为老年人自伤的工具，如刀、剪、绳子、玻璃器具、打火机等都应严加管理，妥善保管药物，防止老人藏药，服药后还要检查口腔。尤其对有强烈自杀企图的老年人要专人 24h 看护，必要时给予约束。事故多半发生在一刹那，所以不可疏忽大意。

（二）特殊康护

1. 安全用药

（1）用药原则　一定要在医生指导下进行药物治疗。老年人的抗抑郁药物治疗需足剂量、足疗程。持续治疗非常重要，疗程相对要长些。但用药上注意尽量选择不良反应较小的药物，可从小剂量开始，缓慢加量，停药时也应逐渐递减，以免引起停药反应，频繁换药也不可取。老年患者常伴有躯体疾病（如帕金森病、心脏病、高血压、糖尿病、青光眼等），在治疗时既要考虑周全，又要注意各种药物的相互影响。

（2）药物常见不良反应　老年人常用的抗抑郁药，在服用早期可能出现一些不良反应，如头痛、头晕、出汗、心跳加快、口干、视物模糊、腹泻或便秘、排尿困难、情绪不稳、易激动、运动性的焦虑、精神紧张、震颤等，但多数很轻微，可以耐受。如果出现躯体不适，且难以忍受或心中担忧，应及时和主治医师沟通，不要自作主张，随意减药、停药。

（3）用药护理　因抗抑郁治疗用药时间长，老年人往往对治疗信心不足或抗拒治疗，要耐心说服、督促老年人遵医嘱足疗程服药。患有抑郁症的老年人，常常伴有其他的躯体疾病，吃的药很多很杂。老年人的体质也远不如年轻人，肝肾代谢药物的能力也有所下降，所以老年期抑郁症用药过程中需要监测不良反应，特别是服药初期，老人可能会将抑郁症导致的躯体不适归结于药物不良反应。疗效不佳时，如持续存在躯体、睡眠、饮食状况不佳，情感淡漠等表现，首先应请医生再次诊断，排除脑器质性因素和躯体疾病的影响；如诊断确切，可考虑调整治疗方案。

2. 营养康护

营养要素与食物选择：研究表明，抑郁症的产生与多种营养素的缺乏有很大的关系。如，抑郁症发作与大脑中神经递质缺乏有关，而神经递质的合成需要蛋白质的参与。我国居民的主食常常是米、面和糖类，这是导致血糖失衡的原因之一，而血糖失衡也会导致抑郁；过多食用刺激性食物会促使肾上腺皮质的异常从而导致抑郁。过量酒精具有强烈的致抑郁作用，还有很多矿物质、维生素的缺乏也会导致抑郁，如硒、锌、铁、铜、镁等可起到改善抑郁情绪的作用，钙、镁是抗压力的重要物质，新鲜的水果有利于改善抑郁情绪。

① 蛋白质：大脑中的许多重要的神经递质都是由蛋白质合成的，这些神经递质可以调节人的情绪、心情、睡眠和食欲等。当这些神经递质浓度过低时会导致许多负面情绪的出现，如渴求、焦虑、强迫、攻击性和抑郁。因此，老年期抑郁症的饮食中要适当补充蛋白质。还有研究表明，适当补充色氨酸、酪氨酸（色氨酸、酪氨酸是人体必需的氨基酸，是组成蛋白质的元素）可以改善患者的抑郁情绪，并且这种作用要高于安慰剂效果。食物中的奶制品、海鲜、火鸡肉、肉松、鸡蛋、鱼片、香菇、香蕉、葵花籽、黑芝麻、黄豆、南瓜子、油豆腐等含有丰富的色氨酸与酪氨酸。

② 脂肪酸：ω-3 多不饱和脂肪酸是人体必需的一种脂肪酸，对维持正常心理功能有重要作用，缺乏时会导致抑郁。ω-3 多不饱和脂肪酸主要来源于饮食中的核桃、鱼类，如鲭鱼、鲱鱼、金枪鱼、沙丁鱼、枪鱼、白鱼等。

③ 维生素：B 族维生素如维生素 B_1、维生素 B_6、维生素 B_{12}、烟酸和泛酸等可以缓解紧张和压力。维生素 C 可以增强机体抗压能力和免疫力。缺乏维生素 C 会影响酪氨酸的合成，从而导致机体神经递质异常诱发抑郁症。叶酸可以改善抑郁症状，增加抗抑郁药的效果。因此，人们在饮食中注意摄入 B 族维生素、维生素 C、叶酸含量高的食物或直接服用维生素 B 和维生素 C、叶酸片等，能改善情绪，明显降低因抑郁症自杀事件的概率。

3. 功能康护

（1）放松训练　主要是消除肌肉的紧张，从而缓解精神紧张。放松可以通过呼吸放松、肌肉放松、想象放松等方法进行。一般在安静的环境中，选择舒适的姿势有规律地进行训练。

①呼吸放松法。呼吸动作要慢而且深长，用鼻子吸气，吸气时，让小腹凸出，而呼气时

空气由嘴巴出来，让小腹平缩。每次训练以 5～15min 为宜，一天 2 次。

② 肌肉放松法。需要注意放松的顺序和方法等。

放松的顺序：手臂部→头颈部→躯干部→腿部，注意顺序不能打乱。

放松的方法主要有 5 个步骤：集中注意力→肌肉紧张→保持紧张→解除紧张→肌肉松弛。

手臂：紧握拳头，放松，然后向后弯曲手腕，手背和前臂紧张，后放松。

头部：皱起前额部肌肉，放松→皱起眉头→放松→皱起鼻子和脸颊（咬紧牙关，嘴角尽量向两边咧，鼓起两腮，似在极度痛苦状态下使劲）→放松。

颈部：将头紧靠在椅背上，感觉颈部和后背的紧张，保持，然后放松，头向前向下伸，感觉颈前部肌肉的紧张，然后放松。

肩：耸起老人的肩部向耳部靠拢（左右分开做，每次只耸一侧），感觉和保持肩部的紧张，暂停，让肩部放松。

胸部：深吸气，充满胸腔，憋一会。感觉整个胸部和腹部的紧张状态，保持然后放松。

背部：将背往后弯曲，感觉紧张，后放松。

腿部：伸直双腿，暂停 5s，放松。

脚部：注意小腿和脚，将脚尖尽量朝上指，使老人的小腿肌肉绷紧，然后放松。

最后，还是要关注一下自己的全身，如果觉得哪里还紧张，再重复该部位训练，直到放松为止。

放松好了以后，留一点时间感受放松状态，这个时候可以给一些暗示，如从 5 数到 1，1 的时候睁开眼睛，很清醒，很宁静。练习需要集中注意力，第一次大概需要 20min 时间，时间不充裕的时候也可以 2～3min。不一定要做得很完美，只要试着去做和体会就可以了。在放松状态下同时可以冥想。

③ 想象放松法。选一个安静的房间，平躺在床上或坐在沙发上。闭上双眼，想象放松每部分紧张的肌肉，想象一个熟悉的、令人高兴的、具有快乐联想的景致，或是校园或是公园。仔细看着它，寻找细致之处。如果是花园，找到花坛、树林的位置，看着它们的颜色和形状，尽量准确地观察它。此时，敞开想象的翅膀，幻想来到一个海滩（或草原），躺在海边，周围风平浪静，波光粼粼，一望无际，使人心旷神怡，内心充满宁静、祥和。随着景象越来越清晰，幻想自己越来越轻柔，飘飘悠悠离开躺着的地方，融进环境之中。阳光、微风轻拂着，自己已成为景象的一部分，没有事要做，没有压力，只有宁静和轻松。

（2）身心放松调节法　融合了放松训练、心理意象导引等多种身心调节技术。可以消除疲劳、促进情绪稳定、增加身体活力和智能活动、减缓焦虑和压力、改善紧张和抑郁等心境状态。

（3）行为疗法　采用阳性强化法对患者进行生活自理、社交能力等方面的培训，可根据患者的表现和成绩予以物质奖励及表扬。

（4）合理运动　运动是一种强有力的改善情绪方法，不但能促进身体健康，增强和改善机体各脏器的功能，更重要的是有助于保持积极的生活态度。抑郁症患者应多参加一些运动锻炼，如慢跑、健步走、养生操、广场舞等。每周 3 次以上，每次不少于 30min。

（5）工娱疗法　鼓励患者扩大社会交往，适当参与适宜的劳动，积极适度地参与感兴趣的文娱活动，如看喜欢的电视剧、下象棋、打扑克、看报纸、绘画、书法、唱歌、听音乐，一起聊过去经历的最开心的事等，不但能改善恢复抑郁症患者的负性情绪，丰富精神生活，增强信心,还能促进认知功能的恢复,对患者健康地回归社会具有积极作用。每周 5 次,每次 30~60min。

（6）其他 中医内养功的"快乐拍打法"通过刺激体表穴位而发挥相应经络的作用,调节脏腑、气血,激发机体抗病能力,对治愈和缓解抑郁症有很好疗效。

4.心理康护

（1）沟通 多与老人进行沟通交流,要善于观察,从老人微小的情绪变化上发现其心理的矛盾、冲突等,有针对性地做心理说服和解释鼓励工作。让老人自己结合病情,找出自身发病的因素,从思想上认识并了解自己的治疗情况,帮助老人树立治愈的信心。

（2）鼓励 引导和鼓励老人与外界接触,并指导其参加集体活动及简单的劳动。当老人完成任务时,应给予真诚的赞赏,使其感到自己是对社会和家庭有用的人。逐渐增加其工作量、工作的复杂性和与其他人的合作性,完成后都给予表扬,避免老人长时间隔离于房间中。

（3）建立良好的照护关系 家人照护老人时要态度和蔼、举止端庄、主动热情。要尊重老人,操作前做好解释,以取得老人的理解与合作。与老人交谈时要用亲切的目光,鼓励老人说出最担心什么、最需要什么、最关心什么,给予积极意义的语言刺激,诱导和启发老人努力倾诉内心的想法,耐心倾听老人的心理问题,同情其挫折,关心其痛苦,使老人感到尊重和理解,以取得老人的信任与合作。

（4）引导老人转移注意力 对于面临逆境的老人,应分散和转移其注意力,使之逐渐忘却不愉快的事情,心情逐渐开朗起来。还可鼓励老人做一些平时感兴趣的事,使之在不知不觉中淡忘烦恼、心境好转。引导老人进行自我安慰,对于不顺心的事尽量从环境、机遇等客观方面寻找原因,不要过分内疚、自责,这对调节心理平衡大有裨益。

（5）正确对待衰老和疾病,增强心理承受能力 进入老年后,各种生理功能都进入了衰退阶段,如形态老化、感觉器官功能下降、运动神经功能减退、记忆力减退等。有的老年人意识到衰老,会过多地关注自己的健康,就容易焦虑多疑,心情沮丧、颓废,从而加速衰老。对以下情况必须正确认识和对待。

① 首先要识老、服老,合理和实事求是地安排工作、学习和生活,避免过分劳累和紧张;要不畏老,切忌忧心忡忡、意志消沉,甚至产生老朽感、末日感。实际上,人到老年,虽然生理功能多有减退,但就整体心理能力而言,多数老年人在完全衰老以前,不仅可以继续保持学习的能力,而且智力水平还会因知识和经验的积累有所提高。

② 人到老年,各种疾病,特别是老年性疾病的患病风险增加,对身心健康有一定的影响。对疾病的态度,一是要警惕,二是不要过多怀疑和忧虑。在身体有变化或感到不适时,要重视,及时检查,发现疾病及时诊治;但是,也不要稍有不适就终日忧虑,甚至怀疑自己得了不治之症,以致让疑虑和忧郁损害自己的身心健康。

（6）保持良好的情绪,增强良好的心理应对能力 情绪是心理因素中对健康影响最大、作用最强的因素。因此,培养健康的情绪,注意情绪的紧张适度,使情绪适当稳定,保持心理平衡,对老年人的身心健康都有着决定性的作用。

5.并发症预防

研究表明,抑郁会增加患阿尔茨海默病的风险。部分老人经过系统治疗,仍表现出记忆力、注意力逐渐下降等认知障碍,预后往往不佳,可能是阿尔茨海默病的早期表现。

6. 就医提醒

① 老年人出现各种疼痛或身体不适症状，反复就医未见明显异常。

② 精力不济、闷闷不乐、对以前的爱好不感兴趣。

③ 焦虑、烦躁不安，甚至有"活着没意思"的念头。

④ 自觉记忆力不佳、注意力不集中。

⑤ 近期发生负性生活事件。

⑥ 长期受慢性疾病困扰。

出现上述情况，请及时就医。

附表：老年抑郁量表（GDS）

该量表可用口述或书面回答两种方式检查。如用书面形式，每个问题后印有是/否的字样，让受试者自己圈出较贴切的回答。如口头提问，检查者可能要重复某些问题以获得确切的是或否的回答。阿尔茨海默病患病严重时 GDS 效度下降，不建议使用该量表。GDS 在其他年龄段同样适用。

指导语：请选择最切合老人最近一周来的感受的答案（符合则选"是"，不符合则选"否"）。

1. 老人对生活基本上满意吗？ 　　　　　　　　　　（　　是　　否　　）
2. 老人是否已放弃了许多活动与兴趣？ 　　　　　　（　　是　　否　　）
3. 老人是否觉得生活空虚？ 　　　　　　　　　　　（　　是　　否　　）
4. 老人是否常感到厌倦？ 　　　　　　　　　　　　（　　是　　否　　）
5. 老人觉得未来有希望吗？ 　　　　　　　　　　　（　　是　　否　　）
6. 老人是否因为脑子里一些想法摆脱不掉而烦恼？ 　（　　是　　否　　）
7. 老人是否大部分时间精力充沛？ 　　　　　　　　（　　是　　否　　）
8. 老人是否害怕会有不幸的事落到自己头上？ 　　　（　　是　　否　　）
9. 老人是否大部分时间感到幸福？ 　　　　　　　　（　　是　　否　　）
10. 老人是否常感到孤立无援？ 　　　　　　　　　　（　　是　　否　　）
11. 老人是否经常坐立不安，心烦意乱？ 　　　　　　（　　是　　否　　）
12. 老人是否希望待在家里而不愿去做些新鲜事？ 　（　　是　　否　　）
13. 老人是否常常担心将来？ 　　　　　　　　　　　（　　是　　否　　）
14. 老人是否觉得记忆力比以前差？ 　　　　　　　　（　　是　　否　　）
15. 老人觉得现在活着很惬意吗？ 　　　　　　　　　（　　是　　否　　）
16. 老人是否常感到心情沉重、郁闷？ 　　　　　　　（　　是　　否　　）
17. 老人是否觉得像现在这样活着毫无意义？ 　　　　（　　是　　否　　）
18. 老人是否总为过去的事忧愁？ 　　　　　　　　　（　　是　　否　　）
19. 老人觉得生活很令人兴奋吗？ 　　　　　　　　　（　　是　　否　　）
20. 老人开始一件新的工作很困难吗？ 　　　　　　　（　　是　　否　　）
21. 老人觉得生活充满活力吗？ 　　　　　　　　　　（　　是　　否　　）
22. 老人是否觉得自己的处境已无希望？ 　　　　　　（　　是　　否　　）
23. 老人是否觉得大多数人比自己强得多？ 　　　　　（　　是　　否　　）
24. 老人是否常为一些小事伤心？ 　　　　　　　　　（　　是　　否　　）

25. 老人是否常觉得想哭？　　　　　　　　　　（　　是　　否　　）

26. 老人集中精力有困难吗？　　　　　　　　　　（　　是　　否　　）

27. 老人早晨起来很快活吗？　　　　　　　　　　（　　是　　否　　）

28. 老人希望避开聚会吗？　　　　　　　　　　　（　　是　　否　　）

29. 老人做决定很容易吗？　　　　　　　　　　　（　　是　　否　　）

30. 老人的头脑像往常一样清晰吗？　　　　　　　（　　是　　否　　）

评分：

1	2	3	4	5	6	7	8	9	10
选"否"得1分	选"是"得1分	选"是"得1分	选"是"得1分	选"否"得1分	选"是"得1分	选"否"得1分	选"是"得1分	选"否"得1分	选"是"得1分
11	12	13	14	15	16	17	18	19	20
选"是"得1分	选"是"得1分	选"是"得1分	选"是"得1分	选"是"得1分	选"是"得1分	选"是"得1分	选"是"得1分	选"是"得1分	选"是"得1分
21	22	23	24	25	26	27	28	29	30
选"否"得1分	选"是"得1分	选"是"得1分	选"是"得1分	选"是"得1分	选"是"得1分	选"否"得1分	选"是"得1分	选"否"得1分	选"否"得1分

注：根据表格内的评分标准进行打分，如第1题，选"否"得1分，其余选项0分；第2题选"是"得1分，其余选项0分，将30题的得分汇总得出总分。

结果判断：

总分 0～10 分　　　　　　正常

总分 11～20 分　　　　　　轻度抑郁

总分 21～30 分　　　　　　中、重度抑郁

第二节
老年期焦虑症

一、疾病概况

（一）老年期焦虑症概述

老人随着年龄的增长，其焦虑心理会日益突出。首先要明确，焦虑不等于焦虑症，焦虑是一种很普遍的情绪反应，还不构成一种病，焦虑主要指预期要发生不良后果时的一种复杂情绪反应，常表现为恐惧和担心。适度的焦虑可以促使人更好地适应环境的变化，以适当的

方式应对压力因素。

但持久过度的焦虑则会严重影响人的身心健康，演变成焦虑症。老年期焦虑症是指发生在老年期以广泛和持续焦虑或反复发作的惊恐不安为主要特征的神经症性障碍。经调查，社区老人中有 4%～10%存在焦虑障碍，而其中有约 20%的人还达不到诊断为焦虑症的标准。经过积极治疗，大多数患者症状有明显缓解，但少部分有残留症状或者转为慢性焦虑症。

老年期焦虑症往往存在一些相对客观的诱发因素。

1. 易感素质

有研究认为，焦虑症是环境因素通过易感素质共同作用的结果，易感素质是由遗传决定的，如自卑、自信心不足、胆小怕事、谨小慎微的个性特质，对轻微挫折或身体不适容易紧张、焦虑或情绪波动。

2. 年龄的老化

随着身体逐渐老化和虚弱，需要更大的努力去面对衰老。

3. 现实环境的改变

如独居的老年人，因为和周围的人接触减少，人际关系缺失，没有人倾诉或沟通；老年人本身日常活动减少，关注自己身边的生活琐事多，两者之间会产生很大的落差。

4. 生活事件的冲击

老年人发病也常与应激事件或生活事件有关，如离退休、丧偶、空巢、再婚、经济窘迫、家庭关系不和、对疾病过分担忧等。

5. 疾病与用药的影响

老年人往往患有多种慢性疾病，如高血压、冠心病、糖尿病等，常常合并使用多种药物进行治疗，这些均是造成老年期焦虑症的潜在诱因，从而加重老人的焦虑。

（二）临床表现

老年期焦虑症分为急性焦虑和慢性焦虑。

1. 急性焦虑

急性焦虑主要表现为急性惊恐发作，发作时突然感到不明原因的惊慌伴失控感或濒死感、紧张不安、心烦意乱、坐卧不宁、激动、哭泣，常伴有胸闷、心悸、多汗（以手掌为甚）、四肢麻木、血压升高、尿频等症状。部分患者可能产生幻觉。一般持续几分钟到几小时，随后症状缓解或消失。

2. 慢性焦虑

慢性焦虑表现为经常提心吊胆，有不安的预感，注意力不集中。平时比较敏感，生活中稍有不如意就心烦意乱，易与他人发生冲突等。

持久过度的焦虑会使人食欲和消化功能下降，出现头痛、失眠等神经症症状，使免疫功能下降，易患感冒及各种慢性疾病；严重时可能成为某些老年人自杀的重要诱因。

二、防治要点

（一）预防要点

老年人心理障碍性疾病重在预防、防治结合。从个人、家庭和社会多方面入手，预防和治疗老年期焦虑症，总体目标是使有焦虑倾向的老年人解除焦虑，让已患老年期焦虑症的老人能减轻焦虑症状，从而提高老年人的心理健康水平。

1. 建立良好心态

首先，老年人要乐天知命，知足常乐。古人云："事能知足心常惬"。老年时期对自己的一生所走过的道路要有满足感，对退休后的生活要有适应感。不要老是追悔过去，埋怨当初这也不该、那也不该。其次，要保持心理稳定，要心宽，凡事想得开，"笑一笑十年少，愁一愁白了头"，要使主观思想不断适应客观发展的变化。不要企图将家人等纳入自己的主观思维轨道，那不但是不可能的，而且极易诱发焦虑、抑郁、怨恨、悲伤、愤怒等消极情绪。最后，要注意"制怒"，特别是敏感性格之人，不要轻易发脾气。

2. 自我疏导

轻微焦虑心理的消除，主要是依靠个人。当出现焦虑时，首先，要意识到自己这是焦虑心理，要正视它，不要用自认为合理的其他理由来掩盖它的存在。其次，要树立消除焦虑心理的信心，充分调动主观能动性，运用注意力转移的方法（将自己投入到其他事情当中，如走亲访友、当志愿者服务社会等），及时消除焦虑。当老人的注意力转移到新的事物上去时，心理上产生新的体验有可能驱逐和取代焦虑心理，这是一种人们常用的方法。

3. 自我放松

当老人感到焦虑不安时，可以运用自我意识放松的方法来进行调节，具体来说，就是有意识地在行为上表现得快活、轻松和自信。如肌肉放松法，运用意识的力量使自己全身放松，处在一个松和静的状态中，随着周身的放松，焦虑心理可以得到慢慢平缓。另外还可以运用视觉放松法来消除焦虑，如闭上双眼，在脑海中创造一个优美恬静的环境，想象在大海岸边，波涛阵阵，鱼儿不断跃出水面，海鸥在天空飞翔，老人光着脚丫，走在凉丝丝的海滩上，海风轻轻地拂着老人的面颊⋯⋯

4. 认知行为干预（多多学习）

定期参与现场、网络等媒体，观看健康讲座活动，增进自己对自身疾病的了解，消除或减少对疾病的过度担心和紧张。

（二）治疗要点

1. 非药物疗法

主要有心理疗法和环境疗法。心理疗法包括支持疗法（伴有某些心理问题，需要有人来帮助和支持解决，尤其是亲属的参与更为重要）、认知疗法、松弛疗法和系统脱敏疗法等，均有较好的疗效；环境疗法：调整环境，即避免或脱离可引起焦虑发作的环境。

这类疾病主要是靠心理调节，也可以通过心理咨询来寻求他人的开导，以尽快恢复。

2. 药物疗法

严重的老年期焦虑症须采取药物治疗，抗焦虑类药物使用都有严格要求，必须由精神科的专科医师进行诊断开方。常用药物有阿普唑仑、氯硝西泮等。

三、康复护理

（一）一般康护

1. 环境要求

为老年人提供安静、安全、舒适、无刺激的环境，室内光线要柔和，床铺要简单、安全。严重惊恐发作时，应有专人看护。

2. 制订护理计划

部分自理缺陷者，家人应为其制订日常生活计划，并督促检查执行情况，必要时可协助完成。老年人如有食欲减退、体重下降等情况时，鼓励其进食，帮助选择营养丰富、易消化、可口的食物。

3. 对症康护

（1）观察评估焦虑程度　观察记录焦虑的行为与语言表现，应用汉密尔顿焦虑量表（HAMA）全面评估躯体状况、引起焦虑的原因以及目前正在使用的控制焦虑的应对技巧（见附表）。

（2）家人要认同老年人的感受　鼓励老年人表达自己的情绪和不愉快的感受，充分理解老年人的焦虑状态，用支持性、鼓励性语言帮助其度过危机，并有效地适应和面对。

（3）减轻老人紧张情绪　运用各种方法，分散老年人的注意力，减轻紧张程度，如缓慢地深呼吸、放松全身肌肉、听音乐、静坐等，必要时家人可与老年人一起体验。养成运动的习惯，每日规律适度运动，有助于提高机体免疫力及放松紧张的情绪。

（4）社会支持　社区、单位、亲友帮助老年人尽快适应新生活、新角色。开展心理疏导，协助老年人解决具体问题。社区人员要协助分析老年人可能存在的家庭困扰，确定正向的人际关系，并寻求解决方法，如家庭治疗或夫妻治疗。

（5）老年人自身进行自救　正确对待生活事件，学会自我疏导和自我放松。耐心地学习本病的有关知识，消除顾虑。定期进行健康检查，积极治疗引起焦虑的原发疾病，做到早发现、早治疗，尽量减轻疾病对身心的危害。

（二）特殊康护

1. 安全用药

（1）用药原则　一定要找专科医师，在医师的指导下用药。

（2）药物常见不良反应　阿普唑仑、氯硝西泮比较常见的不良反应有嗜睡、头昏、乏力等，大剂量服用时偶尔会出现走路不稳、震颤、尿潴留、黄疸等。减少服药剂量以后，可以避免上述情况发生。罕见的不良反应有皮疹、对光敏感、白细胞减少，少数患者会有口干、精神不集中、多汗、心悸或视物模糊等。还有少数人可能出现兴奋、多语、睡眠障碍甚至幻觉，这个时候应该停止使用本药，在医生的指导下换用其他药物。有肝、肾功能不全的患者慎用，青光眼患者禁用该类药物。

（3）用药护理　坚持服药，不可随意增减药物，注意观察可能出现的不良反应，有情况要随时向医生反应。常用的阿普唑仑、氯硝西泮这类药最大的缺点是易产生耐受性和依赖性，突然停药可产生戒断综合征，如有兴奋、失眠、出汗等表现。一般服用抗焦虑药物不宜超过6周。出现较严重反应时一定要停药并就医，定期检查肝肾功能。

2. 营养康护

焦虑症与饮食相关性不大，一般维持正常健康饮食即可，按照老年人营养指南进行配餐。宜多食富含维生素C的食物，如蔬菜、水果，有助于提高机体免疫力，但需要注意，应避免摄入酒精、咖啡、烟草等物质，这些物质有可能会导致或加剧焦虑。

3. 功能康护

① 适当运动、锻炼：如游泳、瑜伽或者慢跑、慢走等有氧运动；

② 调整睡眠：调整睡眠节律、睡眠动力，入睡前尽量不玩手机、电脑，每晚温水泡脚20～30min，容易使自身快速入睡。

如果通过运动和睡眠两种方法，仍然不能完全缓解焦虑情绪，则必须到正规精神专科医院进行就诊，以明确诊断，遵从医生建议改善焦虑情绪。

4. 心理康护

这里介绍一种心理疗法中的松弛疗法的训练方法。

① 准备阶段：取半坐位或仰卧位于床上，将房间灯光调暗，家属需保持安静。老人佩戴耳机，收听放松训练的录音（最佳的是瑜伽放松术的音乐及配音），在此过程中需由1名家人进行全程陪同。

② 训练方法：根据老人的睡眠时间，一般选择19：00进行训练，双脚分开与肩同宽，将双臂自然放松于身体的两侧，并与躯体呈45°，然后将掌心朝上，进行深呼吸，收紧肌肉群10～15s，再放松15～20s。以同样的动作反复训练全身16组肌肉群，右手、右前臂、右上臂、左手、左前臂、左上臂、颈部、胸部、肩部、背部、腹部、右大腿、右小腿、左大腿、左小腿、双脚依次收缩、放松，注重肌肉群收缩与放松的感觉。训练时间为1h左右，一天一次，需连续练习4周以上。

5. 并发症预防

老年期焦虑症重在预防和及时治疗，不断改善症状，反之，将进一步发展产生并发症。

（1）神经功能调节紊乱　患者经常会感到头昏、头晕、失眠、多梦，晚上睡不着觉或者白天过度嗜睡，黑白颠倒，感到紧张、压迫，会出冷汗，怕冷并怕风吹。

（2）心脑血管类疾病　如对血压的影响，临床常见脑血管病的患者本身不紧张，一旦焦虑、紧张，其血压升高导致脑出血，就会带来很大的风险。

（3）消化不良　长期焦虑会引发结肠炎、胃痛、慢性胃炎，患者会经常食欲不振和心里烦躁，有些患者会暴饮暴食，引起肠胃消化不良等症状。

（4）抑郁症　患者过度焦虑，发生情绪低落、思维迟缓等抑郁症情况，影响患者的正常工作和生活。

6. 就医提醒

焦虑症对身心伤害极大，需要早发现、早治疗，在早期可以通过汉密尔顿焦虑量表进行测评。若得分较高建议到精神科，根据医生的专业指导进行下一步的检查。

① 如果经常感到心里不踏实、紧张、烦躁，常常担心未发生的事情，或者对任何事情都感觉担忧，自己无法控制，应及时就医。

② 若感觉自己有易激惹、易怒、经常抱怨、注意力不集中、睡眠浅、睡觉容易惊醒、多梦、梦魇的情况，应及时就诊。

③ 经常突然出现胸闷、心悸、呼吸困难、头痛、头晕等症状，常感觉疲劳、坐立难安，应立即就诊。

附表　汉密尔顿焦虑量表

项目	主要症状
1. 焦虑心境	担心，感到有最坏的事情将要发生，容易激惹
2. 紧张	有紧张感，易疲劳，不能放松，易哭，颤抖
3. 害怕	害怕黑暗、陌生人、独处、动物、乘车或旅行及人多的地方等
4. 失眠	难以入睡，易醒，睡眠不深，多梦，夜惊，醒后易感到疲劳
5. 认知障碍	记忆力差，注意力不集中
6. 抑郁心境	丧失兴趣，对以往爱好缺乏快感，抑郁，早醒，昼重夜轻
7. 肌肉系统症状	肌肉酸痛，活动不灵活，肌肉抽动，牙齿打战，声音发抖
8. 感觉系统症状	视物模糊，发冷发热，有软弱无力感，浑身刺痛
9. 心血管系统症状	心动过速，心慌，胸痛，血管跳动感，昏倒感，期前收缩
10. 呼吸系统症状	胸闷，窒息感，叹气，呼吸困难
11. 胃肠道症状	吞咽困难，嗳气，消化不良，饱胀感，肠动感，肠鸣，腹泻，便秘，体重减轻
12. 生殖泌尿系统	尿意频数，尿急，停经，性冷淡，早泄，阳痿
13. 自主神经症状	口干，潮红，苍白，易出汗，起鸡皮疙瘩，紧张性头痛，毛发竖起
14. 会谈时行为表现	①一般表现：包括紧张，不能放松，忐忑不安，咬手指，紧紧握拳，摸弄手帕，面肌抽动，不宁顿足，手发抖，皱眉，表情僵硬，肌张力高，叹气样呼吸，面色苍白；②生理表现：反复吞咽，呃逆，安静时心跳、呼吸快，腱反射亢进，震颤，瞳孔放大，眼睑跳动，易出汗

注：1.评分标准：HAMA 所有项目采用 0～4 分的 5 级评分法，各级的标准：0 分为无症状；1 分为轻；2 分为中等；3 分为重；4 分为极重。即 0=无症状；1 分=轻度；2 分=中度，有肯定的症状但不影响生活和劳动；3 分=重度，症状重，已影响生活和劳动，需进行处理；4 分=极重度，症状极重，严重影响生活。

2. 结果分析。焦虑因子分析：HAMA 将焦虑因子分为躯体性和精神性两大类。躯体性焦虑：7～13 项的得分比较高，躯体性焦虑因子分，7～13 项分数之和，除以 7。精神性焦虑：1～6 和 14 项得分比较高，精神性焦虑因子分，第 1～6 项与第 14 项分数之和，除以 7。

HAMA 总分能较好反映焦虑症状的严重程度。总分可以用来评价焦虑和抑郁障碍患者焦虑症状的严重程度和对各种药物、心理干预效果的评估。按照我国量表协作组提供的资料：总分≥29 分，可能为严重焦虑；≥21 分，肯定有明显焦虑；≥14 分，肯定有焦虑；超过≥7 分，可能有焦虑；如<7 分，便没有焦虑症状。

第三节

老年期空巢综合征

一、疾病概况

（一）老年期空巢综合征概述

空巢是指无子女或子女成人后相继离开家庭，形成老年人单独居住，特别是单身老年人家庭。空巢综合征是指老年人生活在空巢环境中，由于人际疏远而产生被分离、舍弃的感觉，出现孤独、空虚、寂寞、伤感、精神萎靡、情绪低落等一系列心理失调症状。

其诱发因素有以下几点。

1. 家庭因素

由于老人与子女思想观念的不同，许多老年人希望自己有更多的自由空间而选择与子女分居。同时，赡养老人和抚养子女的义务让独生子女感到压力极大，不能全身心投入工作，同时也导致与老人聚少离多。少部分子女还存在赡养老年人观念淡薄，嫌弃老年人，不愿与老年人住在一起的心理。

2. 个人因素

随着社会的不断发展，老年人的思想观念也开始发生转变，代际分层已成为一种趋势。一方面，经济能够独立、身体较好的老人会选择与子女分开住；另一方面，因为老人与现在居住环境产生了浓厚的感情，不舍离开，促使空巢老人的逐渐增多。症状的出现还与性格有一定关联，一般个性内向，人际交往较少，兴趣爱好不多的老年人，一旦儿女离开身边，易患空巢综合征。有研究表明，个人因素是造成疾病出现的关键，女性和独生子女父母更为脆弱，非理性的信念以及低度抗压能力、低收入制约生活满意度等原因是老人空巢综合征出现的个人层面因素。

3. 社会因素

到了老年时期最幸福的事情就是有子女在身边，安享晚年。但是，在当今经济快速繁荣发展的社会中，为了寻求更好的发展机会，子女会更多选择在外就业、出国留学等不断提升自己，空巢老人也由此产生。单门独户的居住环境也让老人与社会接触减少，这是导致空巢综合征的又一重要因素。

（二）临床表现

1. 精神空虚、无所事事

子女离家后，父母原来多年形成的紧张有规律的生活被打破，突然转入松散无规律的生活，他们无法很快适应，出现精神空虚、无所事事的状态，进而导致情绪不稳、烦躁不安甚至消沉抑郁等状况。

2. 孤独、悲观、社会交往少

长期的孤独使空巢老人在情感和心理上失去支柱，对自己存在的价值表示怀疑，陷入无趣、无欲、无望、无助的状态，甚至出现自杀的想法和行为。

3. 躯体化症状

受"空巢"应激影响产生的不良情绪可导致一系列的躯体症状和疾病，如失眠、早醒、睡眠质量差、头痛、食欲减退、心慌气短、消化不良、高血压、冠心病、消化性溃疡等。

4. 疼痛泛化

老年人本身常有一些慢性疾病引起疼痛，但并没有严重到某种程度，空巢综合征可能使疼痛加重、疼痛范围变广，也就是所谓孤独感引起的疼痛泛化，使老年人的生活质量受到很大影响。

二、防治要点

（一）预防要点

1. 营造良好的家庭氛围

有些家庭对空巢心理准备不足，不愿面对，误以为空巢综合征是暂时的，岂不知忽视带来的副作用会更大。只有积极正视，才能有效防止空巢带来的家庭情感危机。无论是老人自身还是儿孙子女，营造一个良好的家庭氛围是人人保健的一个重要因素，更是预防空巢综合征的关键之举。

（1）关心体贴老人　家人应多关心体贴老人，特别是一些丧偶及患有身体疾病的老年人，使老人保持心胸开阔、乐观向上的态度，减轻其孤独、恐惧的心理。

（2）家庭成员与老人多沟通　子女不仅要照顾老人的日常生活，还要从精神上、心理上关心照顾老年人，让老人时刻感到快乐、温馨，这是老人最需要，任何高档的物质享受不可替代的精神食粮。同时，子女应细心体察老年人出现的生理、心理上的种种变化，及时交流，了解老人内心比较隐蔽的不良情绪，针对性地进行关怀照顾，采用开心快乐的方式，让老人在不知不觉间把自身的不良情绪化解。

（3）鼓励老人多社交　鼓励老年人多参加一些社交活动，如参加乐队、唱歌、跳舞、打太极拳等。社交活动能保持老年人机体代谢平衡，促进身心健康，延缓衰老，丰富他们离退休后的生活。

（4）多尊重、帮助老人　理解和尊重老年人已形成的生活方式和习惯，帮助老年人规律生活。老年人经常将日常生活用品一放就忘，家人应耐心帮助老年人有规律地安放自己的日常用品，形成固定的位置，便于记忆。

和父母住同一城镇的子女，与父母房子的距离最好不要太远。在这一点上，日本人提倡"一碗汤"的距离，即子女与老人居住距离不要太远，以送过去一碗汤而不会凉为标准，这是非常有意义的。对于身在异地，与父母天各一方的子女，除了托人照顾父母，更加要注重对父母的精神赡养。

2. 做好个人心理保健

（1）正视空巢，以忧化忧　提前做好计划和心理准备，积极看待离退休并应对空巢出现。要将离退休生活视为另一种绚丽多彩人生的开始，重新安排自己的工作、学习和生活。老年人应把子女长大离家看作自己抚养的成就，把独自生活当作自己锻炼社会适应能力的机会。

（2）老有所为，劳作转忧

① 坚持学习，勤于用脑：应树立终身学习的理念，加强学习，科学用脑，善于用科学的知识养生保健。

② 积极劳作，为人分忧：从家务劳动做起，也可做些力所能及的社会义务劳动，并体会其中乐趣。老人不能太清闲，只要不过分劳累和紧张，生活安排得张弛有度，对心身健康有好处。

（3）老有所乐，以动消忧

① 培养爱好，好好爱自己：结合自身实际情况培养一两种兴趣爱好能很好地消除不良情绪。兴趣和爱好能陶冶情操，净化心灵，使生活轻松快乐、丰富多彩。

② 加强锻炼，好好强体魄：多运动，散步为"运动之王""百练之祖"。通过散步，可以摆脱烦恼产生的环境，到大自然中去呼吸新鲜空气，消除疲惫的心态，丢弃心中的烦忧。

③ 走出家门，多多交朋友：鼓励老年人走出家门，多接触社会，和同龄人交流思想、抒发感情，在沟通中，互相安慰，互相鼓励，交流生活经验。

3. 完善社会支持系统

政府部门应重视并采取有效措施，如建设老年服务中心和老年护理中心等养老机构，向老年人提供稳定、规范化的服务；在社区设立专业的老年人心理咨询场所和服务热线，开展健康讲座，普及相关知识等。

（二）治疗要点

老年空巢综合征可以治愈。治疗老年空巢综合征总的原则是要做到对症下药，心病医心，即心理疗法+药物治疗。对于空巢综合征，由于症状、病因不同，必须接受规范的心理治疗。

三、康复护理

（一）一般康护

1. 休养环境

提供安静、安全、舒适的休养环境，家人应给予必要的关怀和照顾。

2. 饮食搭配

一般给予清淡、易消化的食物，营养种类丰富，培养良好的进食习惯。

3. 清洁与排泄

指导生活自理的患者保持日常清洁与排泄的良好习惯。

4. 活动与安全

引导患者每日进行锻炼，鼓励其进行力所能及的运动锻炼并注意安全，如散步、跳舞、打门球、郊游等，鼓励其重新走入社会，维持和增加业余爱好，开拓自己的人生空间。

（二）特殊康护

1. 安全用药

（1）用药原则 老年空巢综合征一般不需要药物治疗，只有当出现心理疾病如焦虑症、抑郁症才采用药物治疗。药物治疗应严格根据医嘱给药，密切观察药物的不良反应，如服用抗焦虑药、抗抑郁药、镇静催眠药等的老人要注意直立性低血压等不良反应。

（2）药物常见不良反应 详见本章第一节、第二节相关内容。

（3）用药护理 遵医嘱正确用药，用药期间不可随意增减药量或者停药，家人要监督老人服药，以免忘记或错服；注意药物不良反应，及时报告医生，便于及时调整给药方案。

2. 营养康护

对于老年空巢综合征患者，饮食与正常老年人饮食一致，注意色香味的调理，注重均衡适量的营养摄入，预防认知功能衰退。

3. 功能康护

老年空巢综合征患者一旦出现生理功能障碍，应按相应健康问题进行功能康护。

4. 心理康护

康护的目的是提高老人对健康知识的认识能力与提升其生活质量。帮助老人尽可能维持正常生活，维持现有的兴趣爱好，正确认识子女离巢是家庭发展的必然趋势，防止感情走极端，出现错误认知。

① 关心体贴老人，保持情绪稳定。如与老人一同做家务，多陪其聊天、逛市场或公园，不要因为老人整天神情沮丧而对其冷淡或发火。

② 子女多陪伴、多相聚，减少精神空虚。让子女多回家与老人团聚，让家中重现往日的热闹和温馨，使老人得到心理上的慰藉。

③ 鼓励老人老有所学、老有所乐。鼓励老人重新融入社会，请一些过得快乐而充实的老年人来感染患者，引导其参加一些老年人的活动，开拓自己的人生空间。

④ 必要时，看心理医生，进行心理治疗。空巢综合征会导致老年人的内分泌紊乱，免疫功能减退，抵御不住各种疾病的入侵，甚至会引发阿尔茨海默病。对空巢综合征患者，应给予必要的关怀和照顾，有了家人、社会和心理医生的帮助，空巢综合征是能够战胜的。

5. 并发症与意外事件预防

老年期空巢综合征重在预防和及时进行心理治疗，不断改善症状，反之，将进一步发展而产生并发症。常见并发症主要有阿尔茨海默病及消化系统疾病。

① 阿尔茨海默病：空巢老人之所以易患阿尔茨海默病，主要与空巢老人孤独、空虚或者缺乏可以交流的对象，大脑活动能力逐渐下降有关。

② 胃肠道功能紊乱：长期焦虑、抑郁的老人或患阿尔茨海默病的老人经常饮食过度、不受控制，或者是进食不好，容易引起胃肠道功能紊乱，甚至出现消化道出血或者穿孔；也容易引起水、电解质的紊乱，如高钠血症、脱水等。

③ 护理不当造成的并发症：老人如不能受到好的护理，容易并发肺炎、窒息、压疮、便秘或者是血栓形成、泌尿道感染等疾病，重者危及生命。

此外，空巢老人易发生意外，如跌倒、烧伤、烫伤等。

以上并发症或意外事件，重在预防，一旦患病应积极预防和治疗。

6. 就医提醒

空巢家庭老人，特别是单身老人，当出现身体不适、心情不佳、情低落时，应该主动寻求帮助，切忌讳疾忌医。子女们要充分认识到空巢老人在心理上、生理上可能遭遇的危机，做到心中有数，才能够有的放矢地为父母的身体健康做一些实事。对于患有严重的焦虑不安和失眠的老年人，应及时就医，在医生指导下进行心理治疗，并适当给予药物。

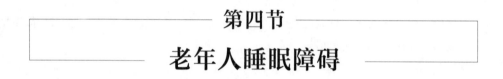

第四节

老年人睡眠障碍

一、疾病概况

（一）老年人睡眠障碍概述

睡眠是人类生命活动所必需的生理现象，是保持精力充沛的基础，每个人一生约 1/3 的时间是在睡眠中度过的。随着年龄增长步入老年期，人体各个器官和系统的功能都在减退，尤其是调节睡眠和觉醒的大脑功能区域的功能也在下降，所以老年人睡眠结构在发生着变化，即睡眠功能退化。

睡眠障碍是由各种原因引起的睡眠时间和（或）睡眠质量的改变，并导致第二天正常生活受到影响，是一种与心理因素相关的心理障碍。常见的睡眠障碍有失眠、睡眠过多、睡眠呼吸障碍。老年人睡眠障碍形成原因主要有以下几点。

老年人由于大脑皮质的功能不如青年人活跃，新陈代谢减慢及体力活动大量减少，所需的睡眠时间也随之减少。老年人尤其是 65 岁后的老年人，基本上都是以浅睡眠为主；而浅睡眠特点是容易受到外界干扰、自身稳定性下降而出现惊醒，且醒得早。老年人躯体各个脏器功能减弱，以及其他各种疾病发生，包括呼吸系统、心血管系统、神经系统等疾病发生，对睡眠产生干扰，也是造成老年人睡眠易惊醒的重要因素。老年人中枢神经发生逐渐退行性改变，导致老年人群容易出现昼夜节律紊乱，夜间有效睡眠逐渐减少及失眠，白天瞌睡增加等睡眠障碍。

（二）临床表现

1. 老年人的睡眠特点（图10-1）

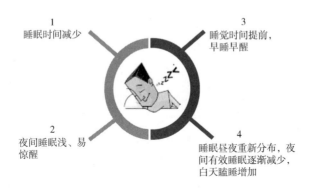

1
睡眠时间减少

3
睡觉时间提前，
早睡早醒

2
夜间睡眠浅、易
惊醒

4
睡眠昼夜重新分布，夜
间有效睡眠逐渐减少，
白天瞌睡增加

图 10-1　老年人的睡眠特点

2. 老年人常见的睡眠障碍

老年人常见的睡眠障碍有失眠、入睡困难且容易醒、睡眠过多、睡眠呼吸障碍等。

二、防治要点

（一）预防要点

1. 保持健康的睡眠

（1）合适入睡及起床时间　按照人的睡眠—觉醒周期，每天的零点到凌晨三点是深睡眠时间，也是最好的睡眠时段。但不同的人、不同的季节，老年人的入睡及起床时间略有出入。一般来说，老年人在晚上 10 点以前入睡、早上 6 点以后起床为佳。但是睡眠习惯不必强求。总之无论早睡早起还是晚睡晚起，只要达到健康的睡眠就可以了。健康的睡眠标志：入睡时间不超过半个小时；有梦或没有梦都可以，但是不能有噩梦；睡醒后要觉得解乏、精力充沛。

（2）培养午睡习惯　俗话说："午睡一刻钟，夜补一小时"。睡"子午觉"是有科学依据的，"午时"是指白天的 11～13 点，"子时"是指 23 点至凌晨 1 点，睡"子时"可以养精蓄锐，而睡"午时"则可以顺应阳气的开发。午睡对恢复体力、抵抗疲劳、放松心情和减轻压力等都有不可低估的作用。

老年人夜间睡眠时间减少，通过午睡可弥补夜间的睡眠不足，缓解下午这个时间段的睡眠压力。

（3）科学的睡觉姿势

① 老年人最好采取侧身的方法睡觉，转向右边，这样对身体有好处，胃部会感觉很舒服，内脏器官也不会受到压迫，对于健康是有利的（图 10-2）。但是最好不要采取左侧卧位睡觉，左侧侧

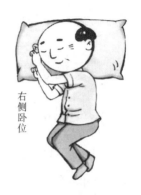

右
侧
卧
位

图 10-2　正确睡姿

身容易压迫到心脏，特别是对于有心脏病的老年人，这样睡觉容易引发心脏病，所以一定要注意。良好的睡眠姿势能让老年人更加健康。

② 老年人最好不要仰躺着睡觉，仰卧睡觉对于胸部是有一定压迫性的，胸部会感觉很紧张。老年人往往有一些身体疾病，仰卧睡觉对健康不利。除背部有伤的老年人，其他老年人不建议仰卧睡觉。

（4）睡眠床铺、枕头的选择

① 床宽点好：对于老人来说床太窄会感觉不到放松，宽点的床更为舒服，翻身时不用缩手缩脚，活动没有太大限制。夏季更不会感到热气逼人。

② 床低点好：床要低一点，方便老人起卧。老人半夜常会起夜，床太高会让老人觉得吃力。如果本身床体很高，最好在床边设置一个脚踏。

③ 床垫别太软：随着年龄增长，老人容易出现腰椎间盘突出症，表现为腰痛、下肢麻木等。因此，老人的床不能太软，太软的床垫会让身体深陷其中，加重腰椎的负担。当然，软硬要适度，过硬也不合适，尤其是已经患有骨质疏松症或者脊椎变形的老人。床上可以根据天气的温凉，适当增减褥子。

④ 床边放置床头柜，方便老人放置常用的物品，如水杯、药品、纸巾等。

⑤ 枕头：适宜的枕头有利于全身放松。枕头太高，人睡觉时，颈椎无疑会被垫高，结果会使人的颈椎、胸椎、腰椎不能在一条直线上。但是完全不用枕头会导致流入头部的血流偏多，次晨会头胀、颈酸、眼肿。现在医学上提倡"低枕无病"，枕头的最佳高度应该是比平躺时略高。所以一般枕头高度以 9～15cm 较为合适，自己感觉舒适为主。荞麦皮的枕芯比较适合老年人，此外，蚕沙、茶叶、大米这类可塑形、透气性好的枕芯对于有颈椎病的患者，会更加有利于治疗。

2. 其他

及时治疗引起睡眠障碍的各类疾病，慎用导致睡眠障碍的药物。

（二）治疗要点

（1）因躯体性疾病（如各种疼痛、咳嗽、胸闷不适及腹胀等）导致的睡眠障碍，需要查找病因，对因治疗达到睡眠障碍的解除。

（2）因患者心理因素（如生活压力大、不良事件刺激、焦虑抑郁，情绪不稳定等）导致的睡眠障碍，需及时就医，并在医生指导下进行药物治疗及心理疏导。

三、康复护理

（一）一般康护

1. 饮食与活动

老年人日常要平衡膳食，营养搭配适宜，避免食用含咖啡因的食物、饮料（如咖啡、茶、可乐、巧克力）或酒类，尽量避免吸烟。坚持体育运动，保持健康体魄。

2. 睡眠环境

睡眠环境安静、整洁，床铺、被服舒适，房间温度在18～20℃为宜；卧室光线尽可能暗一些，可以戴眼罩；用地毯、窗帘、耳罩等减少噪声。

3. 规律睡眠

同一时间上床，同一时间起床，即使是在节假日也是如此，这将有助于形成睡眠的节律，建立良好的睡眠习惯。

4. 排泄

老人夜尿增多，很多时候，它是一种潜在的疾病表现，应及时就医查找引起夜尿增多的病因。

5. 老年人睡前八忌

忌睡前吃东西，特别是辛辣、油腻食物及饮酒；忌睡前饮浓茶、喝咖啡；忌频繁看钟；忌吹风而睡；忌睡前过度用脑；忌紧张、刺激的活动；忌蒙头而睡；忌面对灯光而睡。

（二）特殊康护

1. 失眠的康护

失眠是指经常不能获得正常睡眠，或者入睡困难、睡眠时间不足、睡眠不深、容易惊醒、时睡时醒、醒后不易再入睡，严重的出现一晚上不睡的现象。

（1）常见原因

① 年龄因素：老年人并非睡眠需要减少，而是睡眠能力减退。老年人由于大脑内控制睡眠的松果体素分泌减少，对睡眠的调节能力减弱，入睡时间延长，深睡时间减少，失眠发生率高。

② 健康因素：年龄越大，基础疾病发生率越高，有些疾病会影响睡眠，或导致失眠，如咳嗽、心悸、呼吸困难、高血压、糖尿病、骨关节病、精神系统疾病等。

③ 环境因素：居住环境清静的人不容易失眠，环境嘈杂导致失眠的概率增加。另外，气候变化，睡眠场所的改变（俗称认床），室内光线、温度和湿度的不适等均可导致失眠。

④ 心理因素：如思虑过多、被迫退休、与社会隔绝、担心睡不好等都可导致失眠，越紧张越容易失眠。

⑤ 情绪因素：情绪剧烈波动易产生失眠，如大喜大悲等。

⑥ 自身行为因素：如睡前喝大量的咖啡、浓茶、水、酒等均会影响睡眠质量，甚至失眠；另外，药物滥用也是导致老年人失眠的重要原因。

（2）康护要点

① 消除易发生失眠的各种病因，鼓励老人积极参与全民健康教育活动，帮助其掌握睡眠相关知识。

② 提高自身保健能力，合理、科学安排饮食。适当晒太阳和增加人际交往，保持乐观向上的精神状态。睡前避免食用含咖啡因的食物或酒类，尽量避免吸烟。可以喝杯加蜂蜜的牛奶，达到助眠作用。

③ 有规律地进行体育锻炼，通过锻炼适当增加身体疲劳感。时间最好安排在下午，不要在睡前 2～4h 进行。

④ 形成规律睡眠，如同一时间上床、同一时间起床，有助于形成睡眠的节律，建立良好的睡眠习惯。

⑤ 睡觉前尽量放松心情，为大脑进入睡眠状态做好准备，如洗温水澡、泡脚、听一段放松的音乐等。躺下后不看书报、不考虑问题，让大脑的活动减少，较快进入睡眠。

⑥ 睡眠环境安静、整洁，床铺、被服舒适，房间温度以在 18～20℃为宜；卧室光线尽可能暗一些，甚至可以戴眼罩，也可用地毯、窗帘、耳罩等减少噪声。注意开窗通风，保持卧室内空气清新。

⑦ 避免或慎用的药物：肾上腺素、左旋多巴、胆碱酯酶抑制剂、中枢系统药物和抗精神类药物等，以防药物性失眠。

⑧ 受长期、慢性失眠困扰的老人，需要到正规医院的睡眠专科进行规范化诊断评估，由医师辨别分析并给出个体化的治疗建议。不要自行服药，特别是有心脏、肝脏及肾脏功能障碍者。睡眠呼吸阻碍、急性闭角型青光眼、重症肌无力患者以及酒后人群，服安眠药应慎重。

2. 夜尿多影响睡眠的康护

老年人夜尿多的情况非常普遍，随着年龄增长，这种情况越来越明显，一般每夜起床都在 2 次以上。老人夜尿增多，很多时候，它是一种潜在的疾病表现。

（1）查找引起夜尿增多的病因　生理性的；精神性因素；肾脏问题；膀胱问题；泌尿生殖道疾病；内分泌和心血管疾病。

（2）消除引起夜尿多的各种病因　如果是老年男性夜尿多，多因前列腺增生引起。因腺体增生后部分腺体突入膀胱腔，刺激膀胱始终产生尿频的感觉，故排尿次数增多，尤其夜间脑神经兴奋性相对较高，夜尿频繁更为明显；并且前列腺增生引起尿道管腔变细，排尿困难，此时膀胱内尿液有部分残留，造成反复尿频的症状。症状较为明显时，建议到医院进一步检查治疗。

老年女性夜尿频繁多因膀胱功能障碍引起，因年龄增大，膀胱收缩能力下降，导致膀胱排空障碍，这时出现夜尿频繁的症状，治疗前膀胱收缩功能如已发生改变，治疗相对较为麻烦，因为大多数药物都无法使膀胱肌收缩能力增强。可以在医生的指导下试行口服药物观察是否有所改善。同时，女性患者还可因盆底肌松弛而引起夜尿繁多、膀胱脱垂。夜尿频繁的症状治疗首先需要进行详细的查体，判断是否有膀胱脱垂，如存在膀胱脱垂需要进一步检查。

3. 睡眠过多的康护

（1）常见原因　睡眠过多指睡眠时间过长或者长期处于渴望睡眠的状态。老年人出现睡眠增多的原因主要有以下几点。

① 正常生理现象。很多老年人随着年龄的增长，特别是 80～90 岁后，睡眠期会明显延长，可能 1 天睡眠时间为 8～9 个小时或者 10 多个小时。有的是因为老年人白天的时候，没有太多的工作需要做，所以会导致患者比较无聊，这种情况下就容易在看电视的时候，不知不觉中就会睡觉，这属于正常的现象。

② 身体方面的疾病

a. 大脑缺血、缺氧：老年人合并高血压、糖尿病、高脂血症，或者长期吸烟、饮酒，会出现动脉硬化，逐渐导致终末小血管闭塞、脑动脉粥样硬化，从而造成大脑处于慢性的缺血、缺氧的状态，引起嗜睡、睡眠增多、记忆力下降、精神不振、疲乏等一系列表现。

b. 器质性病变：如颅内病变或者其他部位病变，包括肿瘤等，可能会引起嗜睡、精神不振、整天想睡觉等的症状。

c. 其他疾病：如睡眠呼吸暂停综合征、不宁腿综合征或者身体疼痛、痒，影响老年人晚上睡眠，白天自然会感觉困倦、疲乏。

③ 药物因素影响。如服用阿普唑仑或者氯硝西泮等药物，部分老年人对睡眠药物敏感，服药后会产生不良反应，如嗜睡等。

（2）康护要点

① 症状较轻的老人，可以进行家庭康护，如给老人安排适当的体力和脑力劳动，做需要勤思考、勤动脑的事情，帮助其加快大脑运转，缓解睡眠过多的症状；症状较重的老人，需要到医院进行检查，以明确病因，进行治疗。

② 注意养成良好的生活习惯，如早睡早起、不熬夜、白天适度午睡等。

③ 多食含蛋白质丰富的饮食，如蛋类、奶制品、肉类等；多食蔬菜，因为蔬菜中含碱量较多，可以缓解由于睡眠过度而引起的机体偏酸环境。

避免饮浓茶、咖啡等刺激性饮料，也不要进食寒凉、油腻、辛辣刺激的食物。

4. 睡眠呼吸障碍的康护

睡眠呼吸障碍多见 50 岁以上人群，睡眠后均可能发生呼吸障碍，如睡眠呼吸暂停、睡眠加重呼吸疾病、夜间吸入或夜间阵发性呼吸困难。

康护要点如下。

① 三餐规律饮食，控制能量摄入，少食多餐，食盐不超过 5g/d；超重或肥胖者忌吃油炸、油煎食物；炒菜宜用植物油，少食动物内脏、蟹黄、虾子、鱼子等胆固醇含量高的食物。

② 多食用含维生素丰富的食物，如小麦、高粱、蜂蜜、鸡肉、韭菜等；宜多食水果和新鲜蔬菜。

③ 忌烟酒。由于烟草中的尼古丁可使动脉血与氧的结合力减弱，酒能影响呼吸及神经系统，含酒饮食（如酒酿、药酒等）不宜食用。

④ 经常运动，防止肥胖。避免久坐不动，可进行一些低强度、持续时间长的运动。运动量每周不少于 5 次，每次不少于 30min。

5. 睡前 8 个小动作提高睡眠质量

（1）指尖按摩头部　两手食指、中指、无名指弯曲成 45°，用指端往返按摩头部 1～2min。可以加强脑部供血、强健脑细胞、促进入睡。

（2）拇指搓双耳　两手大拇指侧面紧贴耳下端，自下而上，由前向后，用力搓摩双耳 1～2min。可以疏通经脉、清热安神，防止听力退化。

（3）双掌搓面　两手掌紧贴面部，用力缓缓搓面部所有部位 1～2min。可以疏通面部经脉、防止皱纹产生、缓解精神疲劳。

（4）双掌搓肩　两手掌用力搓摩颈肩肌群 1～2min，重点在颈后脊柱两侧。可缓解疲劳，预防颈肩病变。

（5）双掌推摩胸、背、腰　两手掌自上而下用力推摩前胸、后背、后腰，可以疏通脏腑经脉。

（6）双掌推双腿　两手掌心相对，分别放在左腿内外侧，从大腿根部开始，由上而下顺推下肢 1min，再以此方法推摩右腿 1min，可缓解疲劳。

（7）交叉搓脚　右脚掌心搓摩左脚背所有部位，再用左脚心搓摩右脚背所有部位，然后用右脚跟搓摩左脚心，再用左脚跟搓摩右脚心，共 2～3min。此法可消除双足疲劳，贯通阴阳经脉。

（8）双掌叠放按摩腹部　两掌重叠紧贴腹部，先顺时针、再逆时针环摩腹部所有部位，重点在脐部及周围，共 2～3min。可以强健脾胃，促进消化吸收。

注意：做上述睡前保健操时可闭目，心绪宁静，舌尖轻抵上腭，肢体充分放松。1～7 式可采用坐姿，第 8 式采取仰卧位。整套操共约 12～18min，做时手应紧贴皮肤，渗透力越强越好。做完后，肢体轻松，能够安然入睡。

（三）营养康护

1. 营养要素与食物选择

（1）葵花籽　葵花籽富含蛋白质、糖类、多种维生素和多种氨基酸及不饱和脂肪酸等，具有平肝、养血、降低血压和胆固醇等功效，对睡眠也有好处。

（2）糖水　糖水在体内可转化为大量 5-羟色胺，5-羟色胺进入大脑，可使大脑皮质抑制而易入睡。

（3）大枣　大枣含糖类、蛋白质、维生素 C、有机酸、黏液质、钙、磷、铁等，有补脾、安神的功效。

（4）牛奶　牛奶中含有两种催眠物质：一种是色氨酸，能促进大脑神经细胞分泌出使人昏昏欲睡的神经递质——5-羟色胺；另一种物质就是可以调节生理功能的肽类，可以和中枢神经结合，帮助老人舒适地入睡。

（5）小米　小米除含有丰富的营养成分外，与牛奶一样富含色氨酸，其色氨酸含量为谷类之首，具有健脾、和胃、安眠等功效。

（6）核桃　核桃常用来治疗神经衰弱，失眠产生的黑眼圈、健忘、多梦等。一般吃法是和黑芝麻搭配，捣成糊状，睡前服用 15g，效果尚可。

（7）莴笋　莴笋中有一种乳白色浆液，具有安神镇静作用，且没有毒性，适宜神经衰弱失眠者。

（8）莲子　莲子（莲心）30 个，水煎，加盐少许，每晚睡前服，可安神补气。也可用莲子青芯 1～2g，开水冲泡代茶饮。

（9）鲜藕　藕中含有大量的碳水化合物及丰富的钙、磷、铁等和多种维生素，具有清热、养血、除烦等功效，可治血虚失眠。

2. 营养食谱举例

（1）莲藕百合排骨汤

① 食材：莲藕，百合，排骨。

② 做法：先将排骨入冷水锅中烧开去血水并洗净，百合用清水浸泡片刻后洗净；然后将处理好的排骨放入电压力锅中，再加入适量的水，在煲 50min 左右后，将洗好切成片的莲藕、百合放入锅中，再炖十来分钟打开锅盖，加入食盐进行调味即可。

③ 功效：该汤晚餐吃效果最好，莲藕、百合与排骨熬汤，不仅营养丰富且清心安神，食用后能改善睡眠品质。

（2）银耳莲子百合羹

① 食材：银耳，莲子，百合，枸杞子，红枣，冰糖适量。

② 做法：银耳、莲子、百合用冷水浸泡 20min。若怕莲子心苦，可以把莲子心去掉后再浸泡，洗净的食材都倒进电压力锅里面，加 400ml 清水，适量冰糖，煲汤。20min 至保温，关电源，40min 后开锅盖，搅拌均匀即可食用。

③ 功效：具有养心安神、补脾润肺之功效。

（3）党参红枣养心粥

① 食材：党参，红枣，麦冬，茯神。

② 做法：取党参 35g，红枣 10 枚，麦冬、茯神各 10g，加 2000ml 水煎成 500ml 之后直接去渣，然后与洗净的米加水共煮，米熟后加入红糖即可直接服用。

③ 功效：该粥具有养气、补血、安神的功效，对于心悸、健忘、失眠、多梦有明显改善作用。

（4）甲鱼滋补汤

① 食材：甲鱼，枸杞子，淮山药，女贞子，熟地黄，料酒，精盐，葱段，姜片，猪油，鸡汤。

② 做法：将甲鱼宰杀，去内脏，放入热水中浸泡去膜，去背壳斩成 6 块，下沸水锅焯去血水，捞出洗净。将枸杞子、淮山药、女贞子、熟地黄洗净。锅中加鸡汤，加入甲鱼块、各味中药、料酒、盐、葱、姜，煮至甲鱼肉熟烂，拣去葱、姜，淋上猪油即成。

③ 功效：此汤菜以滋阴凉血的甲鱼，配中药枸杞子、女贞子、熟地黄、淮山药而成，具有滋养肝肾、补血益精的作用，是一个增强体质、调补精血的良好食疗方。尤其是更年期女性服用更好。

第十一章
老年人常见突发意外的预防与康护

第一节
跌　倒

一、疾病概况

（一）跌倒概述

老年人的跌倒是一种突发事件，它不仅是老年人的一种健康问题、并发症或疾病，也是老年人机体功能下降和老化过程中容易发生的问题。但是，人们往往并不认为跌倒是一种"病"。因此，跌倒虽在老年人群中频繁发生，并具有极高的潜在危险，但却经常得不到较高的重视。

1. 容易跌倒人群

① 年龄大于 65 岁，身旁没有照护人员者。

② 过去曾跌倒者。

③ 步态不稳者。

④ 贫血或血压不稳定者。

⑤ 虚弱、经常感觉头晕、乏力、营养不良者。

⑥ 意识障碍、失去定向感、躁动者。

⑦ 睡眠障碍者。

⑧ 肢体活动功能障碍，需要协助者。

⑨ 视力或听力不好，曾有脑卒中、帕金森综合征、骨质疏松、关节炎、认知功能改变、高血压、糖尿病等症状者。

⑩ 服用影响意识或活动的药物者，如镇静安眠药、麻醉药 、止痛药、利尿药、泻药、降压药、降血糖药、抗抑郁药、抗精神病药、抗焦虑药、抗癫痫药等。

2. 老年人容易跌倒的常见原因

（1）生理因素

① 步态和平衡功能失常：步态的稳定性下降和平衡功能受损是引发老年人跌倒的主要原因。

② 感觉系统功能下降：随年龄增长，老年人表现为视力、听力、触觉等功能下降，导致平衡能力降低，从而增加跌倒发生的风险。

③ 中枢神经系统功能减退，导致感觉迟钝、反应变慢，同时伴有视力减退。当环境突然改变时，不能正确判断周围环境及障碍物，身体失去平衡时不能及时做出适宜的动作，就容易跌倒。

④ 骨骼肌肉系统结构、功能损害和退化是引发跌倒的常见原因。同时，老化过程中导致的骨质疏松也是老年人跌倒的重要危险因素。

（2）环境因素　环境因素是导致老年人跌倒的重要因素。导致老年人跌倒的环境因素很多，室内环境因素包括昏暗的灯光，湿滑、不平坦的地面，障碍物，不合适的家具高度和摆放位置，楼梯台阶，卫生间没有扶栏、把手等；户外环境因素包括台阶和人行道缺乏修缮、雨雪天气、拥挤等。还有居住环境发生改变、不合适的穿着和行走辅助工具、交通损伤等。

（3）药物因素　部分老人患有某些慢性病，需长期服药治疗。部分药物会通过影响人的精神、视觉、步态、平衡等引起跌倒，如高血压患者服降压药过量，会出现降压供血不良综合征；糖尿病患者服降糖药不当，出现低血糖；失眠老人服安眠药，容易出现头晕而跌倒；神经内科的常用药如镇静催眠药、抗焦虑药、抗抑郁药、降压药、利尿药、肌肉松弛药、血管扩张药等，都是引起老年患者跌倒的危险因素。

（4）疾病因素　如脑卒中、直立性低血压、癫痫、眩晕症等，影响视力的疾病如白内障、青光眼等会使老年患者发生跌倒。有研究显示糖尿病患者跌倒的发生率为21.85%，发生低血糖反应后跌倒的发生率为86.49%。

（5）心理因素　如认知障碍、情绪不稳、对自身能力估计过高、逞强、逞能等也会导致跌倒。

老年人发生跌倒，可以是某一种原因，也可能是多种原因所致。如多次出现跌倒，应想到疾病可能，要及时去医院查明原因。

（二）临床表现

老年人跌倒后容易并发多种损伤，如软组织损伤、骨折，现场人员要注意老人的意识状况、姿势、疼痛及活动等情况，必要时送医。

二、防治要点

（一）预防要点

1. 增强防跌倒意识

每一位老人及其家属都应具备预防老人跌倒的意识，一旦发生跌倒，要知道如何自我处置和寻求帮助等。

2. 合理运动

随着年龄的增加，老年人身体功能衰退，平衡能力下降，肌肉力量减小，韧带、关节的坚固程度也下降了。适当的锻炼，对提高老人的平衡能力，增加肌肉力量，增强骨骼和关节以及韧带的坚固程度，都有积极的作用。一方面可以减少跌倒发生，另一方面也可以降低跌倒后的伤害程度。

3. 合理用药

老人按医嘱正确服药，不要随意自行加药或减药，注意用药后的反应。

4. 选择适当的辅助工具

老人行动不便一定不要逞强，该用辅助用具时一定要使用，在选择辅助用具时注意要适合老人的身高、体型，如选择长度适合、顶部面积较大的拐杖或助行器等。

5. 创造安全的环境

① 保持室内明亮，安置夜灯，保持地面干燥、平坦、整洁；将经常使用的东西放在伸手容易拿到的位置。

② 衣着舒适、合身，尽量避免穿拖鞋、高跟鞋以及易滑倒的鞋。

③ 睡眠时可在床边加床挡，睡前最好将便器置于床旁。

④ 日常用物及室内设计要方便老人使用，如不设门槛，采用防滑地板，床高以老人坐着双足能着地为宜，浴室安装扶手、坐便器、沐浴椅等。

6. 积极防治可能引起跌倒的疾病

如有效控制血压，防止低血糖和直立性低血压的发生，以减少和避免跌倒的发生。

附：居家防跌倒小妙招

（1）圆木滚动下床方法

① 第一步：圆木滚动方式翻身至侧卧位；

② 第二步：圆木滚动方式翻身至俯卧位；

③ 第三步：一侧脚先触地，随后双手撑于床上，另一只脚触地，与触地的脚一起用力，缓慢站起。

（2）下床三部曲

① 睡醒后先躺 30s；

② 床上静坐 30s；

③ 慢慢起身站立 30s。

（3）居家安全五言口诀：

照亮每一处，障碍要去除。

地板需防滑，扶手必稳固。

家具重实用，衣着要舒服。

运动不间断，适当用药物。

跌倒会呼救，细节不疏忽。

（二）治疗要点

老人一旦跌倒，首先要对其处境有一个正确的评估，冷静观察有无受伤，受伤程度如何。

评估后，及时呼救，就医时应对症处理。

1．无人帮助时如何安全起身

关键是老年人跌倒后如何自己起身，老年人跌倒后躺在地上的时间长短与许多因素有关。对跌倒的恐惧、肌肉损伤、全身酸痛、脱水和体温过低等都可能导致老年人跌倒后的长躺。老人跌倒后，在没有人帮助的情况下，如何起身才安全？

第一步：如果是背部先着地，应弯曲双腿，挪动臀部到放有毯子或垫子的椅子或床铺旁，然后使自己较舒适地平躺，盖好毯子，保持体温（图11-1）。如有可能要向他人寻求帮助。

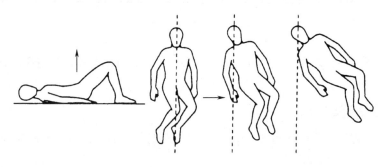

图11-1　身体挪动法

第二步：休息片刻，等体力准备充分后，尽力使自己向椅子的方向翻转身体，使自己变成俯卧位（图11-2）。

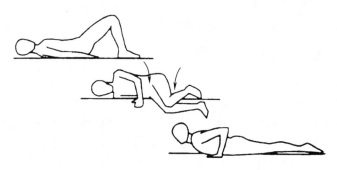

图11-2　身体翻转法

第三步：双手支撑地面，抬起臀部，弯曲膝关节。然后尽力使自己面向椅子跪立，双手扶住椅面（图11-3）。

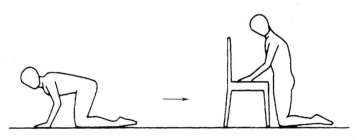

图11-3　身体借助用具法

第四步：以坚硬稳妥的家具（如床、椅子、茶几）为支撑，尽力站起来（图11-4）。

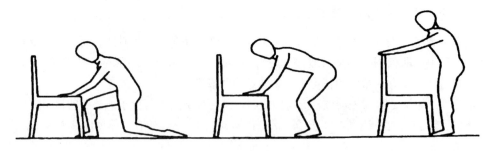

图 11-4　身体借力站起法

第五步：求救。休息片刻，部分体力恢复后，打电话寻求帮助，最重要的就是报告自己跌倒了。

2. 无法站起时方法

通过上面努力发现无法站起来，或者站起来有一定危险性，或者发现自身出现严重摔伤，如有骨折、颅脑损伤等，就不要强行站起来了。

① 应弯曲双腿，挪动臀部到放有毯子或垫子的椅子或床铺旁，然后使自己较舒适地平躺，盖好毯子，保持体温。

② 根据所在位置，选择就近的求救方式，如敲打房门、打电话、按报警器、吹口哨、大声叫喊。但要注意保持体力，不要无谓地喊叫，要注意听周围的动静。

③ 让自己感到舒服与温暖，静静地躺着，等待救援。

3. 意识不清时，旁人如何协助

① 立即拨打急救电话。

② 若有外伤、出血，应立即止血、包扎。

③ 如果出现呕吐，将头偏向一侧，并清理口、鼻腔呕吐物，保证呼吸通畅。

④ 如果出现抽搐，移至平整的软地面或身体下垫软物，防止碰、擦伤。必要时牙间垫较硬物，防止舌咬伤。不要硬掰抽搐肢体防止肌肉、骨骼损伤。

⑤ 如出现呼吸、心跳停止，应立即进行胸外心脏按压、口对口人工呼吸等急救措施。

⑥ 如需搬动，保证平稳，尽量平卧。

4. 意识清楚时，旁人如何协助

① 询问老年人跌倒情况及对跌倒过程是否有记忆。如不能记起跌倒过程，可能为晕厥或脑血管意外，应立即护送老年人到医院诊治或拨打急救电话。

② 询问其是否有剧烈头痛，并观察有无口角歪斜、言语不利、手脚无力等提示脑卒中的情况。如有，立即扶起老年人可能加重脑出血或脑缺血，会使病情加重，应立即拨打急救电话。

③ 如果出现外伤、出血，应立即止血、包扎，并护送老年人到医院进行进一步处理。

④ 查看有无肢体疼痛、畸形、关节异常、肢体位置异常等提示骨折情形。如无相关专业知识，不要随便搬动，以免加重病情，应立即拨打急救电话。

⑤ 查询有无腰、背部疼痛，双腿活动或感觉异常及大小便失禁等提示腰椎损害情形。如无相关专业知识，不要随便搬动，以免加重病情，应立即拨打急救电话。

⑥ 如老年人试图自行站起，可协助老人缓慢起立、坐、卧休息并观察。确认无碍后方可离开。

⑦ 如需搬动，保证平稳，应尽量平卧。

⑧ 发生跌倒均应在家庭成员陪同下到医院诊治，查找导致跌倒的危险因素，评估跌倒风险，制定防止措施及方案。

三、康复护理

(一) 一般康护

1. 饮食与运动

老年人预防跌倒，首先是强体魄，平衡膳食，有氧运动，保持良好的心态，让自己不容易发生跌倒。

2. 环境安全

无论是家庭还是社区都要为老人创造一个安全的生活环境。良好的环境决定其心理状态，同时也关系到康护效果与转归情况，因此为老人提供整洁、安静、舒适的环境尤为重要。要尽力消除病房噪声及各种恶性刺激，同时光线、室温都要适宜，以利更好的康复。

(二) 特殊康护

1. 安全用药

老人跌倒后由于跌倒原因不同，跌倒后果各异，用药应该严格遵医嘱。用药期间不随意自行增减剂量，一旦出现用药不良反应，应立即停药咨询医生。

2. 营养康护

科学合理的饮食对于老年人预防跌倒和跌倒后康复都非常重要。老年人消化功能减弱、活动量少，因此饮食需要多样化，食用易消化吸收、含钙高的食物，多补充水果蔬菜，以利大便通畅，同时少食多餐，合理健康的饮食有利于疾病治疗与康复。

3. 功能康护

功能康护是以患者为中心，以改善功能障碍为目标。发挥患者的主动性，在治疗疾病的同时，帮助其主动参与各种功能训练，来提高或改善患者的功能水平，指导其掌握一些基本的康复训练技能，如关节活动，维持其功能；学会自我照顾，如下床活动、大小便训练；提供患者各种方法以保护肢体功能位，防范各种并发症（如垂手、足下垂、肌肉萎缩等）的发生。如发生骨折，应该根据患者的实际情况进行功能锻炼。患者进行功能锻炼的方法要正确，并要由少到多、由轻到重、循序渐进地进行。

4. 心理康护

老年人由于生理上的老化，身体功能衰退，应变能力降低，修复能力下降，急慢性损伤及后遗症也随之增多，跌倒的概率大大增加，如骨折发生引起的身体残障。而这会对许多老年患者的心理情绪产生更大影响，甚至失去生活的热情和信心。协助跌倒后的老年人保持健康的心理状态更为重要。如果老人配合训练的意愿很低，会直接影响康复效果。护理人员和家人要积极应对老人的不同需求，使其处于健康的心理状态，主动配合康复期的护理治疗工作，从而促进人体功能的康复。

5. 并发症预防

（1）呼吸道疾病　有的老人跌倒后长期卧床，致使其呼吸功能相对减弱，易发生肺部感染。因此尽量要求老人不吸烟，鼓励做深呼吸，进行增加肺活量的相关训练。协助老人翻身，拍背排痰，痰液黏稠者可行雾化吸入，以稀释痰液。

（2）心脑血管疾病　老人因跌倒后由于自身原因，其循环系统会发生明显衰退，容易出现心脑血管硬化、心肌收缩相对减弱等，而创伤疼痛的刺激、精神紧张等因素也会出现并发症。因此，老年患者跌倒应立即引起重视，严密观察患者的血压、脉搏、神志等体征变化，发现问题要做到及时处理。

（3）皮肤压力性损伤　因为老年人跌倒后卧床，全身血液循环差，皮肤局部组织长期受压，受压部位（如骶尾部、后枕部、踝关节、足跟部等各骨突处）容易发生压疮，可给予气垫床，在骨突处可垫海绵圈或在骶尾部加防压疮垫。对于不能自行翻身的患者，应该每隔 2h 协助患者翻身一次，同时为促进血液循环，护理上一定要尽职尽责。

（4）深静脉血栓　如伴有骨折，长期卧床或骨科术后的老年患者发生静脉血栓栓塞的概率较高，且严重时会导致肺动脉栓塞而死亡，危害极其严重。因此，对骨科中静脉血栓栓塞进行早期的预防并给予及时的治疗，能显著降低患者静脉血栓栓塞的发生率，对提高患者生活质量和减少病死率有着重要意义。

（5）尿路感染　高龄患者会因为肾血流量减少、肾血管硬化而出现肾功能减退的表现，另外患者的膀胱黏膜还会出现老化萎缩，因为前列腺肥大的原因出现尿潴留等，长期卧床会导致其发生尿路感染。所以，患者应多饮用水，及时排尿，如确实无法排出，要进行导尿。

6. 就医提醒

老年人跌倒后容易并发多种损伤，如软组织损伤、骨折，要随时注意老人的意识状况、姿势、疼痛及活动等情况，必要时送医。

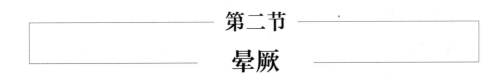

第二节

晕厥

一、疾病概况

（一）晕厥概述

晕厥是因一过性脑血流灌注不足引起的短暂性意识丧失，特点是发生迅速、持续时间短暂，有自限性，可完全恢复。晕厥患者约占急诊患者的 3%，75 岁以上老年人发生率约为 6%，近 30% 的老年人反复发作，是造成老年人摔伤的常见原因。晕厥按发生的原因分为反射性晕厥、直立性低血压性晕厥、心源性晕厥。晕厥发作前多有明显诱因，如疼痛、恐惧、紧张、劳累、排尿、体位改变、用药、失血过多、转头、剧烈咳嗽等。

（二）临床表现

1. 前驱症状

晕厥前常有短时间的前驱症状，如头晕、恶心、面色苍白、出汗等。

2. 发作期

表现为血压下降，心率减慢而微弱，面色苍白，尿失禁，肢体抽搐，咬伤口舌等。

3. 恢复期

常有短暂的后遗症，如意识模糊、呼之不应、腹部不适、恶心、呕吐、想解大小便，甚至大小便失禁等。

二、防治要点

（一）预防要点

晕厥预防原则是：针对不同类型的晕厥采取不同的预防措施，避免引起晕厥的动作，保持良好的心态，积极治疗遗传性疾病。

1. 神经反射介导的因素

避免突然转头、衣领过紧、剧烈运动、抬举重物、突然改变体位。

2. 反射性晕厥的预防

避免诱发因素，如闷热拥挤的环境、脱水、剧烈咳嗽、衣领紧缩等。

3. 直立性低血压的预防

避免诱发因素，如长时间站立、突然站起等，慎用可导致直立性低血压的药物。

4. 心理因素

避免情绪大幅度波动，保持愉悦心情。

5. 治疗原发性疾病

如心脑血管疾病、直立性低血压等。

6. 遗传因素

对于遗传性心律失常、先天性脑血管畸形等疾病，应当积极配合医生治疗，减少晕厥发作，定期到医院复查。

7. 环境因素

年龄大于 60 岁的老人应该避免在路面不平的地方散步。

（二）治疗要点

治疗老年人晕厥的主要目标是预防晕厥发作和降低死亡风险。晕厥发作时，需要立即进行急救措施，使患者意识恢复。患者意识恢复后需缓慢坐起，以免再次发生晕厥。晕厥发生后需就医查明病因，以助于对因治疗。

1. 家庭处理

原则是休息和保暖。晕厥发作时采取急救措施，如迅速躺下，使患者平卧，头转向一侧，保持呼吸道通畅，患者若有活动性假牙，应该取出。给患者保暖，以免着凉，并及时送医院检查。晕厥患者在未完全恢复意识前，切勿进食，以免误吸。

2. 对因治疗

如低血糖则补充血糖治疗；缺氧导致的晕厥，予以及时吸氧治疗；心律失常性晕厥主要是病因治疗，如窦房结或传导阻滞致明显心动过缓者应予心脏起搏；快速性房颤、阵发性室上性心动过速者应予射频消融，易发生室颤的高危人群应植入植入型心律转复除颤器（ICD）等。

3. 药物治疗

遵医嘱服用药物，如醋丁洛尔，能减弱心肌收缩力，减低心肌耗氧量，减慢心脏传导，降低心率。丙吡胺属于抗心律失常药，适用于快速性心律失常的患者。阿托品为抗胆碱药物，适用于心动过缓造成的晕厥。

三、康复护理

（一）一般康护

1. 体位与休息

①有晕厥或跌倒史者，在频繁发作时应卧床休息，家人协助做好生活护理。

② 减少外出，以防发生意外。

③ 避免剧烈活动、快速变换体位，如从蹲位到站位、老年人弯腰拾东西、情绪激动或紧张等。

④ 一旦有头晕、眼前发黑等先兆表现时，立即平卧，以免受伤；晕厥频发的患者，应该避免开车、高空作业以及井下作业。

2. 饮食与习惯

有晕厥史者保证每天摄入足够的热量，避免低血糖导致晕厥，宜低热量、低脂、高蛋白、高维生素、易消化饮食，少量多餐，避免过饱，戒烟酒，禁食辛辣、刺激性食物，忌浓茶、巧克力、咖啡等。避免冷饮和大块食物刺激，吞咽时也要细嚼慢咽，不要狼吞虎咽。

3. 排泄

睡前少喝水，夜间排尿时取坐位，不要用大力，起身应缓慢，起身后稍站一会再走。

4. 活动与环境

适当体育锻炼，提供良好、安静、宽敞的环境，而声音嘈杂、拥挤、通风不良及空气污浊易导致老年人发生晕厥。对于频发晕厥的患者，家里应该安装防滑垫。对于经常由于低血糖而造成晕厥的老人，有意识地携带糖果。

（二）特殊康护

1. 安全用药

发生晕厥应该严格遵医嘱用药，用药期间不随意增加或减少剂量，在晕厥发生频率增加、晕厥持续时间延长时应及时到医院咨询医生。直立性低血压所引起的晕厥应该咨询医生看是否需要调整降压药的用量，万万不可自行调整药量。

2. 发现老年人晕厥的处理

① 当发现老年人脸色苍白、出冷汗、神志不清时，应立即就地扶其蹲下，再让其躺倒，以防跌撞造成外伤。

② 老人躺下后，将其头放低，脚抬高，如果不能平躺，可以让老年人取坐位，保证头部血液供应，同时解开衣领和腰带，头转向一侧避免舌后坠阻塞气道。

③ 疏散围观人群，保持周围环境安静、通风，但应注意保护隐私以及保暖，避免着凉。

④ 同时可用手指按压人中（位于鼻下，上嘴唇沟的上 1/3 与下 2/3 交界处）、百会（头顶正中线与两耳尖连线的交叉处）、内关（人体的前臂掌侧，从近手腕之横皱纹的中央，往上约三指宽的中央）、涌泉（采用正坐或仰卧、跷足的姿势，涌泉穴位于足底前部凹陷处第 2 和第 3 趾趾缝纹头端与足跟连线的前 1/3 处）等穴，或吸入醋，或向其面部喷少量凉水和额头上置湿凉毛巾刺激以帮助老人清醒（图 11-5）。

⑤ 患者清醒后注意不要马上站起，应询问其感觉怎么样，等老年人感觉全身力气恢复了，才能逐渐起立行走。

⑥ 注意患者意识不清时不要喂食物，防止呛咳、呕吐、误吸的发生，意识恢复后，可以

给予温开水或糖水缓慢喝下。

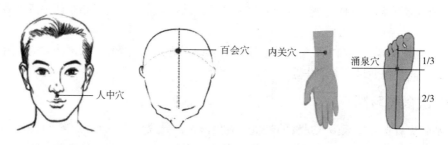

图 11-5　人中穴、内关穴、涌泉穴、百会穴部位

⑦ 晕厥经过以上处理后，常很快能恢复知觉。但因晕厥病因多种多样，晕厥发作时应当立即呼叫救护车，清醒后仍建议去医院进行检查，尤其是第一次发生晕厥者，更应去医院查明病因。

3. 功能康护

（1）训练目的　主要是调整老年人的精神和情绪而减少晕厥发生的频率。

（2）训练方法

① 心理稳定性训练：容易出现紧张、烦躁情绪的老年人，采用放松和深呼吸心理意向训练，每次 30min，共进行 3～5 次。出现紧张、烦躁时可以用较慢、较深的呼吸技术使自己情绪回到轻松愉快的状态。

② 音乐疗法：听听轻柔缓和的音乐，每天进行 2 次音乐治疗，每次 30～60min，舒缓身心疲惫。

4. 心理康护

情绪对老年人晕厥的发生与治疗有着重要的影响，自己或家人要能评估家庭、社交、工作及环境对有晕厥史的老年人的心理影响。亲友应给予老人心理安慰、支持和疏导，自身与家人一同参与，调动积极性和主动性，解除心理负担，保持良好的心理状态。

5. 并发症预防

① 有摔倒的危险：晕厥发作有时会因摔倒造成头部外伤和肢体骨折。因此，建议家中厕所和浴室地板上放置防滑垫，卧室铺地毯，室外活动选在草地或土地上进行。

② 有窒息的危险：在进食的过程中突发晕厥并且持续时间较长，极有可能因为食物堵塞气道或者舌头后坠而导致窒息。当发现老年人发生晕厥时，应立即清除口腔、鼻腔中的异物，出现异物梗阻采用海姆立克急救法解除气道梗阻。

6. 就医提醒

发现自己晕厥次数增加，每次晕厥时间延长，晕厥伴有剧烈头疼、恶心、呕吐、面色苍白、大汗及四肢发冷、唇发紫、呼吸困难、咯血等情况，既往有心脏病病史、有猝死家族史的老年人应及早就医。

第三节

急性气道梗阻

一、疾病概况

(一) 急性气道梗阻概述

急性气道梗阻是由气道梗阻异物、急性过敏性会厌炎和支气管哮喘等导致的上呼吸道气流严重受阻的临床急症。老年人发生急性气道梗阻的原因：老年人因生理功能退化，会出现咳嗽反射迟缓，如进食时说话，进食时吃大块硬质食物如鸡块、排骨时速度太快，咀嚼不全，吞咽过猛等容易导致急性气道梗阻。

(二) 临床表现

1. 呼吸道部分阻塞

憋气、呼吸困难、呛咳不止、反射性呕吐、脸色紫黑，有恐惧感、窒息感。

2. 呼吸道完全阻塞

呼吸极度困难、无法发音，表现为不能说话、不能咳嗽、不能呼吸、颜面发绀、肢体抽搐、昏迷倒地，继之呼吸、心跳停止。

一旦发生了急性气道梗阻，如施救及时能化危机为转机，患者很快能转危为安，如施救不及时，患者可能会在很短时间内丧失生命。

3. 特殊手势

"V"形手势，为国际通用的气道梗阻求救手势（图11-6）。

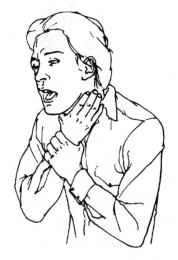

图11-6 气道梗阻求救"V"形手势

二、防治要点

(一) 预防要点

① 进食时避免谈话或大笑。

② 咀嚼缓慢、完全。

③ 避免体内酒精浓度过高。

④ 将食物切成小条，避免吞咽过量或体积过大食物。

⑤ 养成良好的进食习惯，努力做到不仓促进食，任何食物均要细嚼慢咽，并不时喝汤或水使食物容易下咽；能起床的患者，进食时最好采取坐位，卧床者取半坐卧位进食。

（二）治疗要点

主要是掌握急救方法。凡是由异物吸入引起的气道梗阻，首先是要判断发生了什么，然后迅速施救。

1. 气道不完全梗阻

如果患者呼吸尚好，应尽量鼓励患者咳嗽，将异物自行咳出。要守护在患者身边，注意观察其面色是否发紫、呼吸是否顺畅，如果气道梗阻持续存在，要快速进行进一步处理。

2. 气道完全梗阻

气道完全梗阻如图 11-7 所示。

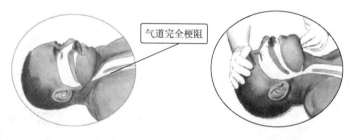

图 11-7　气道完全梗阻　　　　　　图 11-8　仰头抬颌法

（1）徒手开放气道　介绍仰头抬颌法和拍打背部法。

仰头抬颌法：就是仰起头，抬起下巴（图 11-8）。

拍打背部法：站在患者背后侧面，让他身体向前微倾，用一只手搂住其胸部，另一只手掌在他肩胛骨之间拍打三到四下。

（2）取出异物　用手指或其他工具取出口中异物，但应注意不要将异物推入气道更深处，如用手指，在操作同时应防止被患者咬伤手指。

（3）海姆立克急救法（海氏手法）：通过突然增加胸腔内压的方法，以形成足够的呼出气压力和流量，使气道内异物排出。

自救法：一手握拳，以拇指侧置于上腹部近脐处，另一手抓紧握拳的手，向内向上猛力推压几次。

帮救法：海姆立克急救法简单口诀，即剪刀石头布。

弓步站在呛咳老人的身体后方，先找到肚脐位置；"剪刀"手势放在肚脐上两指的位置，"石头"的手势放在"剪刀"的上方；用"布"的手势包住石头，快速用力地向内向上冲击，直到异物被排出。

（4）如有条件，要迅速去医院，可施行镜钳取术，分为直接喉镜下取出法、间接喉镜下取出法及支气管镜下取出法。必要时迅速施行环甲膜穿刺或紧急气管切开。

3. 具体施救流程（图 11-9）

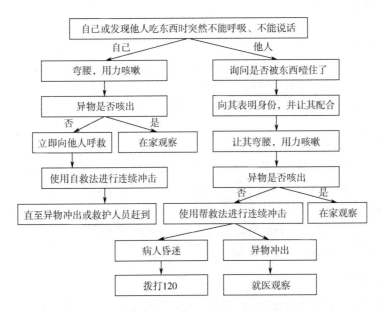

图 11-9 急性气道梗阻施救流程图

4. 措施无效处置办法

异物未能排出，患者转为昏迷处置的办法如下。

① 立即呼救；

② 置患者于仰卧位，头偏向一侧，救护人员骑跨在患者髋部两侧，两手掌根重叠置于患者脐上两横指处，两手合力快速向内、向上冲击 5 次；

③ 检查口腔，取出异物；若未排出，重复操作；

④ 若无呼吸、心跳，立即行人工心肺复苏术（CPR）。

5. 气道梗阻解除的表现

① 看见并清除咽部异物。

② 人工呼吸时有气流及胸廓抬起、呼吸困难得到缓解。

③ 面色转红润。

6. 气道梗阻急救的注意事项

① 尽快识别气道异物梗阻。

② 实施腹部冲击时定位要准确，不要把手放在胸骨剑突上或肋缘下。

③ 腹部冲击要注意胃内容物反流导致误吸。

④ 切勿盲目地用手指清除口腔异物。

⑤ 即使异物排出，也要去医院检查有无并发症。

三、康复护理

(一) 一般康护

1. 基础训练

老年卧床患者鼓励进行吞咽训练，摄食训练后有咳嗽反射。不能保持正确体位的老年患者，会影响吞咽运动，容易造成误吸。进食时如能取坐位或半坐卧位，不能行坐位者，头抬高 30cm，保证舒适。进食后保持此体位 30min 以上才能平卧，可防止食物的反流和误吸。

2. 培养饮食习惯

老人吃东西时要特别当心，因为老人咳嗽反射功能不敏感。此外，老人的消化功能也随着年龄的增长而衰退，加上老人牙齿松动或脱落，咀嚼困难，这时应多吃一些软食，如稀饭等，不仅容易消化，而且还可以益胃生津。忌吃黏硬而又不易消化的食物，以免造成肠胃受损。老人应坚持饮食有节，不宜过饱也不可过饥。饮食应以清淡为主，可多吃些鱼类、瘦肉、豆类食品等，不宜吃肥腻、过咸的食物。

3. 陪护进食

在辅助患者或患者自主进食时，陪护者要耐心、细心，不要催促患者，不要与患者聊天。

(二) 特殊康护

1. 营养康护

① 质量好一点，品种杂一点：老年人的饮食应满足蛋白质，特别是优质蛋白质的供应，多吃鱼类、禽类、蛋类、牛奶、大豆等。同时要注意荤素兼顾，粗细搭配。

② 饭要稀一点，菜要淡一点：粥是最适合老年人食用的。粥不仅好消化，而且能补充老年人必需的水分。盐吃多了会增加心、肾负担，所以老年人应严格控制食盐的摄入量，平常做菜淡一些，少吃酱、咸菜。

③ 饭菜烂一点，吃得慢一点：老年人的食物应做得细一些、软一些，以利于消化。吃饭的速度也不宜太快，应细嚼慢咽。

④ 早餐好一点，晚餐少一点：俗话说，早上要吃好，中午要吃饱，晚上要吃少。早餐吃得好，精神才会饱满，因此，早餐要做得精，营养搭配要合理。而晚餐不仅要少吃，而且还要早点吃。饭后宜稍做活动，以利于消化。

2. 功能康护

因老年人生理功能减退，日常可进行吞咽功能训练，有助于预防气道梗阻。

（1）咽部刺激训练　老人取坐位或者半卧位，用自制冰冻棉棒刺激咽部，以前咽弓为中心的部位，包括后腭弓、软腭、腭舌弓、咽后壁及舌根五个部位。每处刺激约 1min，交替刺激共 15min 左右。冷刺激后，做空咽动作数次。

（2）味觉刺激训练　用棉棒蘸取味道不一样的果汁、菜汁或者其他液体，如酸（食用醋）、甜（白糖）、苦（药片）、辣（辣椒）等。这种味觉刺激训练可以刺激老人的舌面味觉，增强味觉敏感性，并且增加食欲。

（3）舌运动的训练　舌重复地伸出和缩回；舌在口内快速地左、右移动；舌围绕口唇做环形运动；让老人快速准确地说出“啦啦啦”“卡卡卡”“卡啦卡”，重复数次。

（4）唇和上、下颌训练　缓慢地反复做张嘴、闭嘴动作；上、下唇用力紧闭数秒钟，再放松；反复做上、下唇噘起，再放松；快速地反复做张嘴、闭嘴动作，重复数次；尽快说“吗吗吗”，休息后再重复。

3. 心理康护

精神心理因素在老年人意外事故发生后起重要作用，培养良好的情绪和战胜疾病的信心是老年人康复的基础。老年患者可能存有抑郁、焦虑、恐惧、性格改变等，要及时给予心理疏导，使老年人保持规律生活和乐观情绪，积极参加体育锻炼，最大程度保持劳动能力，可有效减轻不良心理反应。此外，老年人常有社会适应能力下降、自信心下降、交际减少等表现，应鼓励家属及患者为老人身心康复提供各方面的支持。

4. 就医提醒

在日常生活中，老年人出现气道异物梗阻时有呼吸困难；吸气时，胸骨上窝、锁骨上窝、肋间隙可出现明显凹陷；昏迷；全身皮肤、嘴唇及指甲下出现青紫色等情况时，需拨打急救电话。异物去除后也建议就医，防止有残留物及并发症的发生。

参考文献

[1] 赵琼，黄晓燕. 老年营养与健康[M]. 北京：中国医药科技出版社，2019.

[2] 李延玲，王春先. 老年护理[M]. 北京：人民卫生出版社，2019.

[3] 葛均波，徐永健，王辰. 内科学[M]. 9 版. 北京：人民卫生出版社. 2018.

[4] 尤黎明，吴瑛. 内科护理学[M]. 6 版. 北京：人民卫生出版社. 2017.

[5] 中华医学会肝病学分会. 肝硬化诊治指南[J]. 现代医药卫生，2020， 36（2）：320.

[6] 中华医学会肝病学分会脂肪肝和酒精性肝病学组. 酒精性肝病诊疗指南[J]. 中国肝脏病杂志（电子版），2010，2（4）：49-53.

[7] 吴浩，吴永浩，屠志涛. 全科临床诊疗常规[M]. 北京：中国医药科技出版社，2018.

[8] 陈宁，鲍缦夕，李俊龙. 常见伤害医疗救援防治手册[M]. 北京：中国医药科技出版社，2015.

[9] 陈翠萍. 临床护士实践能力训练——急危重症 PBL 教案[M]. 上海：同济大学出版社，2016.

[10] 李向平，许丹焰. 心血管疾病防治康复护理全书[M]. 长沙：湖南科学技术出版社，2021.

[11] 李秀梅. 老年抑郁症的相关因素及护理干预[J]. 医学信息：医学与计算机应用，2014，28（12）：665-665.

[12] 周培毅，吴自强，谢志泉，等. 老年抑郁症防治新进展[J]. 中国老年学杂志，2012，32（19）：4359-4361.

[13] 陈志斌，叶庆红，唐锴. 老年抑郁症的研究进展[J]. 海南医学，2013，24（04）：585-587.

[14] 康红. 老年抑郁症研究概况[J]. 中国临床新医学，2017，10（08）：828-831.

[15] 肖永良. 食物营养与抑郁症——饮食与抑郁症. 中国营养学会[EB/OL]. http: //health. people. com. cn/n1/2017/0203/c404200-29056642. html.

[16] Wurtman R J，Wurtman J J，Regan M M，et al. Effect of normal meals rich in carbohydrates or proteins on plasma tryptophan and tyrosine ratios[J]. American Journal of Clinical Nutrition,2003,77（1）：128-132.

[17] 张苏霞，张家兴. 老年女性首发抑郁症的心理社会因素研究[J]. 中国健康教育，2011，27（07）：530-532.

[18] 丁燕，曾慧. 老年抑郁症病人认知功能障碍研究现状及护理干预进展[J]. 护理研究，2012，26（09）：784-786.

[19] Galantino M L，Baime M，Maguire M，et al. Association of psychological and physiological measures of stress in health-care professionals during an 8-week mindfulness meditation program：mindfulness in practice [J]. Stress and Health，2005，21（4）：255-261.

[20] Penedo F J，Dahn J R. Exercise and well-being: a review of mental and physical health benefits associated with physical activity [J]. Current Opinion in Psychiatry，2005，18（2）：189-193.

[21] 张瑞领. 老年抑郁症的防治及护理[J]. 现代养生，2010，10（3）：35-36.

[22] 宫玉翠，李平东. 等. 慢性呼吸疾病肺康复护理专家共识[J]. 中华护理杂志，2020，55（05）：709-710.

[23] 胡秀英，肖惠敏. 老年护理学[M]. 7 版. 北京：人民卫生出版社，2022.

[24] 杨培增，范先群. 眼科学[M]. 9 版. 北京：人民卫生出版社，2021.

[25] 尤黎明，吴瑛. 内科护理学[M]. 7 版. 北京：人民卫生出版社，2022.

[26] 程桂玲，吴岸晶. 老年人常见病预防与照护[M]. 北京：化学工业出版社，2022.